Quick Hits in Obstetric Anesthesia

产科麻醉快速入门

原著　Roshan Fernando　　Pervez Sultan　　Sioned Phillips

主译　徐铭军　　陈新忠　　刘志强

中国科学技术出版社

·北 京·

图书在版编目（CIP）数据

产科麻醉快速入门 / (卡塔尔) 罗山·费尔南多 (Roshan Fernando), (美) 佩尔韦兹·苏尔坦 (Pervez Sultan), (英) 辛奈·菲利普斯 (Sioned Phillips) 原著；徐铭军，陈新忠，刘志强主译. — 北京：中国科学技术出版社，2024.6

书名原文：Quick Hits in Obstetric Anesthesia

ISBN 978-7-5236-0620-9

Ⅰ. ①产… Ⅱ. ①罗… ②佩… ③辛… ④徐… ⑤陈… ⑥刘… Ⅲ. ①产科外科手术—麻醉学 Ⅳ. ① R719

中国国家版本馆 CIP 数据核字 (2024) 第 070998 号

著作权合同登记号：01-2023-5913

First published in English under the title

Quick Hits in Obstetric Anesthesia

edited by Roshan Fernando, Pervez Sultan, Sioned Phillips

Copyright © Springer Nature Switzerland AG 2022

This edition has been translated and published under licence from Springer Nature Switzerland AG.

All rights reserved.

策划编辑	丁亚红	孙　超
责任编辑	丁亚红	
文字编辑	张　龙	
装帧设计	佳木水轩	
责任印制	徐　飞	

出　　版	中国科学技术出版社
发　　行	中国科学技术出版社有限公司
地　　址	北京市海淀区中关村南大街 16 号
邮　　编	100081
发行电话	010-62173865
传　　真	010-62179148
网　　址	http://www.cspbooks.com.cn

开　　本	889mm×1194mm　1/16
字　　数	487 千字
印　　张	18.75
版　　次	2024 年 6 月第 1 版
印　　次	2024 年 6 月第 1 次印刷
印　　刷	北京盛通印刷股份有限公司
书　　号	ISBN 978-7-5236-0620-9/R·3230
定　　价	258.00 元

译者名单

主　译　徐铭军　陈新忠　刘志强

译　者　（以姓氏笔画为序）

王　石　浙江大学医学院附属妇产科医院
王　俊　首都医科大学附属北京妇产医院怀柔妇幼保健院
王　娜　首都医科大学附属北京妇产医院
王雪娟　首都医科大学附属北京朝阳医院
王程昱　浙江大学医学院附属妇产科医院
王路阳　浙江大学医学院附属妇产科医院
车　昊　首都医科大学附属北京安贞医院
方　昕　同济大学附属妇产科医院
孔文靖　首都医科大学附属北京妇产医院
卢　雪　首都医科大学附属北京妇产医院怀柔妇幼保健院
代少兵　浙江大学医学院附属妇产科医院
白云波　首都医科大学附属北京安贞医院
曲雪菲　浙江大学医学院附属妇产科医院
吕秀博　浙江大学医学院附属妇产科医院
乔　佳　浙江大学医学院附属妇产科医院
邬其玮　同济大学附属妇产科医院
闫钰尧　首都医科大学附属北京妇产医院
杜唯佳　同济大学附属妇产科医院
李　想　首都医科大学附属北京妇产医院
李小卉　首都医科大学附属北京妇产医院
李秋红　首都医科大学附属北京妇产医院
李辉婷　浙江大学医学院附属妇产科医院
余怡冰　同济大学附属妇产科医院
邸绘婷　浙江大学医学院附属妇产科医院
汪愫洁　首都医科大学附属北京妇产医院
宋玉洁　同济大学附属妇产科医院
张　明　首都医科大学附属北京妇产医院
张　钰　浙江大学医学院附属妇产科医院
张励聪　首都医科大学附属北京妇产医院
张玥琪　同济大学附属妇产科医院

张馨培　浙江大学医学院附属妇产科医院

陆　燕　同济大学附属妇产科医院

陈佳馨　浙江大学医学院附属妇产科医院

林　蓉　同济大学附属妇产科医院

林娅凡　首都医科大学附属北京妇产医院

金　悦　首都医科大学附属北京妇产医院怀柔妇幼保健院

周　瑶　同济大学附属妇产科医院

周依露　同济大学附属妇产科医院

孟　瑶　首都医科大学附属北京妇产医院怀柔妇幼保健院

胡　涵　浙江大学医学院附属妇产科医院

胡丽娟　浙江大学医学院附属妇产科医院

胡雅楠　首都医科大学附属北京妇产医院

费艳霞　浙江大学医学院附属妇产科医院

徐　渐　首都医科大学附属北京妇产医院

徐玲兰　浙江大学医学院附属妇产科医院

高　润　浙江大学医学院附属妇产科医院

郭飞鹤　浙江大学医学院附属妇产科医院

郭晓昱　首都医科大学附属北京妇产医院

黄雪娇　首都医科大学附属北京妇产医院怀柔妇幼保健院

韩　斌　首都医科大学附属北京妇产医院

焦翠翠　浙江大学医学院附属妇产科医院

熊立娜　首都医科大学附属北京妇产医院怀柔妇幼保健院

内容提要

　　本书引进自 Springer 出版社，由众多国际知名产科麻醉学者联合编写，是一部全面介绍产科麻醉相关知识的实用著作。书中所述涵盖了产科麻醉的大多数内容，对腰硬联合麻醉、硬膜外麻醉和蛛网膜下腔麻醉行剖宫产和分娩镇痛进行了详细介绍，对前置胎盘、产科大出血、围生期心肌病等危重症产妇的围术期管理进行了细致分析，还对椎管内麻醉相关并发症的预防及治疗提出了建议，对相关研究进展进行了更新，并以多学科诊疗为基础，针对产科常见病症和急危重症的相关知识点进行了梳理和解析。本书内容丰富、条理清晰、层次分明、图文并茂，紧紧围绕产科麻醉的临床常用技术，对各级麻醉科医师都有很重要的临床参考，可为从事产科麻醉及相关学科的医生和医学生提供实用参考。

中文版序一

　　人口发展是关系中华民族发展的大事，保障母婴安全和健康是重大的公共卫生问题。对于麻醉医师而言，孕产妇不同于普通患者，妊娠和围生期特殊妊娠生理改变及并发症给产科麻醉的管理带来诸多挑战。作为麻醉学科中最重要的亚专科之一，产科麻醉不仅包括孕产妇麻醉、镇痛及危急重症救治等多项任务，还应关切和兼顾胎儿/新生儿的安全及结局。一名合格的产科麻醉医师不仅要具备扎实的麻醉学基础知识，还须对产科、儿科和药理学等相关知识了然于胸，在麻醉实践做到正确分析、迅速判断、合理选择、精准诊疗，方能胜任母婴安全守护者的职责及使命。

　　这部 *Quick Hits in Obstetric Anesthesia* 由国际知名产科麻醉学者共同编撰，中译本则集结了京浙沪三家国内顶级妇产科医院的力量，由活跃在临床一线、经验丰富的产科麻醉医师们联合打造。书中所述覆盖了围生期的麻醉与镇痛管理，并以多学科诊疗为基础，针对产科常见病症和急危重症对知识点进行了梳理和解析。全文条理清晰，层次分明，编译者还对原文的部分示意图、流程和表格做了优化及完善，使中译版的文辞畅达，意信达雅，透出清新简洁之美，不仅有助于加深读者的理解和领会，而且可为产科及麻醉医师提供良好的专业参阅价值，是一部快速入门、实践性强、内容精练的实践指导参考书。

　　祝贺本书顺利出版。希望中译本的面世能进一步提升产科麻醉从业人员的理论和技术水平，改善临床麻醉质量，保障围生期母婴安全和健康。

上海交通大学医学院附属仁济医院　　俞卫锋
中华医学会麻醉学分会第十四届委员会主任委员

中文版序二

　　由 Roshan Fernando、Pervez Sultan、Sioned Phillips 三位联合编写的 *Quick Hits in Obstetric Anesthesia* 是一部面向初级麻醉医师的快速参考指南。此外，本书对各级麻醉医师都有着重要的参考意义。本书一经问世就受到麻醉医师的广泛好评，为了及时和国内麻醉界同仁分享这一著作，由首都医科大学附属北京妇产医院徐铭军教授、浙江大学医学院附属妇产科医院陈新忠教授、同济大学附属妇产科医院刘志强教授三位产科麻醉学专家带领各自所在医院的多位麻醉医师在繁忙的临床工作之余，花费了大量的时间和精力，完成了本书的翻译工作。

　　本书内容丰富，图文并茂，涵盖了产科麻醉的大多数内容，对腰硬联合麻醉、硬膜外麻醉和蛛网膜下腔麻醉行剖宫产和分娩镇痛进行了详细介绍，并对这些椎管内麻醉相关并发症的预防及治疗提出了建议。本书对前置胎盘、产科大出血、围生期心肌病等危重症产妇的围术期管理进行了细致分析，并对研究的新进展进行了更新，因此对各级麻醉医师都有极其重要的临床参考价值。此外，本书紧跟时事，对合并新型冠状病毒感染产妇的麻醉管理也进行了介绍。

　　可以预见，本书的出版将有助于丰富国内产科麻醉学的理论及临床实践，并为我国孕产妇提供更安全、更舒适的麻醉镇痛体验，为我国产科麻醉事业的发展做出贡献。

　　荣幸应邀作序，谨此，与大家共勉！

首都医科大学宣武医院　　　　　　　王天龙
中华医学会麻醉学分会候任主任委员

原 书 序

  大多数产妇在医院分娩区域都需要麻醉医师的帮助，因此，产科麻醉医师的需求日益增加。照顾产科患者与照顾其他手术环境下的患者会有很大不同。产科麻醉医师通常在产妇清醒的情况下行椎管内麻醉，同时还必须考虑麻醉对胎儿的影响。与初级麻醉医师在医院主要手术区域所遇到的常规手术患者相比，产科手术的类型是完全不同的。除了这些差异之外，在分娩区域发生的大多数手术非常紧急，需要立即麻醉。所有这些因素都可能给初级产科麻醉医师带来不确定性，许多麻醉实习人员可能对负责产房望而却步。

  本书不仅适用于初学者，也可作为各级麻醉医师的快速参考指南。本书清晰明了地总结了管理产妇时可能遇到的紧急情况和常见问题。除了针对常见复杂情况的解决方法和操作目录，还为常见产科手术提供了不同的麻醉"处方"和管理策略。书中包括产科麻醉学领域主要国际专家撰写的章节，涵盖了产前和产后的各种情况，同时强调多学科团队工作中产科麻醉医师的加入是确保患者良好结局的关键。

Brendan Carvalho, MBBCh, FRCA, MDCH

Chief, Division of Obstetric Anesthesia

Department of Anesthesiology

Perioperative and Pain Medicine

Stanford University School of Medicine

Stanford, CA, USA

译者前言

产科麻醉是最具有挑战性的麻醉亚专科之一。相较于其他麻醉亚专科，产科麻醉有鲜明的特色。产科麻醉的对象为产妇和胎儿，需要同时面对两个（或两个以上）既互相关联又相对独立的个体。产妇的解剖生理往往发生了较显著的变化，包括呼吸系统、循环系统、消化系统、神经内分泌系统等。由于产妇与普通女性个体有较大区别，所以产科麻醉更复杂、风险更高。

产科麻醉的内涵包括剖宫产术麻醉、产科危重症救治、分娩镇痛、术后镇痛等。产科麻醉学是一门真正意义上的综合性学科，不仅涵盖麻醉学，还包括围产医学、急救医学、疼痛医学等。做好产科麻醉，需要产科麻醉科医师通晓紧密相关学科的知识，掌握麻醉相关的基本技能，及时了解新技术、新理论、新方法，更需要掌握实施产科麻醉的最基本流程和方法。

目前市面上有各种产科麻醉的专著，从入门手册到百科全书，从专家共识到教科书，品种很多。但是，内容简明扼要、技术要点和操作流程紧密结合、与临床应用紧密结合的产科麻醉专著并不多见。

最近，来自卡塔尔 Hamad 医疗集团女性健康和研究中心麻醉学、重症和围术期医学科的 Fernando 教授，美国斯坦福大学医学院麻醉学、围术期医学和疼痛医学系的 Sultan 教授，英国 Frimley Park 医院麻醉科 Phillips 教授，作为国际产科麻醉领域具有较高威望的临床专家，共同编写了这部 *Quick Hits in Obstetric Anesthesia*，旨在为从事产科麻醉的医生、相关学科的医生及医学生提供具有实用性的产科麻醉和镇痛技术的工具性参考书。书中所述涵盖了分娩镇痛和剖宫产麻醉常用技术的适应证和禁忌证、药物选择、操作流程及注意事项，以及产科常见危重症（如产科大出血、子痫前期）和麻醉并发症（如硬脊膜穿破后头痛、神经损伤）的处理要点和临床思维路径及诊治流程等。本书条理清晰、层次分明、图文并茂，内容紧密围绕产科麻醉的临床常用技术，具有较强的参考价值和指导意义。

为了让我国的产科麻醉医务工作者能更好地学习和应用本书所介绍的技术及其流程，我们组织了国内三家著名的妇产专科医院（首都医科大学附属北京妇产医院、浙江大学医学院附属妇产科医院、同济大学附属妇产科医院）的产科麻醉和围产医学科专家共同翻译了本书。译者们力求译稿文辞通畅，原汁原味地表达原著者的思想，译文也尽量做到信、达、雅。期望这部中译本能有助于指导产科麻醉科医师，特别是产科麻醉的年轻医师，更好地实施和管理临床产科麻醉，提高产科麻醉质量，降低并发症和不良结局。

衷心感谢本书的所有译者，他们严谨认真的工作作风、扎实深厚的专业知识使本书得以顺利完成并呈现给大家。感谢俞卫锋教授和王天龙教授对本书的关心和支持。

尽管我们竭尽所能，希望将原著本义准确传达给国内读者，但由于中外术语规范及语言表述习惯有所不同，中译本中可能遗有一些疏漏之处，敬请读者批评指正。

首都医科大学附属北京妇产医院北京市怀柔区妇幼保健院　徐铭军

浙江大学医学院附属妇产科医院　陈新忠

同济大学附属妇产科医院　刘志强

献 词

感谢我的父母多年前引导我走上医学之路。感谢 Anelia 和 Nia 在我撰写和出版本书的过程中与我相伴，给我带来所有的快乐和鼓励。

Roshan Fernando

谨以此书献给我的父亲 Mohammad Sultan 博士和我的母亲 Maleka Sultan。感谢你们教会我奉献、勤奋、自信和坚毅。也把此书献给我生命中三个特别的女性：我的妻子 Ellile，是她给了我无尽的鼓励、力量与支持；我的两个女儿 Sofia 和 Aarya，是她们给我带来了欢乐，并珍惜我们在一起度过的每一秒。

Pervez Sultan

感谢 Toc 在完成这个项目时给我的支持和建议。

谨以此书献给我的朋友及同事 Araz Pourkashanian，他深受产科病房所有人的爱戴与思念。

Sioned Phillips

目　录

第 1 章　硬膜外分娩镇痛 …………………………………………………… 001

第 2 章　腰硬联合分娩镇痛 ………………………………………………… 004

第 3 章　非椎管内分娩镇痛 ………………………………………………… 007

第 4 章　胎死宫内女性的管理 ……………………………………………… 011

第 5 章　类别 4：计划剖宫产 ……………………………………………… 013

第 6 章　剖宫产蛛网膜下腔麻醉 …………………………………………… 017

第 7 章　腰硬联合剖宫产术 ………………………………………………… 020

第 8 章　硬膜外追加给药用于剖宫产术 …………………………………… 022

第 9 章　剖宫产全身麻醉 …………………………………………………… 026

第 10 章　蛛网膜下腔麻醉剖宫产期间的低血压 ………………………… 029

第 11 章　剖宫产术后镇痛 ………………………………………………… 033

第 12 章　人工剥离胎盘 …………………………………………………… 039

第 13 章　宫颈环扎术（插入与取出）……………………………………… 042

第 14 章　外倒转术 ………………………………………………………… 045

第 15 章　人工破膜术 ……………………………………………………… 049

第 16 章　知情同意 ………………………………………………………… 052

第 17 章　文件标准 ………………………………………………………… 055

第 18 章　脐带脱垂 ………………………………………………………… 058

第 19 章　紧急和急诊剖宫产术 …………………………………………… 062

第 20 章　阴道手术助产 …………………………………………………… 067

第 21 章　产科大量出血 …………………………………………………… 070

第 22 章　宫缩乏力 ………………………………………………………… 076

第 23 章　子宫内翻 ………………………………………………………… 079

第 24 章　羊水栓塞 ………………………………………………………… 082

第 25 章　剖宫产后阴道分娩 ……………………………………………… 086

第 26 章　肩难产 …………………………………………………………… 089

第 27 章　正常分娩 ………………………………………………………… 093

第 28 章　胎心宫缩监护 096

第 29 章　正常产妇的产前保健 101

第 30 章　产程图 106

第 31 章　引产 111

第 32 章　催产 116

第 33 章　早产 120

第 34 章　先露异常 127

第 35 章　前置胎盘 132

第 36 章　胎盘植入性疾病 136

第 37 章　胎儿生长受限 140

第 38 章　多胎妊娠 144

第 39 章　子痫前期与 HELLP 综合征 148

第 40 章　妊娠胆汁淤积 153

第 41 章　妊娠糖尿病 155

第 42 章　产科静脉血栓栓塞 160

第 43 章　肥胖 166

第 44 章　围生期心肌病 171

第 45 章　复杂的先天性心脏病和妊娠 175

第 46 章　易栓症 179

第 47 章　血友病 181

第 48 章　血管性血友病 184

第 49 章　低分子肝素，普通肝素和椎管内麻醉 188

第 50 章　意外穿破硬脊膜 193

第 51 章　硬脊膜穿破后头痛 196

第 52 章　硬膜外血补丁 199

第 53 章　产时发热 202

第 54 章　硬膜外分娩镇痛失败 205

第 55 章　蛛网膜下腔麻醉剖宫产失败 209

第 56 章　剖宫产术期间疼痛与焦虑 ·· 214

第 57 章　椎管内麻醉后背痛 ·· 218

第 58 章　椎管内麻醉后周围神经病变 ·· 220

第 59 章　椎管内麻醉后的脊髓病变 ·· 223

第 60 章　产科神经麻痹：常见病变及原因 ······································ 229

第 61 章　全身麻醉下术中知晓的报道 ·· 232

第 62 章　脊柱手术病史患者实施椎管内麻醉 ···································· 235

第 63 章　母乳喂养和麻醉 ·· 238

第 64 章　产科麻醉中的困难插管和插管失败 ···································· 242

第 65 章　高位蛛网膜下腔麻醉的识别与处理 ···································· 250

第 66 章　胃内容物误吸 ·· 254

第 67 章　局部麻醉药物中毒 ·· 258

第 68 章　过敏反应 ·· 264

第 69 章　恶性高热 ·· 267

第 70 章　母体复苏 ·· 271

第 71 章　宫内复苏 ·· 274

第 72 章　新生儿复苏 ·· 277

第 73 章　合并 COVID-19 产妇的麻醉管理 ······································ 281

第 1 章　硬膜外分娩镇痛

Epidurals for Labour Analgesia

Thierry Girard　著

杜唯佳　译　徐铭军　校

一、适应证

- 产妇要求。
- 高危妊娠，如肥胖、双胎、臀位分娩。
- 子痫前期。
- 妊娠合并心脏或呼吸系统疾病。

尽管备受争议，宫口微张时并不提倡实施硬膜外分娩镇痛。过早实施硬膜外麻醉会略微增加第二产程的时间，但是对器械助产和剖宫产没有影响。

二、禁忌证

- 产妇拒绝。
- 凝血功能障碍，如以下情况。
  - 2h 前使用预防性剂量的低分子肝素（low molecular weight heparin，LMWH）。
  - 24h 前使用治疗性剂量的 LMWH。
  - 溶血肝功能异常血小板减少综合征（hemolysis, elevated liver function and low platelet count syndrome，HELLP 综合征），表现为溶血、肝酶升高和血小板计数降低，伴有严重的血小板减少症。
- 穿刺部位感染。

三、知情同意

产妇分娩时应享有知情同意权（见第 16 章）。

应向产妇详细告知整个过程。相关风险包括以下几个方面。

- 镇痛失败时需要重新穿刺留置导管（1/10）。
- 头痛（1/100）。
- 永久性神经损伤（1/200 000～1/100 000）。
- 感染和血肿的发生率极低（<1/200 000）。
- 器械（抬头吸引器或产钳）助产率可能会增加[1]。

硬膜外分娩镇痛会引起产妇非感染性发热（见第 53 章），对胎儿的影响目前未知。

四、穿刺体位

坐位便于确认中线位置，侧卧位更适用于宫缩疼痛剧烈的产妇。肥胖产妇更适合用坐位穿刺。

五、器材

最基本的器材包括硬膜外穿刺针、硬膜外导管和硬膜外过滤器，后者通过一个特殊的连接装置（图 1-1）与硬膜外导管相连接。在硬膜外穿刺部位铺无菌巾，严格无菌操作。国际上最常用的硬膜外穿刺针是 Tuohy 针，有 18G 和 16G 两种大小；硬膜外导管分多孔和单孔导管，通常比硬膜外穿刺针小一号。柔软、易弯曲的硬膜外导管尖端设计对血管和硬脊膜损伤较小，可以减少

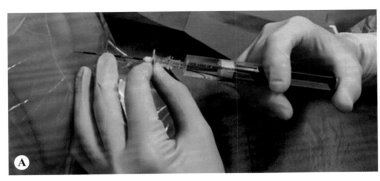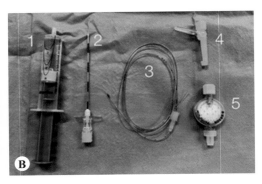

▲ 图 1-1　**A.** 在模拟器上训练硬膜外穿刺技术。**B.** 硬膜外穿刺套装

1. 无阻力针筒；2. 间隔 1cm 标有刻度的 18G 硬膜外穿刺针（Tuohy）；3. 20G 硬膜外导管；4. 硬膜外导管连接装置；5. 硬膜外细菌过滤器（0.2μg）

意外刺破血管和硬脊膜的风险，有一定的临床优势。穿刺时必须佩戴口罩、帽子和无菌手套，有些国家还要求穿无菌衣。氯己定是最佳的皮肤消毒剂，但是神经毒性很强，在操作时应警惕氯己定污染硬膜外穿刺针或导管。

六、操作步骤

- 将产妇置于坐位或侧卧位。
- 推荐使用超声定位腰段 L_3 及以下节段，或者选取髂嵴连线（Tuffer 线）以下一个节段 [2]。
- 推荐使用 0.5% 氯己定进行消毒，通常用市售的喷雾或消毒液刷。
- 通过特殊的无阻力针筒，采用阻力消失法 [生理盐水和（或）空气] 来确定硬膜外间隙的位置。避免在宫缩时进针以减少意外穿破硬脊膜（accidental dural puncture，ADP）的风险。
- 同样的，在确认硬膜外间隙位置后不要旋转针头（会增加 ADP 的风险）。
- 通过硬膜外穿刺针置入硬膜外导管，留置深度 ≤ 7cm。
- 拔出穿刺针，拔出部分硬膜外导管，使导管留在硬膜外间隙 5cm。
- 不带滤器回抽（否则会增加回抽假阴性的风险）。
- 用无菌敷贴或市售的硬膜外导管固定装置将硬膜外导管固定在产妇皮肤上。

七、药物

硬膜外分娩镇痛初始负荷量和维持阶段的药物应使用低浓度的酰胺类局部麻醉药配伍脂溶性阿片类药物 [3]。添加脂溶性阿片类药物的目的是减少局部麻醉药的浓度从而降低低血压和下肢运动阻滞的发生率。常用药物如下。

- （左）布比卡因 0.0625%～0.125%。
- 罗哌卡因 0.1%～0.15%。
- 芬太尼 1～2μg/ml。
- 舒芬太尼 0.5～1μg/ml。

八、试验剂量

试验剂量的目的是排除蛛网膜下腔和血管内置管。试验剂量通常使用 2% 利多卡因，但其敏感性和特异性并不高，即使添加了肾上腺素 [4]。因此，并不推荐特别给予试验剂量。每次硬膜外给药都被视为一次试验剂量，感觉平面异常升高伴/不伴有运动阻滞应警惕蛛网膜下腔置管；无镇痛效果时应警惕血管内置管。

九、方案

硬膜外维持阶段有多种实施方案 [3]。
- 间断手动推注。
- 持续背景输注（continuous epidural infusion，CEI）。
- 患者硬膜外自控镇痛（patient controlled epidural

analgesia，PCEA）。

- PCEA 联合持续背景输注。
- 硬膜外程控脉冲输注（programmed intermittent epidural bolus，PIEB）。

由产房护士或助产士间断手动推注时，由于非自动给药，会增加差错的发生率。

CEI 目前在产房已经很少应用，会增加下肢运动阻滞的发生率，以及爆发痛和镇痛干预率。

PCEA 可增加产妇满意度、减少运动阻滞。联合持续背景输注可以进一步提高产妇满意度并减少医师干预率。

PIEB 是 PCEA 联合背景输注模式的一种改良。每隔 45～60min 自动脉冲给药替代了传统的背景输注。PIEB 能降低运动神经阻滞，增加自然分娩率[5]。但由于这是一种新兴技术，仍需进一步研究来证明其有效性。

参考文献

[1] Wong CA. Neuraxial labor analgesia: does it influence the outcomes of labor? Anesth Analg. 2017; 124(5):1389-91.

[2] Reynolds F. Damage to the conus medullaris following spinal anaesthesia. Anaesthesia. 2001; 56(3):238-47.

[3] Loubert C, Hinova A, Fernando R. Update on modern neuraxial analgesia in labour: a review of the literature of the last 5 years. Anaesthesia. 2011; 66(3)(1):191-212.

[4] Mhyre JM. Why do pharmacologic test doses fail to identify the unintended intrathecal catheter in obstetrics? Anesth Analg. 2013;116(1):4-5.

[5] Capogna G, Stirparo S. Techniques for the maintenance of epidural labor analgesia. Curr Opin Anaesthesiol. 2013; 26(3):261-7.

第 2 章　腰硬联合分娩镇痛
Combined Spinal-Epidural Analgesia for Labour

Marc Van de Velde　著

徐　渐　译　王路阳　校

椎管内麻醉技术可以有效缓解分娩痛。分娩镇痛可通过传统的硬膜外麻醉，或者腰硬联合（combined spinal epidural，CSE）麻醉实施。CSE 在全世界普遍应用，但在不同机构中它的用法存在差异。在一些医院，它是首选技术；在其他医院，它仅适用于特定适应证（包括晚产、极早产、剧烈分娩痛、经产妇和双胎）[1-5]。

一、CSE 技术

最常用的是单间隙，针（硬膜外）内针（脊髓）技术[1]。这个双空间，双穿刺技术包括在一个间隙进行脊髓穿刺，在另一个间隙进行硬膜外穿刺。图 2-1 描述了单间隙 CSE 技术和传统硬膜外技术的差异。

二、CSE 技术的优点

• 镇痛起效迅速。通常，在开始后 5min 内，患者疼痛就能得到缓解，不同患者之间差异很小（传统硬膜外麻醉可能需要 30min 才能起效）[1-12]。

• 和硬膜外麻醉相比，能降低 VAS 疼痛评分（CSE 0～10mmVAS 评分，硬膜外 10～30mmVAS 评分）[1-12]。

• 暴发痛少，麻醉科主治医师干预更少[13, 14]。

• 许多研究已经表明使用 CSE 行分娩镇痛时重新放置硬膜外导管的需求减少。对这些研究结果

的一个可能的解释是从蛛网膜下腔麻醉针肉眼观察到脑脊液可以证实硬膜外针的尖端正确放置在了硬膜外[13, 14]。

• 减少局部麻醉药用量（减少 20%～30%），可能减少器械阴道分娩的需求[10]。

• 与其他缓解分娩痛的低浓度硬膜外策略相比，运动阻滞减少，或者至少运动阻滞的起效延长[9]。

三、CSE 技术的缺点

• 在 L_2～L_3 间隙以上进行脊髓穿刺时，有损伤脊髓圆锥导致永久性神经损伤的风险[15, 16]。

• 发生低血压的概率更高（可以通过在 CSE 后使患者一直保持全侧卧位来预防）[17-19]。

• 蛛网膜下腔给药后可导致早期（10～30min）胎心变化的概率增加。病理生理学机制是快速镇痛，以及应激激素肾上腺素（宫缩抑制药）和宫缩兴奋剂去甲肾上腺素之间的不平衡导致了宫缩亢进和轻度低血压。大剂量亲脂性阿片类药物也可导致宫缩增强。治疗方案是静脉推注液体和麻黄碱 5～10mg。通过麻黄碱间接释放去甲肾上腺素来增加血压和减轻宫缩亢进。如果这种治疗方案失败，可考虑积极保胎（如使用阿托西班）[17, 18]。

• 如果在初次蛛网膜下腔脊髓注射给药后，硬膜外追加药物之前需要行紧急剖宫产术，那么硬

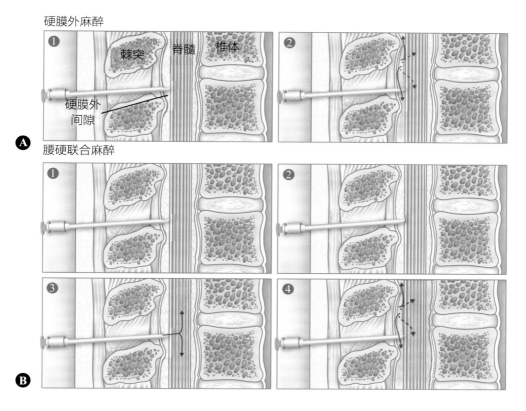

▲ 图 2-1 A. 硬膜外麻醉；B. 腰硬联合麻醉

在硬膜外麻醉中，使用硬膜外针穿刺，通过阻力消失技术定位硬膜外间隙。将 19～20 号的硬膜外导管置入硬膜外间隙，并用于给药。在腰硬联合麻醉中，使用相同的技术进行硬膜外穿刺，在置入硬膜外导管之前，将较小的 25～27 号的脊髓针通过硬膜外针穿透硬脊脑膜并单次注入含有或不含有阿片类药物的局部麻醉药（经许可转载，引自 Eltzschig HK, Lieberman ES, Camann WR: Regional anesthesia and analgesia for labor and delivery. N Engl J Med 2003; 348: 319-32.6.）

膜外导管的位置可能是未经检测的。但是最近的证据已经清楚地表明作为 CSE 技术一部分放置的硬膜外导管更稳定，并且与未测试的硬膜外导管相关的风险没有增加[20]。

• CSE 技术并不会增加硬脊膜穿破后头痛（post dural puncture headache，PDPH）和感染的风险。发生恶心，呕吐等并发症的风险并不高于硬膜外麻醉。

四、蛛网膜下腔使用的药物

局部麻醉药通常和亲脂性阿片类药物如舒芬太尼（1.5～2.5μg）或芬太尼（5～15μg）联合应用。可选择的局部麻醉药是罗哌卡因（3～4.7mg）或布比卡因（2.5～4.0mg）。

许多机构使用小容量的硬膜外低剂量混合液（常规用于硬膜外分娩镇痛）进行脊髓注射[21]。例如，3ml 的硬膜外低剂量混合液包含 0.1% 的布比卡因和 0.0002% 的芬太尼，那么蛛网膜下腔的药物剂量为 3mg 布比卡因和 6μg 芬太尼。

已经对新斯的明和可乐定做了试验，蛛网膜下腔使用可乐定会导致严重的低血压，蛛网膜下腔使用新斯的明会导致恶心呕吐。不应把这两种药物加入脊髓混合液中。

后续镇痛的维持与使用持续背景输注（CEI），患者硬膜外自控镇痛（PCEA）或硬膜外程控脉冲输注（PIEB）与传统硬膜外麻醉相似。

参考文献

[1] Rawal N, Holmstrom B, Crowhurst JA, Van Zundert A. The combined spinal epidural technique. Anesth Clin North Am. 2000;18:267-95.

[2] Camann WR, Mintzer BH, Denney RA, Datta S. Intrathecal sufentanil for labor analgesia. Anesthesiology. 1993;78: 870-4.

[3] Collis RE, Baxandall ML, Srikantharajah ID, Edge G, Kadim MY, Morgan BM. Combined spinal epidural analgesia: technique, management and outcome of 300 mothers. Int J Obstet Anesth. 1994;3:75-81.

[4] Preston R. The role of combined spinal epidural analgesia for labour: is there still a question? Can J Anaesth 2007;54:914.

[5] Simmons SW, Taghizadeh N, Dennis AT, Hughes D, Cyna AM. Combined spinal-epidural versus epidural analgesia in labour. Cochrane Database Syst Rev. 2012;10:CD003401.

[6] Van de Velde M, Teunkens A, Hanssens M, Vandermeersch E, Verhaeghe J. Intrathecal sufentanil and fetal heart rate abnormalities: a double blind, double placebo controlled trial comparing two forms of combined spinal epidural analgesia with epidural analgesia in labor. Anesth Analg. 2004;98: 1153-9.

[7] Van de Velde M, Mignolet K, Vandermeersch E, Van Assche A. Prospective, randomized comparison of epidural and combined spinal epidural analgesia during labor. Acta Anaesthesiol Belg. 1999;50:129-36.

[8] Collis RE, Davies DWL, Aveling W. Randomised comparison of combined spinal epidural and standard epidural analgesia in labour. Lancet. 1995;345:1413-6.

[9] Wilson MJ, Cooper G, MacArthur C, Shennan A. Randomized controlled trial comparing traditional with two mobile epidural techniques: anesthetic and analgesic efficiency. Anesthesiology. 2002;97:1567-75.

[10] Van de Velde M. Combined spinal epidural analgesia for labor and delivery: a balanced view based on experience and literature. Acta Anaesth Belg. 2009;60(2):109-22.

[11] Gambling D, Berkowitz J, Farrell TR, Pue A, Shay D. A randomized controlled comparison of epidural analgesia and combined spinal-epidural analgesia in a private practice setting: pain scores during first and second stages of labor and at delivery. Anesth Analg. 2013;116:636-43.

[12] Capiello E, O'Rourke N, Segal S, Tsen LC. A randomized trial of dural puncture epidural technique compared with the standard epidural technique for labor analgesia. Anesth Analg. 2008;107:1646-51.

[13] Heesen M, Van de Velde M, Klohr S, Lehberger J, Rossaint R, Straube S. Meta-analysis of the success of block following combined spinal-epidural vs epidural analgesia during labour. Anaesthesia. 2014;69:64-71.

[14] Thomas JA, Pan PH, Harris LC, Owen MD, D'Angelo R. Dural puncture with a 27-gauge Whitacre needle as part of a combined spinal-epidural technique does not improve labor epidural catheter function. Anesthesiology. 2005;103:1046-51.

[15] Reynolds F. Damage to the conus medullaris following spinal anaesthesia. Anaesthesia. 2001;56:238-47.

[16] Van Gessel EF, Forster A, Gamulin Z. Continuous spinal anesthesia: where do spinal catheters go? Anesth Analg. 1993;76:1004-7.

[17] Van de Velde M, Teunkens A, Hanssens M, van Assche FA, Vandermeersch E. Post dural puncture headache following combined spinal epidural or epidural anaesthesia in obstetric patients. Anaesth Intensive Care. 2001;29:505-99.

[18] Mardirosoff C, Dumont L, Boulvain M, Tramer MR. Fetal bradycardia due to intrathecal opioids for labour analgesia: a systematic review. BJOG. 2002;109:274-81.

[19] Reynolds F, Seed PT. Anaesthesia for Caesarean section and neonatal acid-base status: a meta-analysis. Anaesthesia. 2005;60:636-53.

[20] Booth JM, Joshua C, Pan BS, Ross VH, Gregory B, Russell MS, Lynne C, Harris BSN, Pan PH. Combined spinal epidural technique for labor analgesia does not delay recognition of epidural catheter failures: a single-center retrospective cohort survival analysis. Anesthesiology. 2016;125:516-24.

[21] Vercauteren M, Bettens K, Van Springel G, Schols G. Intrathecal labor analgesia: can we use the same mixture as is used epidurally? Int J Obstet Anesth. 1997;6:242-6.

第 3 章　非椎管内分娩镇痛
Non-neuraxial Options for Labour Analgesia

Ryan Howle　Tauqeer Husain　著
郭飞鹤　译　　宋玉洁　校

分娩镇痛可大致分为由麻醉科医师参与缓解疼痛的分娩镇痛，以及由助产士或护士在没有麻醉科医师介入的情况下实施的分娩镇痛[1]。

一、护士 / 助产士实施镇痛

- 对乙酰氨基酚。
- 安桃乐（Entonox®）。
- 肠外阿片类药物（通常采用肌内注射）。
- 经皮神经电刺激疗法（transcutaneous electrical nerve stimulation，TENS）。
- 补充疗法。

二、麻醉科医师实施镇痛

- 椎管内镇痛。
  - 硬膜外麻醉（见第 1 章）。
  - 腰硬联合（CSE）镇痛（见第 2 章）。
- 患者自控静脉镇痛（patient controlled analgesia，PCA）。
  - 瑞芬太尼。
  - 芬太尼。
  - 吗啡。

三、安桃乐

- 安桃乐是一种吸入混合气体，由 50% 氧气和 50% 氧化亚氮组成，已在全世界范围内广泛应用于分娩镇痛[2]。

- 与安慰剂相比较，虽然安桃乐仅适度降低疼痛评分，但它的分离效应有利于提高产妇的满意度。

- 在产房里使用安桃乐一般通过采用"按需"阀门的呼吸系统从气体钢瓶或管道壁式出口获得这种气体混合物。由于分娩疼痛表现出间歇性的特点，因此安桃乐无须持续使用，可以最大限度地减少对周围环境的影响。

- 向产妇介绍使用方法及预期的不良反应，如恶心、头晕。安桃乐一般在宫缩开始前 30s 吸入时，镇痛效果最佳。

- 宫缩出现不规律，产妇一旦感觉到宫缩就应该开始吸入安桃乐，一旦宫缩减弱则停止吸入。在宫缩间歇期，鼓励产妇取下面罩，正常呼吸即可。

- 在手术室中，安桃乐通过麻醉机施加等流量的氧气与氧化亚氮进行混合，产妇可以佩戴面罩持续吸入这种混合气体。

（一）优点

- 价廉。
- 无创。
- 易于获取。
- 患者可自控。
- 无须导尿、持续监护，以及专业人员介入。

- 起效快，消退快。
- 对足月儿或新生儿无影响。

（二）缺点

- 污染环境。
- 有职业暴露可能导致早期流产的风险。
- 轻微头晕、嗜睡。
- 恶心、呕吐。
- 抑制甲硫氨酸合酶——长时间暴露有引发造血并发症的风险（＞24h）。

四、经皮神经电刺激疗法

- 经皮神经电刺激仪是一种无创、非药理学设备，可以产生低强度的电流，基于疼痛门控理论发挥作用[3]。
- 在脊髓水平，通过电刺激外周 Aβ 神经元，抑制持续伤害性传入。因此，电极应放置在与疼痛对应的皮区水平或穴位（图 3-1）。
- 证据表明，TENS 缓解重度分娩疼痛的有效性与安慰组或标准组比较没有显著差别。然而，没有相关不良事件的产妇满意度可能会更高。

五、补充疗法

- 大多数女性倾向于在分娩期间避免药物干预，而采取其他的一些措施缓解疼痛，其中包括听音乐、按摩、芳香疗法、针灸、穴位按摩、反射疗法、瑜伽，以及催眠疗法。
- 自学催眠是一种广受欢迎的方法，称之为催眠分娩。
- 来自 Cochrane 数据库的证据表明，催眠分娩和针灸疗法可降低产妇对传统镇痛药的需求，但并不表示催眠分娩和针灸方法本身可以缓解疼痛。其他的补充疗法仍未证明有效[4]。

六、肌内注射阿片类药物

- 哌替啶（半衰期为 120～240min），肌内注射。
  - 用法为 50～150mg，每隔 2h，最多给药 2 次。
  - 可以肌内注射，在英国无须临床医生开具

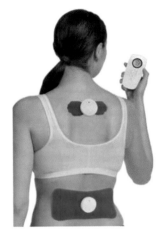

▲ 图 3-1　一种适用于分娩镇痛的无线双通道神经刺激仪
经许可转载，引自 Med-Fit UK LTD, Stockport, UK.

处方。
  - 具有镇静、镇痛作用，与产妇分娩镇痛满意度较低有关。
  - 反复多次给药可出现其代谢产物去甲哌替啶蓄积，可能引起癫痫发作和呼吸抑制，使用纳洛酮无法逆转。
- 吗啡（半衰期为 60min）。
  - 用法为 10～15mg，肌内注射。
  - 与哌替啶相比，具有相似的镇痛作用，但恶心发生率低，新生儿不良反应较少。
  - 由于相对的镇静作用，药效时间达 3～4h，肌内注射吗啡适合于分娩早期使用。
- 二乙酰吗啡（半衰期为 60min），肌内注射。
  - 用法为 7.5mg，每隔 2h，最多给药 2 次。
  - 研究表明，二乙酰吗啡较哌替啶的镇痛效果更佳，但视觉模拟疼痛评分仅降低 0.7～1.0 分（总分 10 分），临床意义受到质疑。
  - 与哌替啶相比，二乙酰吗啡平均产程可延长 82min。因此有观点认为，使用二乙酰吗啡，由于产程延长，可能会导致疼痛程度更加剧烈。
- 不良反应。
  - 产妇：恶心、呕吐、烦躁不安。
  - 胎儿：胎心基线降低，心率变异性降低，加速减少。

− 新生儿：呼吸抑制、喂养困难[6]。

七、患者自控静脉镇痛

瑞芬太尼[7-11]是一种人工合成的阿片类药物，其药代动力学特点有利于缓解分娩期间严重的间歇性疼痛。瑞芬太尼的镇痛效果优于其他的肠外阿片类镇痛药，但仍次于椎管内镇痛。由于潜在的不良反应、难以掌控最佳剂量、需要额外培训和持续的助产士监护，不同的产科病房对瑞芬太尼的认知度存在较大差别。一些医院提供硬膜外分娩镇痛，同时也提供瑞芬太尼静脉镇痛技术支持，另一些医院仅对特殊产妇（如存在椎管内镇痛禁忌证）提供静脉镇痛支持，而有些医院根本不提供静脉镇痛技术。

值得注意的是，使用瑞芬太尼患者自控镇痛属于超说明书用药，且厂家也明确表示"尚未证明瑞芬太尼在分娩或分娩期间的安全性"。

（一）适应证

• 存在硬膜外禁忌，如凝血功能障碍、脓毒血症、脊柱手术史。

• 拒绝硬膜外穿刺。

• 其他镇痛方式无法控制的严重分娩疼痛。

（二）禁忌证

• 对瑞芬太尼或其他芬太尼衍生物过敏。

• 严重呼吸系统疾病。

• 有长期阿片类药物用药史。

• 有娱乐性毒品滥用史。

• 过去4h内有全身使用过阿片类药物。

（三）方案

• 将瑞芬太尼配制成浓度为40μg/ml（2mg稀释至50ml的0.9%生理盐水中）。

• 负荷量20～40μg，锁定时间2min（1～5min）。

• 关于额外背景输注的价值存在争议。

　− 研究认为采用瑞芬太尼背景输注，并没有明显缓解疼痛，反而增加产妇的不良反应。

　− 相比以恒定负荷量逐步增加输注速率的给药方式，以恒定输注速率逐步增加负荷量的给药方式，母体不良反应发生率更高。

　− 如果需要使用，建议背景输注速率设置为0.025～0.1μg/（kg·min）。

　− 由于不同个体的有效剂量存在显著差异，以及潜在急性阿片类药物耐受问题，单一固定剂量瑞芬太尼PCA方案应用于所有产妇存在争议。

（四）药代动力学

• 起效时间为1.2～1.4min。

• 达峰时间为2.5min。

• 时量相关半衰期为3.5min。

（五）不良反应

• 产妇。

　− 呼吸抑制（见下文）。

　− 心动过缓。

　− 镇静。

　− 恶心、呕吐。

• 胎儿。

　− 降低心率变异性（低于其他阿片类药物）。

　− 与硬膜外麻醉比较，增加脐动脉酸中毒风险。

（六）呼吸抑制

• 有70%产妇经历过呼吸暂停期。

• 早期预警信号包括低氧血症、低碳酸血症和呼吸迟缓，但是这些信息仍不够敏感，存在滞后性，不能作为超前预警信号。

• 已有呼吸骤停的产妇患者报告，其中一些患者进展为心搏骤停而进行濒死剖宫产。

• 没有记录显示直接导致产妇或胎儿死亡病例。

（七）使用指南

• 遵照当地医院规定。

• 瑞芬太尼PCA采用专用静脉输液管路，分娩后拔除。

• 指导产妇使用，目的在于指导产妇在宫缩开始前或开始时按下镇痛泵按钮。

• 采用具有快速推注功能的输注泵。

• 患者只需按PCA泵按钮。

• 开始瑞芬太尼PCA输注前4h内没有额外使用其他阿片类药物。

- 没有使用过安桃乐。
- 需要助产士一对一持续不间断的陪护和监护。
- 全程持续监测血氧饱和度，首次给药前，血氧饱和度应＞94%。研究表明，专用呼吸监测仪要比血氧饱和度能够更好地监测出呼吸暂停事件。
- 每隔 30min 进行 1 次镇静评估。

（八）立即麻醉排查指征

- 难治性低氧饱和度（鼻导管氧气 4L/min 吸入后氧饱和度仍＜90%）。
- 呼吸频率＜8 次 / 分。
- 镇静状态（闭眼或无法唤醒）。

八、可替代的 PCA 方案

（一）芬太尼

芬太尼是一种短效阿片类药物，代谢产物没有活性。与瑞芬太尼一样，当存在硬膜外麻醉禁忌或患者拒绝硬膜外麻醉时，可将芬太尼用于 PCA[12]。

- 方案。
  - 芬太尼配制成 20μg/ml（将 1000μg 稀释至 50ml 的 0.9% 生理盐水中）。
  - 负荷量 20μg，锁定时间 3min，4h 内最大剂量为 1600μg。
- 药代动力学。
  - 起效时间为 3～5min。
  - 达峰时间为 5～15min。
- 使用指南。
  - 与瑞芬太尼 PCA 类似，需要助产士持续一对一的陪护，并按常规进行呼吸监测和镇静监测。

（二）吗啡

由于吗啡在新生儿体内的半衰期长达 6h，因此在活产分娩镇痛中不常用。

- 方案。
  - 负荷量 2mg，锁定时间为 6min，4h 内最大剂量为 40mg。
- 使用指南。
  - 与芬太尼 PCA 方案比较，吗啡 PCA 的恶心、呕吐和瘙痒的发生率更高。

参考文献

[1] NICE Pathways. Pain relief in labour (2017). https://pathways.nice.org.uk/pathways/intrapartum-care/pain-relief-in-labour. Last accessed 23rd October 2021.

[2] Likis FE, et al. Nitrous oxide for the management of labor pain: a systematic review. Anesth Analg. 2014;118:153-67.

[3] Dowswell T, Bedwell C, Lavender T, Neilson JP. Transcutaneous electrical nerve stimulation (TENS) for pain relief in labour. Cochrane Database Syst Rev. 2009;2:CD007214.

[4] Smith CA, Collins CT, Cyna AM, Crowther CA. Complementary and alternative therapies for pain management in labour. Cochrane Database Syst Rev. 2006;2006(4):CD003521.

[5] Wee MY, et al. A comparison of intramuscular diamorphine and intramuscular pethidine for labour analgesia: a two centre randomised blinded controlled trial. BJOG. 2014;121:447-56.

[6] Reynolds F. Labour analgesia and the baby: good news is no news. Int J Obstet Anesth. 2011;20(1):38-50.

[7] Messmer AA, Potts JM, Orlikowski CE. A prospective observational study of maternal oxygenation during remifentanil patient-controlled analgesia use in labour. Anaesthesia. 2016;71:171-6.

[8] Wilson MJA, MacArthur C, Hewitt CA, Handley K, Gao F, Beeson L, Daniels J. RESPITE Trial Collaborative Group. Intravenous remifentanil patient-controlled analgesia versus intramuscular pethidine for pain relief in labour (RESPITE): an open-label, multicentre, randomised controlled trial. Lancet. 2018;392(10148):662-672.

[9] Jelting Y, Weibel S, Afshari A, Pace NL, Jokinen J, Artmann T, Eberhart LHJ, Kranke P. Patient-controlled analgesia with remifentanil vs. alternative parenteral methods for pain management in labour: a Cochrane systematic review. Anaesthesia. 2017;72:1016-1028.

[10] Van de Velde M, Carvalho B. Remifentanil for labor analgesia: an evidence-based narrative review. Int J Obstet Anesth. 2016;25:66-74.

[11] Weiniger CF, Carvalho B, Stocki D, Einav S. Analysis of Physiological Respiratory Variable Alarm Alerts Among Laboring Women Receiving Remifentanil. Anesth Analg. 2017;124:1211-1218.

[12] Castro C, Tharmaratnam U, Brockhurst N, Tureanu L, Tam K, Windrim R. Patient-controlled analgesia with fentanyl provides effective analgesia for second trimester labour: a randomized controlled study. Can J Anaesth. 2003;50:1039-46.

第 4 章　胎死宫内女性的管理

Management of the Woman with an Intrauterine Fetal Death (IUFD)

Dinesh Das　Nisa Patel　著

余怡冰　译　　徐铭军　校

一、定义

妊娠晚期胎死宫内（intrauterine fetal death，IUFD）是指单胎妊娠 24 周后在子宫内发生的胎儿死亡。死产的定义是指在妊娠 24 周后分娩的婴儿无任何生命迹象 [1]。在此之前的胎儿丢失称为自然流产或流产。

二、发生率

在英国，每年有 3000 多例 IUFD，总发生率为 4.4/1000。而死产更为常见，每 200 个婴儿中就有 1 个发生死产 [1]。

三、原因

- 产妇原因，包括糖尿病、系统性红斑狼疮（systemic lupus erythematosus，SLE）、子痫前期、抗磷脂综合征、高龄、肥胖、恒河猴症、子宫破裂、创伤、感染。
- 胎儿原因，包括胎儿生长受限、先天性异常、感染、胎盘早剥、胎膜早破、脐带脱垂、绒毛膜炎、前置胎盘、血管前置。
- 在近乎一半的死产中未发现具体原因 [2]。

四、妊娠合并症

- 妊娠晚期发生 IUFD 4 周后，10% 的产妇发生弥散性血管内凝血（disseminated intravascular coagulation，DIC），此后上升到 30%[1]。
- 脓毒血症。
- 胎儿丢失对父母及其家人产生情绪、心理和社会影响。

五、调查

- 确定 IUFD 的原因，评估产妇健康状况，确保及时治疗任何危及产妇生命的疾病。
- 血液学、生化、C 反应蛋白（C-reactive protein，CRP），其中血小板计数降低提示隐匿性 DIC 可能 [1]。
- 凝血筛查和纤维蛋白原。脓毒血症、胎盘早剥和子痫前期增加 DIC 的风险 [3,4]。纤维蛋白原水平 < 3.0g/L 提示 DIC 的发生。将近 4% 的 IUFD 产妇可能在无明显原因的情况下发生凝血功能障碍 [3,4]。
- Kleihauer 试验。检测致死性的母胎输血综合征（IUFD 的"无声"原因）[1]。
- 脓毒血症筛查。血液培养、拭子和尿液检测。
- 根据患者的病史和临床表现，可能需要进行其他母体检查。

六、产科管理

- 如果出现脓毒血症、子痫前期、胎盘早剥或胎膜早破，则紧急分娩胎儿。

- 否则，可以接受几日内期待（保守）管理。85% 的产妇将在 IUFD 后 3 周内分娩。
- 对于接受期待治疗的患者，每周重复 2 次凝血筛查[1]。
- CRP 等其他血液检测也需要更频繁地复查。
- 在产房中相对独立的区域，安排一个安静的房间中进行管理，以缓解产妇紧张和焦虑情绪，并允许家人陪伴。
- 大多数情况下都能通过阴道分娩，但特定的产科指征可能需要器械助产或剖宫产。
- 米非司酮和米索前列醇通常联合用于引产。
- 催产素剂量可能增加。

七、IUFD 产妇的分娩镇痛

- 麻醉科医师应当评估患者并选择镇痛方案。应综合患者、助产士和产科团队的意见，根据病史、风险因素、临床观察、有效的实验室检查、产程、妊娠计划和产妇意愿等来制订相应的镇痛方案。
- 如果可用，可初始使用安桃乐（Entonox®）进行吸入镇痛。
- 肠外阿片类药物。

- 与哌替啶相比，肌内注射（intramuscular, IM）二乙酰吗啡具有更好的镇痛效果，不良反应更少[5, 6]。也可使用其他阿片类药物肌内注射[6]。在产程早期更有益，可获得有效的镇静且无须连接静脉输注泵。凝血异常患者应避免肌内注射。
- 患者自控静脉镇痛（PCA），吗啡或芬太尼是合适的，因为无须顾虑新生儿抑制。PCA 可在凝血筛查之前就启动。也可以使用瑞芬太尼，尽管存在母体镇静和呼吸抑制的风险。但是，其在母体和新生儿血浆快速清除的特性更益于有存活胎儿的分娩镇痛。
- 硬膜外技术是最有效的镇痛方法，在没有严重脓毒症或凝血障碍时可以采用。
- 在进行椎管内阻滞之前，应评估凝血功能障碍的风险。椎管内阻滞 6h 以内正常凝血检测结果是可以接受的[7]。凝血功能障碍在 IUFD 后 3 周内发生的风险非常低（除非合并胎盘早剥、子痫前期或子宫破裂）。确认是否已经（或计划）使用任何血栓预防药物，并相应确定实施椎管内阻滞的时间[7, 8]。

参考文献

[1] Late Intrauterine Fetal Death and Stillbirth. Green-top guideline No.55, Royal College of Obstetricians and Gynaecologists, October 2010. Updated February 2017.

[2] Marino T, Park JS, Norwitz ER. Antepartum fetal assessment and therapy. Chestnut's Obstetric Anesthesia: Principles and Practice, 5th Edition, 2014. In: Chestnut DH, Wong CA, Tsen LC, Ngan Kee WD, Beilin Y, Myhre JM, editors. Chapter 6; p. 112-3.

[3] Maslow AD, Breen TW, Sarna MC, Soni AK, Watkins J, Oriol NE. Prevalence of coagulation abnormalities associated with intrauterine fetal death. Can J Anaesth. 1996;43:1237-43.

[4] Tempfer CB, Brunner A, Bentz EK, Langer M, Reinthaller A, Hefler LA. Intrauterine fetal death and delivery complications associated with coagulopathy: a retrospective analysis of 104 cases. J Womens Health (Larchmt). 2009;18:469-74.

[5] Wee MYK, Tuckey JP, Thomas PW, Burnard S. A comparison of intramuscular diamorphine and intramuscular pethidine for labour analgesia: a two-centre randomised blinded controlled trial. BJOG. 2014;121:447-56.

[6] Smith LA, Burns E, Cuthbert A. Parenteral opioids for maternal pain management in labour. Cochrane Database Syst Rev. 2018 ;6(6):CD007396.

[7] Regional anaesthesia and patients with abnormalities of coagulation, The Association of Anaesthetists of Great Britain & Ireland, The Obstetric Anaesthetists' Association, Regional Anaesthesia UK. Anaesthesia.2013;68:966-72

[8] Leffert L, Butwick A, Carvalho B, Arendt K, Bates SM, Alex Friedman A, Horlocker T, Timothy Houle T, Landau R. The Society for Obstetric Anesthesia and Perinatology consensus statement on the anesthetic management of pregnant and postpartum women receiving thromboprophylaxis or higher dose anticoagulant. Anesth Analg. 2018;126:928-44.

第 5 章 类别 4：计划剖宫产
Category 4/Planned Caesarean Delivery

Wint Mon　Roxaan Jappie　著
徐 渐 译　王路阳 校

在全世界范围内，剖宫产（cesarean section，CD）率都在上升。英国国家医疗服务体系（National Health Service，NHS）的妇产科统计表明在 2019—2020 年剖宫产率上升到了所有分娩的 31%[1]。择期剖宫产率从 2013—2014 年的 11% 上升到 2019—2020 年的 13%[1]。表 5-1 列出了类别 4 剖宫产的适应证。

通常来说，计划 CD 应在妊娠 39 周后进行以降低因早产导致新生儿呼吸系统疾病的风险。如果在妊娠 39 周之前进行计划 CD，应在产前肌内注射皮质激素[2]。应对描述 CD 应知益处 / 风险和明确记录 CD 适应证和紧急程度类别的注意事项进行全面的讨论并记录（在产前门诊访视或分娩区域内）。对类别 4 剖宫产，如果之前已在产前门诊完成并签署了知情同意书，则应在手术当天再次确认并签署。与手术和麻醉相关的大量信息应由书面说明书补充，并应给予患者充分的机会讨论替代方案。

一、麻醉管理

对于计划和非计划 CD 来说，椎管内麻醉都是最安全的麻醉方式。和全身麻醉相比，它有许多优势。

- 降低插管失败和牙齿损伤的风险。
- 降低胃内容物误吸的风险。

- 因为使用了椎管内阿片类药物，术后镇痛效果卓越。
- 降低术后恶心、呕吐、肠梗阻的风险。
- 降低静脉血栓栓塞的发生率。
- 陪产者能在现场。

英国皇家麻醉医师学会建议 95% 的计划和 85% 的非计划 CD 应在椎管内麻醉下进行[4]。

二、麻醉预评估

所有接受 CD 的女性均应进行全面的预评估，并进行全面的病史评估、体格检查和适当的检查。

当了解病史有以下因素时应特别注意。

（一）产科病史

- 产次和孕次。
- 妊娠。
- 既往分娩 / 剖宫产分娩，适应证和结局（表 5-2)。
- 胎儿健康情况，大小和位置。
- 胎盘位置。
- 多胎妊娠。
- 妊娠相关医学疾病。

（二）母体病史

- 既往麻醉史和病史。
- 过敏史和常用药物。

表 5–1 类别 4 剖宫产的适应证 [3]	
适应证类别	适应证
产科适应证	• ECV 禁忌或失败的臀位单胎足月妊娠 • ECV 禁忌或失败的肩先露 • 多胎妊娠（第一胎为非头先露） • 前置胎盘（胎盘完全覆盖或在宫颈内口 2cm 以内） • 病态粘连性胎盘，如胎盘粘连、胎盘植入和穿透性胎盘植入
母体感染	• 可检测到病毒载量每毫升＞400 拷贝的母体 HIV 感染，不考虑反转录病毒治疗 • 丙型肝炎 • 妊娠晚期原发性生殖器疱疹
母体并发症	估计胎儿体重＞4.5kg 的母体糖尿病
既往分娩史	• 既往重大肩难产，因阴道分娩困难影响婴儿 • 既往创伤性分娩，在泌尿妇科医生的多学科协作后仍导致盆底功能障碍
其他	母体需求 *

ECV. 外倒转术；HIV. 人类免疫缺陷病毒

*. 在咨询了和阴道分娩相比 CD 的获益和风险后，如果害怕分娩（生育恐惧症），由健康专家进行适当疏导，知情同意是建立在患者了解选择的基础上

表 5–2 子宫下段剖宫产术总结
手术操作

• 皮肤切口，耻骨联合上方低位横切口（Pfannensteil/Joel-Cohen 切口）
• 分层打开腹部，皮下脂肪、腹直肌鞘、腹膜
• 在尽可能高的位置进入腹膜，避免损伤膀胱和肠道
• 在分离松散的子宫膀胱腹膜襞后显露出膀胱
• 在下段做小切口并双侧延长
• 破膜
• 在助手稳定子宫的同时将先露部抬出宫腔娩出婴儿，轻轻宫底按压引导婴儿娩出
• 有时，如果有胎头嵌塞、胎头浮动或早产婴儿卧位不稳，分娩可能很困难
• 子宫可能持续处于上一段长时间收缩的状态，使得在长时间分娩后的紧急 CD 中分娩困难。在这种极少数情况下，可使用子宫松弛药 [例如，400μg 剂量的硝酸甘油（glyceryl trinitrate，GTN）喷雾或沙丁胺醇 100μg，IV] 来松弛子宫并帮助分娩婴儿
• 婴儿娩出后，给予子宫收缩药，如 IV 催产素 3～5U 或 IV 卡贝缩宫素 100μg，以帮助胎盘分离和积极管理第三产程
• 完全清除胎盘和胎膜
• 在此阶段，如果存在出血风险背景，可进一步输注催产素（10U/h）
• 子宫分两层关闭
• 如子宫切口有延伸，可行子宫外置术
• 缝合子宫切口，确保止血。在分层闭合腹部之前，应由手术助理护士检查外科纱布和器械数量
• 使用无菌敷料固定皮肤缝合部位，并检查阴道是否出血

IV. 静脉注射

• 确保已给予抗酸药预防治疗（例如，分娩前12h 口服雷尼替丁 150mg，分娩前 2h 口服甲氧氯普胺 10mg）。一些单位使用质子泵抑制药(proton pump inhibitor，PPI)，如口服兰索拉唑 30mg。

• 应确认空腹状态。

（三）体格检查

• 气道。

• 背部。

• 适时进行心肺功能评估。

（四）检查

• 首次产前访视期间进行血样检查。

• 必须要有分型和筛查（血型分型和抗体筛查）。如果出血风险高，应进行交叉配血。

三、术中管理

• 产妇（特定）世界卫生组织（World Health Organization，WHO）核查表。

• 麻醉科医师协会建议对母亲进行的监测。

• 大口径的静脉套管（16 或 18 号）。

• 抗生素预防。

• 胎儿检测，计划 CD 的胎心率检测和紧急 CD 的胎心监护。

• 椎管内麻醉或全身麻醉的体位。

• 椎管内麻醉和全身麻醉进行 CD（见下文）。

• 维持正常体温（例如，通过使用充气加温法或静脉输液线加热装置）[5]。

• 在椎管内麻醉或全身麻醉诱导时使用晶体溶液同步扩容。

• 左侧卧位进行分娩。

• 脊髓性低血压的管理，推荐使用可变速率的去氧肾上腺素输注和晶体液同步扩容以维持正常血压[6]。

• 与产妇、陪产者和产科医生进行有效的沟通至关重要。

• 分娩时推注 3～5U 催产素，分娩后以 10U/h 输注催产素（英国的标准惯例）或分娩后缓慢静脉推注卡贝缩宫素 100μg。

• 镇痛。蛛网膜下腔 / 硬膜外给阿片类药物，对乙酰氨基酚和非甾体抗炎药（nonsteroidal anti-inflammatory drug，NSAID）（如果没有禁忌证）。

• 止吐药。现已表明预防性静脉注射昂丹司琼可减少蛛网膜下腔麻醉后低血压的发生，但其作用可能极小[7]。

手术方法

有不同类型的手术方法来进行 CD。

• 基于子宫切口类型。

– 子宫下段 CD。这是现代产科实践中最常见的切口部位，因为它能改善康复，降低未来子宫瘢痕破裂的风险[8]。

– 上段 / 经典 CD。在子宫上段做切口在传统上是首选的切口部位。但由于子宫上段较厚，愈合不良和瘢痕破裂的机会较高。在现代产科中，很少有选择性指征首选经典 CD。例如，在妊娠女性宫颈癌的确定性治疗前进行经典 CD[9]。此外，如果患者接受典型 CD，再次怀孕时由于妊娠期子宫瘢痕破裂的风险较高，因此需要进行选择性 CD[10]。

四、术后监测

• 全身麻醉，应由经过适当培训的工作人员对产妇进行一对一监测，直至她们恢复自主呼吸和心肺稳定性。

• 对于所有形式的麻醉，每半小时对包括呼吸频率、脉搏、血压、疼痛和镇静的进行 1 次标准监测，持续 2h，观察结果稳定时，此后每 1 小时监测 1 次。

• 改良产科早期预警系统（Modified early obstetric warning scores，MEOWS）可用于支持 CD 后的监测。

五、术中或术后发生的常见问题

（一）椎管内麻醉

• 低血压，恶心，呕吐。

• 椎管内阻滞不全。

• 高位蛛网膜下腔麻醉（全蛛网膜下腔麻醉，罕见）。

（二）全身麻醉

• 插管困难。

- 插管失败。
- 肺吸入胃内容物。
- 术中知晓。
- 术后即刻镇痛不足。

（三）产科

- 出血。
- 输尿管或膀胱损伤。
- 羊水栓塞（罕见）。
- 深静脉血栓。

参考文献

[1] The NHS Maternity Statistics, England: 2019-2020. https://digital.nhs.uk/data-and-information/ publications/statistical/nhs-maternity-statistics/2019-20 .

[2] Stutchfield P, Whitaker R, Russell I. Antenatal betamethasone and incidence of neonatal respiratory distress after elective caesarean section: pragmatic randomised trial. BMJ. 2005;331:662.

[3] National Institute for Health and Care Excellence. Caesarean Birth. NICE Guideline (NG192) (2021). https://www.nice.org.uk/guidance/ng192.

[4] Purva M, Kinsella SM. Caesarean section anaesthesia technique and failure rate. In Chereshneva M, Johnston C, Colvin JR, Peden CJ editors. Raising the standards: RCoA quality improvement compendium. 4th Edition. Royal College of Anaesthetists 2020. p. 254-55.

[5] Bollag L, Lim G, Sultan P, Habib AS, Landau R, Zakowski M, Tiouririne M, Bhambhani S, Carvalho B. Anesth Analg. Society for Obstetric Anesthesia and Perinatology: Consensus Statement and Recommendations for Enhanced Recovery After Cesarean 2021; 132:1362-77

[6] Kinsella S, Carvalho B, Dyer R, Fernando R, McDonnell N, Mercier F, Palanisamy A, Sia A, Van de Velde M, Vercueil. International consensus statement on the management of hypotension with vasopressors during caesarean section under spinal anaesthesia. Anaesthesia 2017; 73:71-92.

[7] Heesen M, Klimek L, Hoeks S, Rossaints R. Prevention of spinal anesthesia-induced hypotension during cesarean delivery by 5-hydroxytryptamine-3 receptor antagonists: a systematic review and meta-analysis and meta-regression. Anesth Analg. 2016;123:977-88.

[8] Powell J. The Kerr Incision: John Martin Munro Kerr (1868-1960). Female Pelvic Med Reconstr Surg. 2001;7:177-8.

[9] McDonald S, Faught W, Gruslin A. Cervical cancer during pregnancy. J Obstet Gynaecol Can. 2002;24:491-8.

[10] Landon M, Lynch C. Optimal timing and mode of delivery after cesarean with previous classical incision or myomectomy: a review of the data. Semin Perinatol. 2011;35:257-61.

第6章 剖宫产蛛网膜下腔麻醉
Spinal Anaesthesia for Caesarean Delivery

Sioned Phillips　Adrienne Stewart　著

郭飞鹤　译　　宋玉洁　校

蛛网膜下腔麻醉是剖宫产术麻醉的金标准。它不但能够让产妇与其伴侣体验新生儿诞生的过程，而且还能为手术医生提供良好的手术条件。然而围绕蛛网膜下腔麻醉的主要问题之一是产妇蛛网膜下腔麻醉后低血压，若未经处理，发生率高达80%。还有一个问题是蛛网膜下腔麻醉采取的是局部麻醉药单次固定剂量给药方法，无法像其他椎管内麻醉技术（如硬膜外麻醉或腰硬联合麻醉）那样可以在术中追加局部麻醉药以延长作用时间。因此，若预计手术较长，应考虑腰硬联合麻醉技术。

一、禁忌证

• 患者拒绝。
• 对酰胺类局部麻醉药过敏。
• 未纠正的低血容量。
• 凝血功能障碍，如国际标准化比值（international normalized ratio，INR）＞1.4，血小板计数＜70×10^9/L。
• 穿刺点周围存在感染。
• 颅内压（intracranial pressure，ICP）增高。

二、知情同意

无论是择期还是急诊剖宫产，麻醉前都应进行术前访视，详细了解产妇病史，包括一切相关的医疗和产科病史、药物史和过敏史。如果出现任何并发症，应记录产妇禁食禁水和评估气道情况。随后简要介绍整个剖宫产术过程，包括手术潜在风险和并发症，仔细解释术中可能会面临的心理压力和预期可能出现的问题。

三、潜在风险和不良反应

• 麻醉效果不佳，需要转为全身麻醉。
• 硬脊膜穿破后头痛（PDPH）发生率为1%。
• 永久性神经损伤（1/50 500～1/23 500）或截瘫（1/141 500～1/54 500）。
• 其他常见不良反应，如恶心、呕吐、皮肤瘙痒、寒战和低血压。

四、穿刺针

非创伤式或笔尖式穿刺针（如Whitacre和Sprotte穿刺针）优于"切割"式穿刺针（如Quincke穿刺针）。其穿破硬脊膜的原理是钝性分离硬脊膜纤维而不是切割硬脊膜纤维，因此PDPH发生率更低。目前认为，PDPH主要是由于脑脊液通过穿破的硬脊膜裂孔进行性渗漏所致。穿刺针越粗，硬脊膜裂孔越大（脑脊液渗漏越多），发生PDPH的风险也就越高。尽管有合适的27G笔尖式穿刺针可供选择，但目前最常用是25G或26G穿刺针。据报道25G Whitacre

穿刺针的 PDPH 发生率为 2.5%～3%[1, 2]，而 27G Whitacre 穿刺针的 PDPH 发生率为 0%～0.5%[1]。因此，推荐更小规格的穿刺针，如使用 26G Whitacre 穿刺针[3] 或 27G Whitacre 穿刺针。

五、体位

从技术角度考虑，患者取坐位进行蛛网膜下腔穿刺较为容易。但在紧急情况下，特别是胎儿窘迫时，侧卧位更合适。理由有如下几点，包括侧卧位容易实施持续胎心监护（cardiotocography，CTG）；改善母体心输出量；麻醉阻滞平面上升更快，缩短手术等待时间；遇到胎儿窘迫情况，产妇可以侧卧位预吸氧，若蛛网膜下腔麻醉效果不佳可以迅速转为全身麻醉以节省时间。

一种改良的侧卧位，称为牛津体位（Oxford position），其目的主要是防止局部麻醉药向头端广泛扩散。具体做法是侧卧位时在患者肩部下方垫一个枕头，限制局部麻醉药向头侧扩散。该体位目前已很少使用，但麻醉科医师了解患者体位以控制局部麻醉药扩散很重要。

六、蛛网膜下腔药物和剂量

（一）局部麻醉药物

由于妊娠子宫会引起腹内压力升高，并传导至硬膜外静脉丛，可能导致脑脊液容量减少，因此孕产妇相较于非孕女性达到相同的麻醉平面所需局部麻醉药物剂量要减少 25%。其他因素，如胎龄也是影响阻滞平面之一。早产儿的孕产妇由于腹内压升高程度相对较低，对脑脊液容量影响较小，对局部麻醉药需求量相对更多。

- 在英国，重比重和轻比重布比卡因是唯一获得许可用于蛛网膜下腔麻醉的局部麻醉药。
- 0.5% 和 0.75% 重比重布比卡因是最常用的局部麻醉药，起效快、感觉阻滞平面充分可靠。两种制剂均含有葡萄糖，会增加脑脊液密度。
- 蛛网膜下腔重比重布比卡因的 95% 有效量（95% effective dose，ED$_{95}$）为 11.2mg（与阿片类药物联用时）[4]，一些文献报道的剖宫产术麻醉

剂量为 8～15mg。避免剂量过低导致阻滞不全，以及剂量过高引发广泛阻滞的风险。

- 蛛网膜下腔麻醉平面取决于药物剂量而非药物容量。

（二）阿片类药物

局部麻醉药中添加阿片类药物可以显著提高麻醉阻滞质量和延长阻滞时间。

- 芬太尼 10～25μg，快速、易配制，紧急情况下镇痛效果好，但其作用时间短（1～2h），无法满足足够的术后镇痛时间。
- 吗啡 100～200μg，起效慢，作用时间长（> 24h），可提供持久的术后镇痛。禁止蛛网膜下腔注射含有防腐剂的吗啡制剂。相较于其他国家，在英国蛛网膜下腔内注射不含防腐剂的吗啡（与蛛网膜下腔内注射二乙酰吗啡相比）应用较少。由于吗啡起效慢，可与芬太尼进行复合蛛网膜下腔给药。
- 二乙酰吗啡 300～400μg，结晶体制剂，需要稀释制备，在紧急情况下配制会很耗时。英国国家卫生与服务优化研究院（National Institute of Health and Care Excellence，NICE）推荐使用二乙酰吗啡，因为二乙酰吗啡可提供良好的剖宫产术后镇痛[5]。

七、麻醉平面评估

- 剖宫产术可接受的麻醉平面为冷感觉阻滞平面达到 T$_4$ 和触觉阻滞平面达到 T$_5$。
- 同样重要的是，手术前测试是否阻断了骶骨根部，以及确保双下肢运动阻滞情况。运动阻滞不佳通常提示脊椎功能不良。
- 手术前应详细记录麻醉阻滞平面和下肢运动阻滞程度。

八、常见问题应对

- 手术前阻滞不全。根据手术的紧迫性考虑再次进行蛛网膜下腔麻醉，根据首次麻醉平面调整或降低给药剂量，如果再次穿刺时间不够，考虑全身麻醉。

• 手术中阻滞不全。根据手术进展阶段，考虑静脉给予辅助镇痛药，如芬太尼，必要时实施全身麻醉（见第 9 章和第 56 章）。

• 蛛网膜下腔麻醉后低血压。引发恶心、呕吐，可同时进行预防性输注血管加压药（如去氧肾上腺素）与晶体液同步扩容，结合治疗性去氧肾上腺素负荷剂量更利于控制血压（见第 10 章）。

参考文献

[1] Smith EA, Thorburn J, Duckworth RA, Reid JA. A comparison of 25G and 27G Whitacre needle for caesarean section. Anaesthesia. 1994;49:859-62.

[2] Mayer DC, Quance, Weeks SK. Headache after spinal anaesthesia for caesarean section: a comparison of the 27-gauge Quincke and 24-gauge Sprotte needles. Anaesthesia and Analgesia. 1992; 75(3):377-80.

[3] Maranhao B, Liu M, Palanisamy A, Monks DT, Singh PM. The association between post-dural puncture headache and needle type during spinal anaesthesia: a systematic review and network meta-analysis. The association between post-dural puncture headache and needle type during spinal anaesthesia: a systematic review and network meta-analysis. Anaesthesia. 2021;76 (8):1098-110.

[4] Ginosar Y, Mirikantani E, Driver DR, Cohen SE, Riley ET. ED50 and ED95 of intrathecal hyperbaric bupivacaine co-administered with opioids for caesarean delivery. Anaesthesiology. 2004;100(3):676-82.

[5] National Institute for Health and Care Excellence. Caesarean Birth. NICE Guideline (NG192) (2021). https://www.nice.org.uk/guidance/ng192.

第 7 章　腰硬联合剖宫产术
Combined Spinal-Epidural Anaesthesia for Caesarean Delivery

Marc Van de Velde　著

宋玉洁　译　　徐铭军　校

大多数剖宫产术是在椎管内麻醉下进行的。在绝大多数情况下，一般采用单次蛛网膜下腔麻醉（single shot spinal，SSS）技术（见第 6 章）。非择期手术产妇如原计划选择阴道分娩并进行了硬膜外置管，通常使用已有的硬膜外导管给药转为剖宫产术麻醉（见第 8 章）。然而，在许多机构或在有些情况下，腰硬联合麻醉（combined spinal and epidural anesthesia，CSEA）被用于剖宫产术。在本章中，我们讨论了用于手术分娩的 CSEA 技术，以及其使用的潜在优势和劣势。

一、腰硬联合麻醉

在进行 CSEA 时，通常在一个椎体间隙中使用针内针技术（脊髓穿刺针通过硬膜外穿刺针）进行操作（见第 2 章）[1]。

腰硬联合麻醉的体位可以选择坐位或左侧卧位。完成 CSEA 后，测试运动和感觉阻滞的水平和程度，与 SSS 后进行阻滞测试的方式类似（见第 56 章）。

二、适应证

虽然 SSS 技术是大多数剖宫产术的首选麻醉技术，CSEA 技术适用于如下特定的情况。

• 手术时间长的手术。如果手术时间延长（如肥胖、复杂手术、再次剖宫产和胎盘植入），硬膜外导管可以用于延长麻醉时间。单次蛛网膜下腔注射可以提供高质量的阻滞，但是麻醉维持时间有限（75～120min）。对于任何可能超过该维持时间的手术，都应考虑使用 CSEA 技术。

• 有既往蛛网膜下腔麻醉失败或阻滞不全病史。

• 解剖异常（如严重脊柱侧弯），这类患者增加了初次蛛网膜下腔注射阻滞不充分的可能性。

• 紧急剖宫产术前，移除功能不全的硬膜外导管后。用于分娩镇痛的硬膜外导管有时被用于为中转剖宫产术提供麻醉，通常使用高浓度局部麻醉药，但在手术开始前发现无法提供足够的麻醉平面。在这种情况下，低剂量（蛛网膜下腔麻醉）CSEA（然后硬膜外加药）可能是更好的选择，以避免潜在的高脊髓阻滞，这有时与全剂量蛛网膜下腔麻醉有关（继硬膜外加药后）。当然，临床上紧急剖宫产术的紧迫性，将决定使用何种麻醉方式最合适。

• 血流动力学不稳定的产妇。单次蛛网膜下腔麻醉技术，可引起快速血管扩张从而导致血流动力学不稳定，对存在某些心脏并发症（如主动脉狭窄）时禁忌使用。在这种情况下，与 SSS 技术相比，低剂量 CSEA（蛛网膜下腔麻醉）后硬膜外追加药物可提高心血管稳定性。

• 低剂量蛛网膜下腔麻醉可用于避免严重低血压、产妇恶心、呕吐，以及减少大剂量血管加压药物的使用，如去氧肾上腺素。当使用较低的蛛网膜下腔麻醉剂量时，建议留置硬膜外导管来处理和预防疼痛的发生，一旦手术时间过长（> 45min）可以硬膜外追加给药（见下文）。

• 术后镇痛。必要时可使用硬膜外导管进行术后镇痛，采用患者硬膜外自控镇痛（PCEA）技术，配合低剂量局部麻醉药和阿片类药物。

三、腰硬联合蛛网膜下腔麻醉剂量

通常，重比重布比卡因用于 CSEA 中的蛛网膜下腔给药。SSS 时使用标准剂量（11～15mg）的重比重布比卡因，尽管一些有经验的麻醉科医师可能会选择使用较低的剂量。需要注意的是，减少布比卡因麻醉剂量会使麻醉时间显著缩短。使用低剂量 CSEA 技术的临床医师通常使用 6～9mg 的重比重布比卡因，根据患者的体重、身高和妊娠子宫大小等因素，这可能提供 40～50min 的良好麻醉条件。因此，如果需要延长手术时间，应当在 40min 后（预防性）进行硬膜外药物追加，以预防 / 处理疼痛的发生。一项 Meta 分析发现，蛛网膜下腔麻醉使用布比卡因，如果低于 8mg 时，尽管不良反应较少，如恶心、呕吐和低血压，但是会降低麻醉效果（需要通过硬膜外导管追加麻醉药物进行补充）[2]。

当使用硬膜外导管提高布比麻醉阻滞平面（qv），延长麻醉时间或提高麻醉阻滞的质量时，可采用滴定剂量的高浓度局部麻醉药（如 2% 利多卡因加 1∶200 000 肾上腺素、0.75% 罗哌卡因、0.5% 布比卡因、0.5% 左布比卡因或 3% 氯普鲁卡因 3%）。

四、低剂量 CSEA 技术的使用方法

• 同一穿刺间隙，针内针技术，坐位下进行 CSEA 操作，选择 L_3～L_4 或 L_4～L_5 间隙。

• 生理盐水阻力消失法。

• 注射 6.0～7.5mg 重比重布比卡因复合 2.5μg 舒芬太尼或 15μg 芬太尼（蛛网膜下腔注射或不注射不含防腐剂的 150μg 吗啡或 300μg 二乙酰吗啡）。

• 硬膜外导管留管深度 3～5cm。

• 仰卧位，左侧倾斜，头低，直到麻醉阻滞水平到达 T_4 皮节（通常测试无冷感，因为在低剂量蛛网膜下腔麻醉中触觉通常被保留）。

• 一旦阻滞平面达到包括 T_4 皮节水平（冷感），就不再需要使用头低位，可以开始手术。

• 如果感觉阻滞平面未达到 T_4 皮节水平，逐步追加硬膜外药物，直至达到 T_4 皮节水平。合适的硬膜外追加药物包括 5～10ml 0.5% 左布比卡因或同等容量的 0.75% 罗哌卡因。

• 如果在蛛网膜下腔注药后 40min 子宫还没有缝合完毕，则预防性硬膜外滴定高浓度局部麻醉药。

• 当 CSEA 使用低剂量蛛网膜下腔麻醉时，一些麻醉医师使用硬膜外容量扩充（epidural volume extension，EVE）技术。EVE 是一种延长蛛网膜下腔麻醉阻滞的技术，在蛛网膜下腔注射药物后，通过硬膜外导管（或直接通过硬膜外穿刺针）给予生理盐水（5～10ml）。其目的是通过容量效应，提高感觉阻滞平面向头侧扩散。然而，EVE 的效果仍然存在争议[3]。

参考文献

[1] Rawal N, Holmstrom B, Crowhurst JA, Van Zundert A. The combined spinal epidural technique. Anesth Clin North Am. 2000;18:267-95.

[2] Arzola C, Wieczorek PM. Efficacy of low-dose bupivacaine in spinal anaesthesia for Caesarean delivery: systematic review and meta-analysis. Br J Anaesth. 2011;107:308-18.

[3] Hessen M, Weibel S, Klimek M, Rossaint R, Arends LR, Kramke P. Effects of epidural volume extension by saline injection on the efficacy and safety of intrathecal local anaesthetics: systematic review with meta-analysis, meta-regression and trial sequential analysis. Anaesthesia. 2017;72(11):1398-411.

第 8 章　硬膜外追加给药用于剖宫产术

Epidural Top-Up for Caesarean Delivery

Ryan Howle　Tauqeer Husain　**著**
郭晓昱　**译**　王路阳　**校**

通过硬膜外导管"追加"高浓度的局部麻醉药，可以将分娩镇痛转化为剖宫产麻醉。与之相比，在手术前重新置管进行硬膜外麻醉需要更长的时间，因此在大多数临床情况下显得不切实际。

一、适应证

• 手术干预，如剖宫产、会阴修复、人工胎盘取出、麻醉下妇科检查等。

• 使用器械助产，如使用产钳、胎头吸引器、Kiwi 胎头吸引器等。

二、禁忌证

• 硬膜外分娩镇痛不足。例如，镇痛节段不足、单侧阻滞、分娩时需要临床医师多次硬膜外给药。

• 紧急手术，没有时间追加药物。

• 已知或可疑穿破硬脊膜。

• 产妇状况变化，使硬膜外给药不安全，如产科大出血。

三、决定使用已有硬膜外导管追加给药的影响因素

• 硬膜外麻醉质量。

– 通常，良好的分娩镇痛与完善的手术麻醉是相关的。

– 如果镇痛阻滞已经消退，追加药物后可能需要更长时间才能提供手术所需的麻醉。

– 分娩时硬膜外麻醉未起效的情况下，硬膜外追加给药难以达到手术麻醉的预期。

– 如果分娩期间硬膜外导管置入非常困难，应尽可能在手术麻醉时使用此硬膜外导管做麻醉，因为重新进行椎管内麻醉也可能非常困难。

• 分娩 / 手术准备时间。

– 硬膜外麻醉通常需要比蛛网膜下腔麻醉更长的时间来达到临床所需的合适的阻滞平面，时间的长短还取决于所选追加药物的方案（见下文）。

– 在计划紧急剖宫产时，应留出 10～20min 的时间进行硬膜外给药，以提供充分的麻醉。

• 产妇身体状况。

– 与蛛网膜下腔麻醉相比，硬膜外麻醉起效较慢，这通常与产妇心脏病、子痫前期或轻度失血导致的血流动力学紊乱关系不大。但是随着失血量的增加，无论使用蛛网膜下腔麻醉还是硬膜外给药途径，产妇对椎管内麻醉和镇痛的耐受性越来越差。

– 如果全身麻醉增加了产妇的风险（如预测

有困难气道），则应在分娩期间优先建立和优化椎管内麻醉。如果需要，硬膜外给药将有助于成功实施剖宫产。

四、硬膜外追加给药方案

• 现有的混合剂有许多种[2]，主要取决于各医院的规定（表 8-1）。

• 向追加的混合剂中添加芬太尼（50～75μg）可将起效时间缩短至 2min。

• "速效混合药剂"（局部麻醉药＋肾上腺素＋碳酸氢盐）可以在 7min 内实施手术。然而，制备溶液所需时间（最多可达 4min）和制备溶液过程中药物错误的额外风险可能抵消其快速起效的优点[3]。

• 这些方案通过添加 8.4% 的碳酸氢钠来提高注射液的 pH，碱化局部麻醉药，增加其亲脂性，使其可以透过神经细胞膜扩散，从而阻断神经冲动。这在临床上可以加快起效速度、提高痛阈和增加运动阻滞程度[4]。

• 碱化局部麻醉药应使用不含防腐剂的碳酸氢钠，因为替代制剂中含有的乙二胺四乙酸（ethylenediaminetetraacetic acid，EDTA）可能导致神经损伤。在英国，由于缺乏无防腐剂的碳酸氢钠，许多医院只能使用 2% 利多卡因和 1 : 200 000 肾上腺素（或 100μg）混合制剂。

• 调整后的"速效混合药剂"制备为 2% 利多卡因 20ml 和给药前立即追加 1 : 1000 肾上腺素（100μg）0.1ml。

五、如何给药

• 试验剂量 35ml，等待 2～3min。
  – 观察蛛网膜下腔或血管内扩散的迹象和症状（如快速起效的高位阻滞、低血压、心动过速、呼吸困难、嘴唇刺痛、头晕、癫痫和心律失常）。

• 总剂量 15～20ml。
  – 高压大剂量给药（如 10ml）可增加药物扩散速度[5]，但是未经测试的硬膜外导管大剂量给药，会使患者暴露于高位 / 全蛛网膜下腔麻醉或静脉扩散，以及局部麻醉药中毒的风险中。
  – 最佳给药方式是在足够的试验剂量后分次给药 15～20ml。

六、在何处给药

• 决定在何处开始经硬膜外导管给予试验剂量和追加药物，需要在实现手术麻醉所需的时间、患者安全和识别不良扩散的能力之间取得平衡。

• 但是一旦开始给药，麻醉科医师必须一直陪伴患者直到手术结束。

• 在产房给药通常没有很好的监护，难以发现并发症，如果在产房给药，应只给予试验剂量，陪同患者到手术室，并在第一时间监测生命体征。

• 在手术室给药，延长了起效时间，但是提高了患者的安全性。

表 8-1 硬膜外追加药物方法[1]		
硬膜外追加混合剂（15 ～ 20ml）	阻滞起效时间（min）	术中追加（%）
0.5% 左布比卡因或 0.5% 布比卡因	10～18	15～29
0.5% 布比卡因（10ml）+2% 利多卡因（50 : 50 混合）	12	34
0.75% 罗派卡因	10	13
2% 利多卡因 + 肾上腺素 1 : 20 万（100μg）	9～14	8～21

经许可转载，引自 Hillyard 等，2011.

七、阻滞节段

在硬膜外追加给药前或给药后立即评估阻滞平面，以确定基线，然后每隔一段时间确定麻醉是否能满足手术需要。在有效的镇痛阻滞存在的情况下，有必要采用多模式的阻滞评估方法评估麻醉效果的进展[4,6]。

- 评估温度觉，可以使用冰块或氯乙基喷雾剂测试阻滞平面。

- 评估触觉，可以使用氯乙基喷雾剂"吹""空气喷射"，或者使用棉絮或纸巾测试阻滞平面。

- 评估运动（Bromage 评分）。通常疼痛被阻断后仍可以活动（如分娩镇痛），甚至在硬膜外给药起效后运动仍不能被完全阻滞。

- 评估痛觉 / 针刺。例如，Neurotip®（临床上很少使用），掐皮肤可以粗略地评估阻滞平面。

- 应注意区分完全身麻醉平面（如完全不感知冷）与感觉迟钝的过渡区域（如可以感知冷）和非麻醉的区域（如完全感知 / 感觉到冷）。

- 麻醉学文献认为，对于剖宫产术，适当的椎管内麻醉平面应达到双侧触觉消失于 T_5 节段，然而在对英国产科麻醉医师的调查中显示，在实践中，大多数人倾向于双侧阻滞达到 T_4 节段，后一种方法似乎与较高的麻醉阻滞不全率无关[7]。

- 良好的临床实践将受到当地指南和个人临床经验的影响。但是应该使用轻触和冷触的方法对上一节段和下一节段（骶管阻滞）进行评估和记录，尽管在实践中（特别是在紧急情况下）很少记录这一点。

八、硬膜外追加给药失败

应该等待至少 15min，使麻醉药有足够的时间起效。这一过程取决于临床紧迫性、产妇健康状况和预计的阻滞进展（到可以开展手术的麻醉时间）。

- 阻滞平面高度不足，但进展良好。再次追加硬膜外混合剂可帮助达到所需的平面，但是当总的局部麻醉药剂量接近最大毒性剂量时，需要小心（例如，一个 90kg 的产妇，局部麻醉药毒性剂量的极限是 27ml 2% 的利多卡因 + 肾上腺素）。当确定硬膜外导管不在血管内时，缓慢推注局部麻醉药可以减少药物毒性的风险，并允许进一步给予小剂量。

- 进展不佳或斑片状阻滞 / 不完全阻滞。可考虑硬膜外注射或添加芬太尼，但是要有准备放弃硬膜外给药，使用其他替代方案。

九、放弃硬膜外追加给药

当出现因麻醉效果不佳而放弃硬膜外麻醉时，必须确定并启动替代麻醉方案。

- 如果手术时间紧迫或产妇健康状况不允许重新进行椎管内麻醉，或者未获得产妇同意重新进行椎管内麻醉，应准备实施全身麻醉。

- 在任何其他情况下，一旦硬膜外导管脱出，应重新进行蛛网膜下腔麻醉或腰硬联合麻醉（CSEA）。

- 关于硬膜外给药失败后，是否应该实施蛛网膜下腔麻醉存在一些争议，有患者报告显示，蛛网膜下腔麻醉不可预测的扩散会导致高位蛛网膜下腔麻醉，需要紧急气管插管。因此一些人建议，在这种情况下应避免蛛网膜下腔麻醉或减少蛛网膜下腔麻醉药物总剂量。

- 然而，在硬膜外给药失败后，给予足量或减少剂量进行蛛网膜下腔麻醉，是许多医疗机构的常规做法。主张减少剂量（通常减少 20%～30%）的人认为，高位蛛网膜下腔麻醉的风险是由于之前的硬膜外用药导致硬膜外间隙的体积增大，从而导致更高节段的神经被阻滞，但是这并没有前瞻性的、随机的证据支持。此外，减少剂量的蛛网膜下腔麻醉可能会使患者暴露在阻滞不全，需要再次穿刺，或者后续需要全身麻醉的风险中[4]。

- 合理的方法可能是使用"正常"的蛛网膜下腔麻醉剂量，但要采取积极的措施，通过小心的定位、静脉输液和血管升压药物将高位阻滞的影响最小化。如果要减少蛛网膜下腔麻醉剂量，蛛网膜下腔麻醉应作为腰硬联合麻醉的一部分，以减少需要重新麻醉的风险。

十、手术结束

手术后仍然需要做一些硬膜外管理的决策。

• 可在手术结束前通过硬膜外导管给予长效阿片类药物，如 3mg 二乙酰吗啡或 2～3mg 吗啡进行术后镇痛。

• 大多数硬膜外导管在手术结束时被拔出，但如果存在凝血功能障碍的风险［如出血量＞1500ml，子痫前期引起的 HELLP 综合征或产前凝血障碍］或即将返回手术室（如持续出血或去除阴道血肿），则必须谨慎拔管。

• 如果要保留硬膜外导管；则需要进行细致的监护、做好记录和交接好后续工作。

参考文献

[1] Hillyard SG, Bate TE, Corcoran TB, Paech MJ, O'Sullivan G. Extending epidural analgesia for emergency Caesarean section: a meta-analysis. Br J Anaesth. 2011;107:668-78.

[2] Reschke MM, Monks DT, Varaday SS, Ginosar Y, Palanisamy A, Singh PM. Choice of local anaesthetic for epidural caesarean section: a Bayesian network meta-analysis. Anaesthesia. 2020;75:674-82.

[3] Lucas DN, Borra PJ, Yentis SM. Epidural top-up solutions for emergency caesarean section: a comparison of preparation times. Br J Anaesth. 2000;84:494-6.

[4] Husain T, Feranndo R. Intraoperative management of inadequate neuraxial anaesthesia. In: Oxford Textbook of Obstetric Anaesthesia. Eds. Clark V, Van de Velde M, Fernando R. Oxford University Press 2016. p. 323-36.

[5] Cardoso MM, Carvalho JC. Epidural pressures and spread of 2% lidocaine in the epidural space: influence of volume and speed of injection of the local anesthetic solution. Reg Anesth Pain Med. 1998;23:14-9.

[6] Camorcia M, Capogna G. Sensory assessment of epidural block for Caesarean section: a systematic comparison of pinprick, cold and touch sensation. Eur J Anaesthesiol. 2006;23:611-7.

[7] Hoyle J, Yentis SM. Assessing the height of block for caesarean section over the past three decades: trends from the literature. Anaesthesia. 2015;70:421-8.

第9章 剖宫产全身麻醉
General Anaesthesia for Caesarean Delivery

Atif Chaudhary　Robin Russell　著
陈佳馨　译　　余怡冰　校

一、适应证

- 极度紧急情况（危害产妇或胎儿因素）。
- 存在椎管内阻滞禁忌证，如凝血功能障碍、脓毒血症、低血容量和患者拒绝。
- 患者要求全身麻醉。
- 椎管内麻醉阻滞不全。
- 产妇有并发症，如严重的心脏及神经系统疾病、胎盘异常。

二、禁忌证

- 患者拒绝全身麻醉。
- 可预见的困难气道。
- 对全身麻醉药物过敏。

三、术前评估

术前评估取决于分娩紧迫程度，需要关注以下几个问题。

- 既往病史与麻醉史。
- 妊娠相关疾病。
- 用药史。
- 过敏史。
- 禁食禁饮时间。
- 评估气道。
- 全血细胞计数与交叉配血。

- 胎盘位置。
- 抗酸药物使用。静脉注射雷尼替丁 50mg（除已使用）或静脉注射奥美拉唑 40mg 并口服枸橼酸钠 30ml。
- 术前知情同意，包括插管困难、胃反流误吸、术中知晓、咽喉痛、恶心呕吐等相关风险及术后镇痛问题。

四、麻醉诱导

麻醉诱导前准备如下。

- 产妇仰卧位，子宫左倾位。由于胸廓直径与乳房组织增加，可能需要抬高上半身或头部垫枕（图 9-1）以实现最佳的气道管理。
- 配备经过专业训练的麻醉助手。
- 开放大口径静脉输液通路。
- 监测指标，包括心电图、无创血压、氧饱和度和呼吸末气体监测。
- 检查气道设备，包括困难气道抢救车、可视喉镜（图 9-2）、吸引器，均处于备用状态。
- 预充氧。
- 置入导尿管。
- 外科医生进行消毒铺巾。
- 完成标准核查。
- 预防性使用广谱抗生素。

预充氧的习惯做法是紧扣面罩，氧流量>

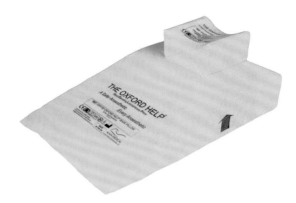

▲ 图 9-1　牛津 HELP（Head Elevation Pillow）枕头，用于气管插管时改善喉镜检查视野
经许可转载，引自英国 Alma Medical 公司

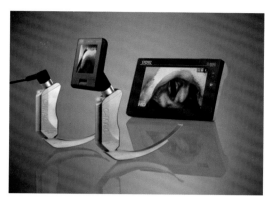

▲ 图 9-2　C-MAC 可视喉镜，用于方便气管插管时在喉镜下观察
经许可转载，引自德国 Karl Storz 公司

10L/min，吸氧 3min，也可以将氧流量调至 5L/min 通过鼻导管吸氧，在尝试插管期间维持大流量氧气[1]。在诱导前呼气末氧分压水平应＞90%。近来一种新的技术，经鼻湿化快速充气交换通气（trans-nasal humidified rapid-insufflation ventilator exchange，THRIVE）引起人们的兴趣[2]，需要更多的研究去确定其在产科全身麻醉中的作用。

全身麻醉诱导首选快速顺序诱导，从而降低胃反流误吸风险。当患者意识消失时，麻醉助手开始施加 10N 压力压迫环状软骨，麻醉后增加至 30N。如果应用不当，环状软骨压力会导致插管困难，此时可能需要减轻或解除对环状软骨的压迫，尽管可能会增加反流误吸风险[1]。

五、快速顺序诱导药物

- 硫喷妥钠（5～7mg/kg）或丙泊酚（2～2.5mg/kg）。

硫喷妥钠在临床麻醉中应用已有较长一段时间，但目前已逐渐淡出麻醉领域，许多年轻的麻醉医师不太熟悉其使用方法。在产妇意识和新生儿抑郁症方面使用一种特定的药物尚缺乏高质量的证据支持。硫喷妥钠可能会增加错误用药的风险。两种药物中任选一种药物都可以。依托咪酯和氯胺酮目前已很少使用。

- 琥珀酰胆碱（1.5mg/kg）或罗库溴铵（1～1.2mg/kg）。

琥珀酰胆碱起效快，持续时间短，有肌肉颤搐反应（妊娠期不常见）。由于其不良反应包括肌痛、血钾升高、心律失常、引发恶性高热、颅内压升高，以及胆碱酯酶缺乏症患者作用时间延长，导致目前更多选择罗库溴铵诱导。对于插管和氧合困难的情况，担忧罗库溴铵作用时间会更长，可使用舒更葡糖（Sugammadex）进行逆转。如果给予罗库溴铵 1.2mg/kg，3min 内需要拮抗，推荐使用舒更葡糖 16mg/kg 可逆转其神经肌肉阻滞作用。罗库溴铵的不良反应较琥珀酰胆碱更少，偶有发生过敏反应的报道。阿曲库铵 0.4～0.5mg/kg 也可用于麻醉诱导，但起效时间更慢。

六、抑制插管时高血压反应

喉镜检查和插管刺激会引发严重的高血压反应，不利于患有高血压、心脏病或神经系统疾病的产妇，可以通过以下方法抑制。

- 阿片类药物，包括瑞芬太尼（1～1.5μg/kg）、阿芬太尼（10～15μg/kg）和芬太尼（1～1.5μg/kg）。
- 拉贝洛尔（5～10mg），静脉推注。
- 艾司洛尔（0.5～2mg/kg）。
- 硫酸镁（40μg/kg），已接受镁治疗患者慎用。
- 利多卡因（1.5mg/kg）。

注意麻醉科医师应告知新生儿团队全身麻醉

诱导期间的药物使用情况。

七、麻醉维持

麻醉维持通常采用挥发性麻醉药（七氟醚或异氟醚），混合或不混合氧化亚氮（N_2O）。最初可以给予高浓度吸入麻醉药和高流量新鲜气体进行诱导，以减少术中知晓的风险。然后以最低肺泡有效浓度（minimum alveolar concentration，MAC）为 1.0～1.5 维持至胎儿娩出。吸入高浓度氧虽然可以改善脐带血血气指标，但尚未证明有益于改善临床结局。一般氧气浓度控制在 50% 并调整通气在分娩前维持产妇正常碳酸血症水平（4.0～4.5kPa）。剖宫产术可以使用静脉麻醉，尤其有利于宫缩乏力患者。但多数情况下全凭静脉麻醉较吸入麻醉对剖宫产术尚无体现明显优势。

胎儿娩出后，一般静脉给予负荷量缩宫素（3～5U，缓慢推注），然后以 10U/h 持续输注。阿片类药物通常在胎儿娩出后给予，并适当降低吸入麻醉药浓度。适当静脉输液补充术前与术中液体丢失。关腹时可由外科医师或结束时由麻醉医师进行切口局部浸润麻醉。手术结束后，停止麻醉药输注，患者左侧卧位或坐位，清醒后拔除气管导管。

八、术后管理

所有产妇均按照与其他手术患者相同的术后管理标准进行，内容包括以下几个方面。

- 吸氧。
- 术后监测心率、血压、呼吸频率及氧饱和度。
- 多模式镇痛。常规解热镇痛药、非甾体抗炎药（有禁忌除外）和阿片类药物（采用 PCA）。
- 预防血栓。
- 产后麻醉随访。

九、剖宫产全身麻醉特殊问题

- 剖宫产插管失败（见第 64 章），在英国发生率为 1/400[3]。
- 吸入麻醉药物会降低子宫张力，增加出血风险，尽管使用缩宫素可将这种影响最小化。
- 术中知晓（见第 61 章）在剖宫产术中较为常见，发生率为 1/600[4]。
- 麻醉药物可通过胎盘转移影响胎儿。尤其是阿片类药物越来越多用于麻醉诱导，来抑制喉镜暴露时的插管应激反应，以及降低术中知晓的风险[5]。麻醉医师应告知新生儿团队术中药物使用情况。

参考文献

[1] Mushambi MC, Kinsella SM, Popat M, et al. Obstetric anaesthetists' association and difficult airway society guidelines for the management of difficult and failed tracheal intubation in obstetrics. Anaesthesia. 2015;70:1286-306.

[2] Patel A, Nouraei SAR. Transnasal Humidified Rapid-Insufflation Ventilatory Exchange (THRIVE): a physiological method of increasing apnoea time in patients with difficult airways. Anaesthesia. 2015;70:323-9.

[3] Kinsella SM, Winton AL, Mushambi MC, et al. Failed tracheal intubation during obstetric general anaesthesia: a literature review. Int J Obstet Anesth. 2015;24:356-74.

[4] NAP5. 5th National Audit Project of the Royal College of Anaesthetists and Association of Anaesthetists of Great Britain and Ireland. Accidental Awareness during general anaesthesia in the United Kingdom and Ireland. https://www.nationalauditprojects.org.uk/NAP5report [accessed September 2017].

[5] Patel S, Fernando R. Opioids should be given before cord clamping for caesarean delivery under general anaesthesia. Int J Obstet Anesth. 2016;28:76-82.

第 10 章 蛛网膜下腔麻醉剖宫产期间的低血压

Hypotension During Spinal Anaesthesia for Caesarean Delivery

Sarah Ciechanowicz Adrienne Stewart 著

陆 燕 译 徐铭军 校

一、背景

蛛网膜下腔麻醉（spinal anesthesia，SA）剖宫产（CD）期间的低血压对母亲和胎儿都有不利影响[1, 2]。在新生儿中，阿普加评分降低和脐带血酸中毒与低血压的持续时间和严重程度相关。低血压能引起母体恶心、呕吐、头晕和意识消失。母体低血压通常被定义为收缩压（systolic blood pressure，SBP）＜基础值的 80% 或低于 90～100mmHg[3]。SA 后低血压发生率较高，因此预防和治疗应成为管理的原则目标，并在国际共识中进行详细讨论[4]。

二、血流动力学变化

SA 主要由于血管扩张和交感神经阻滞引起的中度静脉变形而导致全身血管阻力（systemic vascular resistance，SVR）降低。从而导致代偿性压力感受器介导的反射性心动过速，增加心搏量，导致心输出量（cardiac output，CO）早期升高，CO 受每搏输出量（stroke volume，SV）和心率（heart rate，HR）的影响，$CO = SV \times HR$。

三、监测标准

通常使用无创自动示波装置来准确记录基础血压。在分娩活跃期或测得值高于预期，则应重复测量。

- SA 诱导后每 1～2 分钟重复测量 1 次[5]。
- 子宫胎盘灌注依赖于母体血压和心输出量。母体心率是心输出量的替代指标，因此应避免心动过缓。
- 使用有创动脉设备进行连续血压监测或无创脉冲轮廓设备。例如，Clearsight® 设备，可能对高危患者有益，尤其是对患有心脏病的女性。

四、血管加压药

管理的目标是恢复 SVR，因此推荐使用 α 肾上腺素受体激动药作为预防和治疗 SA 引起的低血压的一线药物。去氧肾上腺素是一种纯 α 受体激动药，目前是首选药物，与既往产科麻醉中用于治疗 SA 引起低血压的麻黄碱相比，它能够减少新生儿酸中毒并能更好地控制血压[6]。具有某些 β 受体激动药活性的血管加压药可能具有更好的作用（去甲肾上腺素和间羟胺），但目前的证据有限[7]。

（一）管理

在临床实践中，预防性输注优于治疗性静脉推注，因为与输注治疗相比，推注可能延迟并导致低血压频发[8]。SA 诱导后应立即以 25～50μg/min

的初始速度预防性输注可变速率的去氧肾上腺素，并滴定以维持 SBP 和 HR。应避免过度使用，以防止母体 HR 和 CO 出现剂量依赖性降低 [9]。

• SBP 应保持≥基础值的 90%，并经常监测。

• 一旦 SBP<基础值的 80% 应立即额外推注 50～100μg 的去氧肾上腺素进行处理。单靠增加输液速率不如静脉推注起效快。

• 如果 SBP<基础值的 90% 且心率较慢，则可以使用低剂量的麻黄碱（6mg）。

• 对于 SBP<基础值的 80% 且伴有心动过缓的患者，可能需要抗胆碱能药物（格隆溴铵和阿托品），但缺乏常规使用格隆溴铵的证据 [10]。

• 持续的低血压应寻找低血压的其他原因，如低血容量和心力衰竭。

• 新生儿分娩后，去氧肾上腺素输注量可减少。

（二）计算机控制的"智能泵"

• 最近，已经研究了利用计算机控制反馈算法的闭环自动血管加压药输注系统 [11]。

• 对于开关算法，当 SBP 低于阈值时打开输液。

• 将来，这些系统与临床医生控制的泵相比可能会提供更好的血流动力学控制。

五、机械策略

• 应在仰卧位子宫左侧移位时避免腹主动脉 –下腔静脉受压，理想情况下使用子宫楔形垫或手术台倾斜 15°。手法左推子宫可能更有效，但在 CD 期间难以实现。

• 用绷带、充气靴或抗血栓长袜压迫腿部可能有效，但结果显示不同方法之间存在差异。静脉压迫可能不如更密集的小动脉压迫有效 [12]。

• SA 后将腿抬高至 30° 可能会降低低血压的发生率，但这对于手术来说是不切实际的。

六、输液策略

静脉输液技术可以改善 SA 后的心血管稳定性，但应与血管加压药预防结合使用 [13]。

• 晶体液预扩容在预防 SA 引起的低血压方面效果有限，因此不推荐。

• 如果在 SA 操作开始时，加压下输注晶体液同步扩容（在蛛网膜下腔麻醉时给予液体负荷量）可能会为血管加压药的预防提供一些额外的好处 [5]。然而，在常规临床实践中，许多麻醉科医师在没有加压系统的情况下进行液体同步扩容。

• 胶体液预扩容（如使用羟乙基淀粉）可能有效，但与晶体同步扩容相比没有优势。500ml 胶体液预扩容与 1000ml 晶体液同步扩容作用相似，因此两者都可用于促进去氧肾上腺素输注预防低血压 [14]（图 10–1）。

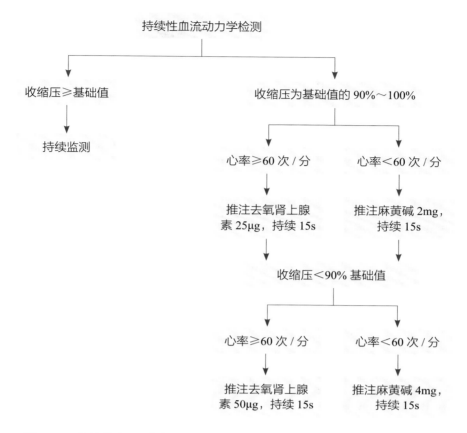

▲ 图 10-1 用于治疗 CD 期间 SA 后低血压的双静脉加压自动系统中使用的流程示意

经许可转载，引自 John Wiley and Sons Publications[15].

参考文献

[1] Corke BC, Datta S, Ostheimer GW, Weiss JB, Alper MH. Spinal anaesthesia for Caesarean section. The influence of hypotension on neonatal outcome. Anaesthesia 1982; 37: 658-62.

[2] Langesaeter E, Dyer RA. Maternal haemodynamic changes during spinal anaesthesia for caesarean section. Curr Opin Anaesthesiol. 2011;24:242-8.

[3] Klohr S, Roth R, Hofmann T, Rossaint R, Heesen M. Definitions of hypotension after spinal anaesthesia for caesarean section: literature search and application to parturients. Acta Anaesthesiol Scand. 2010;54:909-21.

[4] Kinsella SM, Carvalho B, Dyer RA, et al. International consensus statement on the management of hypotension with vasopressors during caesarean section under spinal anaesthesia. Anaesthesia. 2018;73:71-92.

[5] Ngan Kee WD, Khaw KS, Ng FF. Prevention of hypotension during spinal anesthesia for cesarean delivery: an effective technique using combination phenylephrine infusion and crystalloid cohydration. Anesthesiology. 2005;103:744-50.

[6] Cooper DW, Carpenter M, Mowbray P, Desira WR, Ryall DM, Kokri MS. Fetal and maternal effects of phenylephrine and ephedrine during spinal anesthesia for cesarean delivery. Anesthesiology. 2002;97:1582-90.

[7] Ngan Kee WD, Khaw KS, Tam YH, Ng FF, Lee SW. Performance of a closed-loop feedback computer-controlled infusion system for maintaining blood pressure during spinal anaesthesia for caesarean section: a randomized controlled comparison of norepinephrine versus phenylephrine. J Clin Monit Comput. 2017;31:617-23.

[8] Heesen M, Kolhr S, Rossaint R, Straube S. Prophylactic phenylephrine for caesarean section under spinal anaesthesia: systematic review and meta-analysis. Anaesthesia. 2014; 69: 143-65.

[9] Stewart A, Fernando R, McDonald S, Hignett R, Jones T, Columb M. The dose-dependent effects of phenylephrine for elective cesarean delivery under spinal anesthesia. Anesth

Analg. 2010;111:1230-7.

[10] Patel SD, Habib AS, Phillips S, Carvalho B, Sultan P. The effect of glycopyrrolate on the incidence of hypotension and vasopressor requirement during spinal anesthesia for cesarean delivery: a meta-analysis. Anesth Analg. 2018;126:552-8.

[11] Ngan Kee WD, Khaw KS, Ng FF, Tam YH. Randomized comparison of closed-loop feedback computer-controlled with manual-controlled infusion of phenylephrine for maintaining arterial pressure during spinal anaesthesia for caesarean delivery. Br J Anaesth. 2013;110:59-65.

[12] Carvalho B, Zheng LL, Butwick A. Comparative effectiveness of lower leg compression devices versus sequential compression devices to prevent postspinal hypotension during cesarean delivery. Anesth Analg. 2017;124:696-7.

[13] Tamilselvan P, Fernando R, Bray J, Sodhi M, Columb M. The effects of crystalloid and colloid preload on cardiac output in the parturient undergoing planned cesarean delivery under spinal anesthesia: a randomized trial. Anesth Analg. 2009;109:1916-21.

[14] Tawfik MM, Hayes SM, Jacoub FY, et al. Comparison between colloid preload and crystalloid co-load in cesarean section under spinal anesthesia: a randomized controlled trial. Int J Obstet Anesth. 2014;23:317-23.

[15] Sng BL, Wang H, Assam PN, Sia AT. Assessment of an updated double-vasopressor automated system using Nexfin for the maintenance of haemodynamic stability to improve peri-operative outcome during spinal anaesthesia for caesarean section. Anaesthesia. 2015;70:691-8.

第 11 章 剖宫产术后镇痛
Pain Relief After Caesarean Delivery

Amber Naz　Mitko Kocarev　著

王雪娟　译　　郭飞鹤　校

一、引言

剖宫产术后疼痛强度为中度至重度，与经腹子宫切除术后的疼痛强度类似[1]。剖宫产术后的疼痛可影响产妇术后恢复及哺育新生儿，是剖宫产待产妇最大的担忧，因此可将在产妇休息或活动时的视觉模拟疼痛评分低于 3 分（0～10 分）作为术后镇痛管理的目标[2]。

模拟疼痛评分中的急性高强度疼痛是形成术后慢性疼痛的独立预测因素，据报道，超过 18% 的产妇术后疼痛达 3 个月，6% 的患者术后疼痛达 12 个月[3]。

产妇间的疼痛体验、使用阿片类药物及剖宫产术后的功能恢复有很大差异[4]；因此，从有针对性地进行术前评估的制订到产妇个人需求，对于达到满意的镇痛十分重要。

二、多模式镇痛

多模式镇痛针对外周和（或）中枢神经系统不同的作用机制应用不同的镇痛药物和技术，利用相互之间的协同和叠加效应来改善镇痛效果。控制产后疼痛的策略是基于多模式镇痛的各种方法。

三、椎管内应用阿片类药物

椎管内麻醉是大多数剖宫产术的首选方法，且椎管内应用阿片类药物是目前提供有效和延长剖宫产术后镇痛的"金标准"。硬膜外和蛛网膜下腔途径给药均可产生相似的镇痛效果。

- 吗啡（不含防腐剂）。
  - 亲水性阿片类药物，起效慢，单次给药可延长镇痛时间达 27h[5]。
  - 推荐用于术后镇痛。
  - 给药方案：蛛网膜下腔给药 0.1～0.2mg，硬膜外间隙给药 3mg。
- 二乙酰吗啡（一种需要重组的晶状粉末）。
  - 脂溶性阿片类药物，起效快，单次给药效果可达 14h[6]。
  - 推荐用于术中及术后镇痛。
  - 给药方案，如蛛网膜下腔给药 0.25～0.4mg，硬膜外间隙给药 3mg。
- 芬太尼。
  - 具有线性分子结构的脂溶性药物，起效非常快，作用时间短为 2～4h。
  - 术中镇痛效果好，但术后镇痛效果有限。
  - 给药方案，蛛网膜下腔给药 10～25μg，硬膜外间隙给药 50～100μg。
- 硬膜外吗啡缓释系统（extended-release epidural morphine，EREM）是一种独特的多泡脂质体给药系统（DepoFoam®），含有硫酸吗啡水合物。与传统的硬膜外间隙给予吗啡相比，这种缓释系统可延长镇痛时间达 48h，并减少额外镇痛药物的使用 [7]。EREM 的推荐用药剂量为脐带结扎后6～8mg。

椎管内给予阿片类药物的不良反应

- 产妇。
  - 呼吸抑制。
  - 恶心呕吐。
  - 皮肤瘙痒。
  - 镇静。
  - 尿潴留。
  - 引起口腔单纯疱疹病毒再激活。
- 新生儿。
  - 呼吸抑制。

皮肤瘙痒是常见的不良反应，尤其是硬膜外间隙应用阿片类药物，可使用阿片类拮抗药（如纳洛酮）进行处理，有使镇痛效果减弱的风险。预先给予 5-HT$_3$ 拮抗药（如昂丹司琼）用于预防恶心、呕吐及皮肤瘙痒 [8]。

四、全身应用阿片类药物

主要应用于未接受椎管内阿片类药物治疗的患者，可用于以下患者的镇痛补救。

- 患者自控静脉镇痛（PCA）。
  - 对于术后急性疼痛，因其可提供更好的镇痛效果，可早期活动，镇静效果弱及更好的患者满意度而优于其他非肠道途径 [9]。最常用的阿片类药物为吗啡和芬太尼。
- 口服阿片类药物。

这些可作为初期多模式镇痛的一部分或作为初期 PCA 后的口服替代方案。是患者自控口服镇痛（patient controlled oral analgesia，PCOA）治疗的一部分，使患者能自主应用镇痛药物 [10]。2015年的一篇综述中总结到，理想的口服镇痛方案尚未被证实 [11]。一些推荐用药方案如下表 11-1 所示。

表 11-1 口服阿片类药物镇痛推荐方案

阿片类镇痛药	推荐剂量 / 间隔时间	不良反应	评 价
吗啡速释片 / 口服液	10～20mg，PO，每日6 次	μ 受体激动药类不良反应 [a]	可促进组胺释放、低血压和支气管痉挛
可待因	30～60mg，PO，每日4 次	μ 受体激动药类不良反应 [a] 头晕、目眩、呼吸急促	• 活性代谢物为吗啡。有些人会将可待因更快地代谢为吗啡 • 长时间用药使母乳中的吗啡水平高于预期，导致婴儿严重不良事件 [12]。母乳喂养的产妇不应使用
羟考酮速释片	5～10mg，PO，每日4～6 次	μ 受体激动药类不良反应 [a]	以口服羟考酮为基础的术后口服用药方案与剖宫产术后硬膜外给予吗啡的镇痛效果相同 [13]
羟考酮缓释片	10～20mg，PO，每日2 次		
曲马多	50mg，PO，每日 3 次	眩晕、恶心、便秘、头痛、镇静、口干	μ 受体激动药、去甲肾上腺素及 5-HT 再摄取抑制药的混合作用，大剂量（＞400mg/d）用药可增加癫痫发作的风险

PO. 口服

a. μ 受体激动药常见不良反应，包括呼吸抑制、镇静、恶心、呕吐、便秘、皮肤瘙痒；兴奋和烦躁少见

五、非甾体抗炎药

这些药物在缓解剖宫产术后疼痛方面非常有效且可减少 30%～50% 阿片类药物的需求[14]。不同非甾体抗炎药（NSAID）之间没有很多的对比研究，它们的使用取决于药物的有效性和医疗机构的偏好。

- 双氯芬酸 50mg，口服，每日 3 次。
- 酮咯酸 30～60mg，静脉注射 / 肌内注射，每日 3 次。
- 塞来昔布是选择性 COX-2 抑制药，单次口服给药 200mg 或 400mg[15, 16]，可用于使用其他非选择性 NSAID 而产生胃肠道和肾脏相关不良反应风险的患者。

对乙酰氨基酚具有成瘾性且与 NSAID 有协同作用，可减少 10%～20% 阿片类药物的使用[17]。

- 常规用药方案为 1g，口服 / 静脉注射，每日 4 次。

六、辅助用药

- 抗惊厥药。加巴喷丁和普瑞巴林，作为多模式镇痛的一部分，可增加术后镇痛的效果并减少阿片类药物的使用[18, 19]。但在剖宫产方面的应用证据不足[20, 21]。不良反应包括镇静、视觉障碍且母婴转移率较高，尤其作为预防用药，限制了这些药物的正常使用。目前，将加巴喷丁用于标准化镇痛方案证据不足，但仍可用于高风险剖宫产术后重度疼痛的产妇。
- 氯胺酮。静脉使用亚麻醉剂量的氯胺酮 0.15～0.5mg/kg 被认为用于全身麻醉剖宫产中有益，但对已经在椎管内使用过阿片类药物的产妇无益[22]。该药在疼痛难以控制的产妇中可再次发挥预防性镇痛的作用。
- 可乐定。该药可作为椎管内麻醉局部麻醉药的辅助用药并可延长术后镇痛的时间及效果。但其镇静和产妇低血压的不良反应限制了该药在剖宫产术后镇痛的常规使用。该药可用于剖宫产术后持续疼痛，因其可降低疼痛敏感性及随时间推移对疼痛强度增加的感知（"脊髓敏化"）[23]。

七、患者硬膜外自控镇痛

尽管因为不良反应包括产妇活动延迟，增加护理工作量，费用及硬膜外导管相关并发症而不推荐常规应用，但患者硬膜外自控镇痛（PCEA）在特殊情况下仍值得应用。

- 阿片类药物耐受的患者（慢性疼痛史和药物滥用史）。
- 阿片类药物不可用或有阿片类药物禁忌证。
- NSAID 药物禁忌证。
- 多模式镇痛不足的补救措施。

八、腹横肌平面阻滞

有证据表明腹横肌平面（transverse abdominis plane，TAP）阻滞在未应用长效阿片类药物如吗啡的情况下，可有效缓解全身麻醉或蛛网膜下腔麻醉下剖宫产后的疼痛[24]。此外，有研究发现蛛网膜下腔给予吗啡的镇痛效果优于单纯的 TAP 阻滞[25]。局部麻醉药在筋膜平面的扩散可提供有效的腹壁镇痛，但来源于腹腔的内脏痛并不能缓解。后路阻滞可能由于在一定程度上阻滞了胸腰交感神经链而增加了镇痛时间及有效性[26]。

TAP 阻滞可有效用于以下几个方面。

- 全身麻醉下的剖宫产。
- 未在椎管内麻醉时使用长效阿片类药物。
- 疼痛主要为切口痛而不是内脏痛时的紧急镇痛。

TAP 阻滞可使用双侧经导管持续输注并可与可乐定等佐剂或局部麻醉药一起使用。

九、腰方肌阻滞

腰方肌阻滞（quadratus lumborum block，QLB）是一种较新颖的筋膜平面阻滞，已被证明可有效缓解剖宫产术后疼痛[27]。与 TAP 阻滞相比，QLB 的局部麻醉药扩散范围更广，提供了更好的镇痛效果并降低阿片类药物的使用[28]。最近一项尸体研究表明注射的对比剂可从颅面扩散至胸椎旁间隙和肋间隙，到达躯体神经和胸交感干[29]。QLB 产生的感觉平面阻滞随注射位置的不同而不同。目前，前路、后路、侧路及肌内路已有阐述。剖宫产术后的最优入路方法尚未确定。

十、总结

剖宫产术后疼痛仍然是管理不充分的问题，患者之间存在显著差异需要我们识别高风险患者并根据个人需要制订镇痛方案（图 11-1）。最初

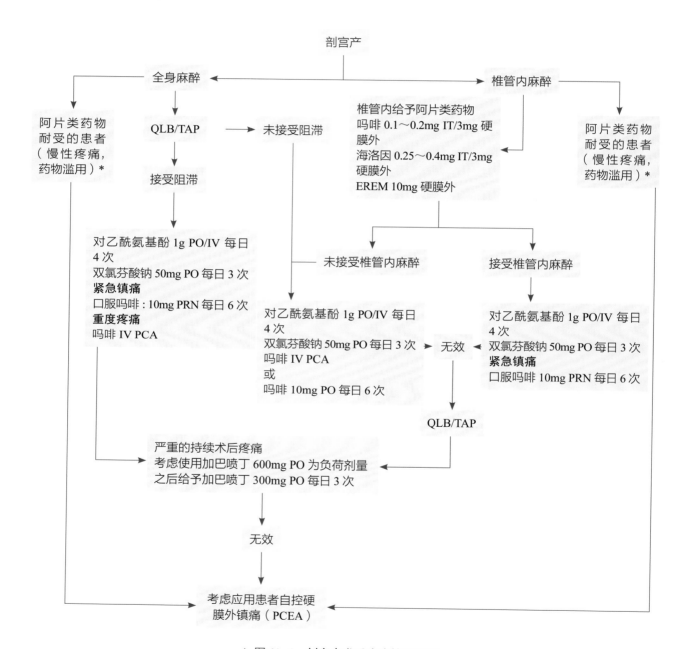

▲ 图 11-1　剖宫产术后疼痛管理流程

PO. 口服；IV. 静脉注射；PRN. 必要时；PCA. 静脉镇痛；EPEM. 硬膜外吗啡缓释系统；IT. 蛛网膜下腔；QLB. 腰方肌阻滞；TAP. 腹横筋膜阻滞

*. 考虑使用额外辅助用药亚麻醉剂量氨胺酮 10～20mg IV 和（或）胎儿娩出后应用地塞米松 5～10mg IV 术前加巴喷丁 600mg PO

的策略包括有针对性地进行术前评估，随后进行术中干预如应用椎管内麻醉时在蛛网膜下腔 / 硬膜外间隙给予吗啡，或者全身麻醉剖宫产时应用 TAP/QLB。多模式镇痛在提供充分术后疼痛管理方面必不可少，该方法应确保能提高产妇的产后功能恢复。

参考文献

[1] Fassoulaki A, Gatzou V, Petropoulos G, Siafaka I. Spread of subarachnoid block, intraoperative local anaesthetic requirements and postoperative analgesic requirements in caesarean section and total abdominal hysterectomy. Br J Anaesth. 2004;93(5):678-82.

[2] Carvalho B, Cohen SE, Lipman SS, Fuller A, Mathusamy AD, Macario A. Patient preferences for anesthesia outcomes associated with cesarean delivery. Anesth Analg. 2005;101:1182-7.

[3] Juying J, Lihua P, Qibin C, Dong Z, Li R, Peipei Q, Su M. Prevalence and risk factors for chronic pain following cesarean section: a prospective study. BMC Anesthesiol. 2016;16:99. https://doi.org/10.1186/s12871-016-0270-6.

[4] Komatsu R, Carvalho B, Flood PD. Recovery after nulliparous birth: a detailed analysis of pain analgesia and recovery of function. Anesthesiology. 2017;127(4):684-94.

[5] Dahl JB, Jeppesen IS, Jorgensen H, Wetterslev J, Moiniche S. Intraoperative and postoperative analgesic efficacy and adverse effects of intrathecal opioids in patients undergoing cesarean section with spinal anesthesia: a qualitative and quantitative systematic review of randomized controlled trials. Anesthesiology. 1999;91:1919-27.

[6] Hallworth SP, Fernando R, Bell R, Parry MG, Lim GH. Comparison of intrathecal and epidural diamorphine for elective cesarean section using a combined spinal epidural technique. Br J Anaesth. 1999;82(2):228-32.

[7] Carvalho B, Riley E, Cohen SE, Gambling D, Palmer C, Huffnagle H, Polley L, Muir H, Segal S, Lihou C, Manvelian G. Single-dose, extended-release epidural morphine (DepoDur) compared to conventional epidural morphine for post-cesarean pain. Anesth Analg. 2005;100:1150-8.

[8] Bonnet MP, Marret E, Josserand J, Mercier FJ. Effect of prophylactic 5-HT3 receptor antagonists on pruritus induced by neuraxial opioids: a quantitative systematic review. Br J Anaesth. 2008;101:311-9.

[9] McNicol ED, Ferguson MC, Hudcova J. Patient controlled opioid analgesia versus non-patient controlled opioid analgesia for postoperative pain. Cochrane Database Syst Rev. 2015 Jun 2;(6):CD003348.

[10] Bonnal A, Dehon A, Nagot N, Macioce V, Nogue E, Morau E. Patient-controlled oral analgesia versus nurse-controlled parenteral analgesia after caesarean section: a randomised controlled trial. Anesthesia. 2016;71(5):535-43.

[11] Mkontwana N, Novikova N. Oral analgesia for relieving post-caesarean pain. Cochrane Database Syst Rev. 2015 March 29;(3):CD010450.

[12] Koren G, Cairns J, Chitayat D, Gaedigk A, Leeder SJ. Pharmacogenetics of morphine poisoning in a breastfed neonate of a codeine-prescribed mother. Lancet. 2006;368:704.

[13] McDonnell NJ, Paech MJ, Browning RM, Nathan EA. A randomised comparison of regular oral oxycodone and intrathecal morphine for post-caesarean analgesia. Int J Obstet Anesth. 2010;19(1):16-23.

[14] Pavy TJ, Paech MJ, Evans SF. The effect of intravenous ketorolac on opioid requirement and pain after cesarean delivery. Anesth Analg. 2001;92(4):1010-4.

[15] Matsota P, Nakou M, Kalimeris K, Batistaki C, Pandazi A, Kostopanagiotou G. A single dose of celecoxib 200 mg improves postoperative analgesia provided via patient-controlled epidural technique after caesarean section. Arch Med Sci. 2013;9(5):877-82.

[16] Fong WP, Yang LC, Wu JI, Chen HS, Tan PH. Does celecoxib have pre-emptive analgesic effect after caesarean section surgery? Br J Anaesth. 2008;100(6):861-2.

[17] Remy C, Marret E, Bonnet F. Effects of acetaminophen on morphine side-effects and consumption after major surgery: meta-analysis of randomized controlled trials. Br J Anaesth. 2005;94:505-13.

[18] Ho KY, Gan TJ, Habib AS. Gabapentin and postoperative pain—a systematic review of randomized controlled trials. Pain. 2006;126:91-101.

[19] Zhang J, Ho KY, Wang Y. Efficacy of pregabalin in acute postoperative pain: a meta-analysis. Br J Anaesth. 2011;106(4):454-62.

[20] Moore A, Costello J, Wieczorek P, Shah V, Taddio A, Carvalho JC. Gabapentin improves postcesarean delivery pain management: a randomized, placebo-controlled trial. Anesth Analg. 2011;112(1):167-73.

[21] Monks DT, Hoppe DW, Downey K, Shah V, Bernstein P, Carvalho JC. A perioperative course of gabapentin does not produce a clinically meaningful improvement in analgesia after cesarean delivery: a randomized controlled trial. Anesthesiology. 2015;123(2):320-6.

[22] Bauchat JR, Higgins N, Wojciechowski KG, McCarthy RJ, Toledo P, Wong CA. Low-dose ketamine with multimodal postcesarean delivery analgesia: a randomized controlled trial. Int J Obstet Anesth. 2011;20(1):3-9.

[23] Lavand'homme P. Chronic pain after vaginal and cesarean delivery: a reality questioning our daily practice of obstetric anesthesia. Int J Obstet Anesth. 2010;19:1-2.

[24] Eslamian L, Jalili Z, Jamal A, Marsoosi V, Movafegh A. Transversus abdominis plane block reduces postoperative pain intensity and analgesic consumption in elective cesarean delivery under general anesthesia. J Anesth. 2012;26:334-8.

[25] Mishriky BM, George RB, Habib AS. Transversus abdominis plane block for analgesia after cesarean delivery: a systematic review and meta-analysis. Can J Anaesth. 2012;59:766-78.

[26] Abdallah FW, Halpern SH, Margarido CB. Transversus abdominis plane block for postoperative analgesia after caesarean delivery performed under spinal anaesthesia? A systematic review and metaanalysis. Br J Anaesth. 2012;109(5):679-87.

[27] Blanco R, Ansari T, Girgis E. Quadratus lumborum block for postoperative pain after caesarean section: a randomised controlled trial. Eur J Anaesthesiol. 2015;32:812-8.

[28] Blanco R, Ansari T, Riad W, Shetty N. Quadratus lumborum block versus transversus abdominis plane block for postoperative pain after cesarean delivery: a randomized controlled trial. Reg Anesth Pain Med. 2016;41:757-62.

[29] Dam M, Moriggl B, Hansen CK, Hoermann R, Bendtsen TF, Børglum J. The pathway of injectate spread with the transmuscular quadratus lumborum block: a cadaver study. Anesth Analg. 2017;125(1):303-12.

第 12 章　人工剥离胎盘
Manual Removal of Placenta

Rebecca Brinkler　John Dick　著
焦翠翠　译　　余怡冰　校

一、适应证

胎盘滞留。

二、发生率

胎盘滞留的发生率占全世界分娩总量的 2%。

三、胎盘滞留

- 胎盘滞留指胎儿娩出后 30min 内经积极处理或胎儿娩出后 60min 内经自然处理后胎盘仍未娩出的情况。

- 积极处理第三产程有 98% 的胎盘可在 30min 内娩出，而在保守处理第三产程中，98% 的胎盘娩出时间长达 60min。

四、第三产程的病理生理学

- 胎盘正常排出是通过胎盘附着面的子宫肌层收缩，胎盘母体面产生的剪切力促使胎盘剥离，然后子宫通过收缩将胎盘排出。

- 胎盘滞留的原因主要是由于胎盘与子宫肌层未分离（胎盘粘连）和宫颈闭合导致胎盘无法排出（胎盘被困）所致。

- 积极处理胎盘滞留措施，包括促进子宫收缩、按摩子宫、脐带牵引，以及排空膀胱。

- 如果经过积极处理后 1h 内胎盘仍未娩出或有明显的持续性出血的情况，则需要人工取出胎盘，一般需要麻醉支持。

五、胎盘滞留相关风险因素

- 既往有胎盘滞留史。
- 子宫陈旧性损伤史。
- 胎盘异常植入。
- 早产。
- 引产。
- 多胎妊娠。
- 死产。
- 产妇年龄＞30 岁。

六、胎盘滞留的并发症

- 产后出血（postpartum hemorrhage，PPH）。
  - 原发性产后出血：新生儿娩出后 20~30min 出血风险开始增加。
  - 继发性产后出血：可能是由于胎盘组织滞留于宫内未被识别所致。
- 产后子宫内膜炎。
- 子宫内翻。
- 宫颈休克。
  - 胎盘分离，但位于子宫颈上方，没有像正常一样排出。迷走神经张力增加时可导致明显的心动过缓和低血压。

七、手取胎盘术的麻醉管理

- 可选择椎管内麻醉或全身麻醉。
- 在选择麻醉方式时，重点考虑产妇是否出现由明显失血导致的血流动力学受损或凝血功能障碍。上述任何一种情况，椎管内麻醉均不适合。
- 除了肉眼可见的失血外，还需要对产妇的血流动力学状态进行临床评估。
- 始终考虑隐匿性失血的可能性。
- 由于安排更紧急的手术而延迟将产妇送至手术室，会导致持续性出血和失血性休克。
- 在麻醉诱导前患者可能需要进行容量复苏。

（一）手术步骤 [2]

- 实施全面无菌预防措施，操作人员戴长臂手套，一只手伸入宫腔（图 12-1）。
- 确定胎盘边缘，手指稳步剥离胎盘直至完全分离。
- 另一只手放置腹部并维持宫底压力，朝下推向位于宫腔内的那只手。
- 超声引导常用于明确宫腔内胎盘滞留物是否完全去除。
- 存在子宫穿孔和子宫内翻的风险。
- 偶见胎盘粘连情况，需要高级产科医师协助进一步处理。

（二）全身麻醉

- 产后患者的气道风险评估和管理与孕产妇相同。
- 在标准快速顺序或改良快速顺序诱导前应预防性使用抗酸药，还包括预充氧。
- 麻醉维持通常使用挥发性麻醉药，如七氟烷。
- 虽然挥发性麻醉药能够松弛子宫，使胎盘更容易被取出，但是子宫张力下降，也可能增加出血风险。建议最低有效肺泡浓度（MAC）≤ 1。

（三）椎管内麻醉

- 首选麻醉方式。
- 关于理想的阻滞平面，指南尚无明确规定。

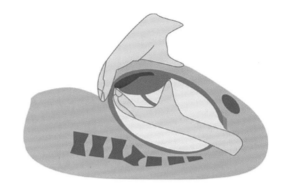

▲ 图 12-1 手取胎盘术

经许可转载，引自 Obstetric management of labour, delivery and vaginal birth after caesarean delivery. Devlieger R, Smet M-E. In Oxford Textbook of Obstetric Anaesthesia. Eds. Clark V, Van de Velde M, Fernando R. Oxford University Press 2016.

- 先前观点认为，阻滞平面达到 T_{10} 便足够，因该水平已完全覆盖子宫神经支配。但是双手去除胎盘操作需要经腹触诊子宫，常常引起产妇腹部不适。研究表明，与阻滞平面达 $T_9 \sim T_{10}$ 相比，阻滞平面达 T_6 或以上时，产妇的不适感显著降低。未发现阻滞水平升高会增加术中低血压发生率 [3]。
- 对于蛛网膜下腔麻醉，建议使用足量的重比重布比卡因（10 ~ 14mg）以达到 T_4 或以上的感觉阻滞水平。鞘内注射阿片类药物（如芬太尼 15μg），可提高阻滞效果。
- 若有预先留置硬膜外导管，则可以硬膜外给予高浓度局部麻醉药满足手术麻醉要求，如 2% 利多卡因 + 肾上腺素、0.5% 左布比卡因或 0.75% 罗哌卡因，容量控制在 10 ~ 15ml。局部麻醉药中加入阿片类药物（如芬太尼 50 ~ 100μg）可完善硬膜外阻滞效果。

（四）药物注意事项

- 缩宫素。单次负荷剂量（5U）有助于剥离胎盘，随后持续输注有利于子宫收缩（例如，40U 缩宫素加入 500ml 的 0.9% 生理盐水中，以 125ml/h，即 10U/h 输注）。
- 卡前列素 250μg，肌内注射，最大剂量 2mg。除缩宫素外，也有助于控制出血。
- 麦角新碱 0.5mg，肌内注射，临床使用存在争议，因其可能使子宫颈收缩，胎盘清除更加困难。

• 硝酸甘油。如果胎盘滞留是由于子宫颈收缩后阻塞所致，可使用硝酸甘油松弛子宫/子宫颈（舌下喷雾2次，每次200μg）。也可静脉注射硝酸甘油50～250μg，并发症包括低血压和出血（子宫松弛所致）。

• 抗生素。人工胎盘清除会增加罹患子宫内膜炎风险，因此世界卫生组织（WHO）建议在开始手术操作前应预防性静脉使用抗生素。

参考文献

[1] National Institute for Health and Care Excellence (NICE). Clinical Guideline 190. Intrapartum care for healthy women and babies 2014 (updated 2017). https://www.nice.org.uk/guidance/cg190. Accessed 18th August 2021.

[2] Patterson-Brown S, Howell C. Managing Obstetric Emergencies and Trauma (MOET), The MOET Course Manual, 3rd ed. Chapter 27. Cambridge University Press; 2016. p. 331-7.

[3] Broadbent CR, Russell R. What height of block is needed for manual removal of placenta under spinal anaesthesia. IJOA. 1999;8:161-4.

第 13 章　宫颈环扎术（插入与取出）
Cervical Cerclage (Insertion and Removal)

David Monks　Pervez Sultan　Methodius Tuuli　著
张玥琪　译　徐铭军　校

一、定义

宫颈环扎术是指在宫颈管的不同解剖部位实施环形缝线。宫颈环扎术的类型见表 13-1。

二、指征

宫颈环扎术的实施对象是预计存在或明确存在宫颈功能不良的孕妇，目的是预防流产。这是因为当宫颈存在先天性或后天性（既往创伤 / 手术）薄弱时，环扎既可以通过提供结构性支持将胎膜维持于宫内，也可以通过维持宫颈长度和保留宫颈内黏液栓来防止上行性感染。表 13-2 总结了宫颈环扎术的指征 [1, 2]。

三、禁忌证

禁忌证包括多胎妊娠、绒毛膜羊膜炎、持续性阴道出血、未足月胎膜早破（preterm premature rupture of membranes，PPROM）和产程活跃。

四、麻醉管理

宫颈环扎术常规作为日间手术实施。在英国乃至全球范围内，采用的麻醉方式千差万别。最常用的麻醉方式为蛛网膜下腔麻醉或全身麻醉（general anesthesia，GA），较不常见的则有硬膜外麻醉、腰硬联合（CSE）麻醉或阴部神经阻滞。

影响麻醉方式选择的因素包括具体手术方式、适应证、母亲的选择和母胎风险 / 收益权衡。一项大型回顾性研究评估了宫颈环扎术的麻醉方式，发现产科结局并无差异，仅在恢复时间（全身麻醉后较短）和术后镇痛需求（全身麻醉后需求更大）上存在少许差异 [3]。

无论选择何种麻醉方式，所有患者均应考虑以下因素。

- 根据国家 / 机构的指南予以禁食，以预防误吸。也可考虑在术前使用雷尼替丁和甲氧氯普胺（胃复安），以减少胃分泌物的酸性程度和容量。

- 采取预防措施以避免低血压和胎盘功能不全。

- 当妊娠＞18～20 周时，采用子宫向左移位的体位。

- 胎心率监测（取决于机构的政策，以及是否是有生机儿）。

- 可能需要松弛子宫。

五、使用重比重局部麻醉药的蛛网膜下腔麻醉

该方式对于预防性缝合（HIC 和 UIC）非常有效，因为它可为阴道、会阴（$S_2 \sim S_4$）和宫颈（$T_{10} \sim L_1$）提供快速而可靠的麻醉效果。需要根据门诊护理需求来决策局部麻醉药选择、药物剂量和补充性阿片类药物的使用。一种常用的方

表 13-1　宫颈环扎术的类型		
操　作	描　述	通常操作的耗时（min）
经阴道环扎术（麦克唐纳）	宫颈与阴道结合处的荷包缝合（不推开膀胱）	20～40
经阴道高位环扎术（希罗德卡）	推开膀胱后在高于子宫主韧带水平处的荷包缝合	30～60
经腹环扎术（transabdominal cerclage，TAC）	通过开腹手术（通常横切口）或腹腔镜手术缝合于宫颈与子宫峡部结合处	60～90
阻塞式环扎术（occlusion cerclage，OC）	通过在宫颈外口用不可吸收线进行连续缝合以保留宫颈内黏液栓	20～40

表 13-2　宫颈环扎术的指征	
指　征	描　述
病史指征的环扎术（history-indicated cerclage，HIC）	对提示有较高妊娠中期自然流产或早产风险的妇科 / 产科病史的孕妇进行预防性环扎术。HIC 通常于妊娠 12～14 周时缝合
超声指征的环扎术（ultrasound-indicated cerclage，UIC）	这是一种针对无症状女性的治疗措施，经阴道超声检查发现宫颈缩短时实施，通常于妊娠 14～24 周时缝合
检查指征的环扎术	这是一种挽救性措施，当宫颈过早扩张导致胎膜疝入阴道时缝合

案是重比重布比卡因（7.5～12.5mg）± 芬太尼（10～20μg），但在一些医疗中心常规使用短效药物，如丙胺卡因或氯普鲁卡因。在开始手术前，通常需要使阻滞平面达到 T_{10} 节段的水平。由于在某些情况下术者可能会要求摆放头低脚高体位，一些麻醉科医师可能会选择在蛛网膜下腔注射（药物）后令患者保持 2～3min 的坐姿，以获得"鞍区阻滞"的麻醉效果，并尽可能减少该体位时药物向头侧的扩散。

必须警惕术后尿潴留，但若采取使用最低有效剂量、短效阿片类药物、恰当的术中液体治疗，以及术毕时排空膀胱等措施，则可以避免留置导尿管。

六、全身麻醉

在某些情况下，全身麻醉可能优于椎管内麻醉。需考量患者个体风险且与手术团队进行讨论后，尤其是就手术方式和胎膜破裂风险的讨论，方可做决定。

七、全身麻醉的弊端

- 宫内全身麻醉暴露对胎儿的风险：动物研究表明大多数麻醉药物存在神经毒性，神经元凋亡和长期行为缺陷可以为证 [4]。部分来自人类的研究数据表明，剖宫产期间暴露于全身麻醉药物与自闭症之间存在相关性 [5]。然而，这些发现受制于其观察性研究的属性，有待进一步的研究证实。

- 插管失败的风险：已知产妇插管失败的风险高于非妊娠人群，而相较于妊娠中期，导致插管失败风险增加的生理变化和临床情况在妊娠晚期表现得更明显。宫颈环扎术前应常规进行气道评估和制订全身麻醉计划。

- 误吸的风险：妊娠中期禁食患者接受择期宫颈环扎术时误吸发生率是不确定的，然而一项有关女性于妊娠中期在深度镇静下行清宫术（扩张宫颈并吸引宫腔内容物）的大型回顾性队列研究显示发生误吸的概率较低（0.08%，95%CI 0.01%～0.29%）[6]。假如误吸风险如评估所示较低，麻醉科医师有理由相信第二代声门上装置是安全的。

八、全身麻醉的优点

• 优化手术途径：一些术者在进行经腹宫颈环扎术时更喜欢全身麻醉提供的手术条件。

• 降低胎膜破裂的风险：在抢救性宫颈环扎术中，全身麻醉可以减少宫内压力的升高，避免患者为实施椎管内麻醉而摆放体位；可利用吸入麻醉药的抑制宫缩作用；可摆放倾斜度更大的头低脚高位。然而，这些理论上的优势并没有得到确凿的证据来支持。

九、与宫颈环扎术相关的潜在风险

• 胎膜破裂。

• 早产及相关的新生儿发病率和死亡率。

• 出血。

• 感染。

• 宫颈撕裂。

• 宫颈狭窄（延迟发病）。

• 子宫破裂（环扎去除前分娩发动）。

十、经阴道环扎术的去除

通常在妊娠 37～38 周时于无麻醉状态下实施，但经腹环扎术通常选择在剖宫产时去除，或者为未来的妊娠保留下来。

十一、出院标准

适用于日间手术 / 门诊护理的常规出院标准。

参考文献

[1] National Institute for Health and Care Excellence (NICE) 2015. Preterm labour and birth (NICE Guideline 25). Available at https://www.nice.org.uk/guidance/ng25 (accessed 17th August 2021).

[2] ACOG Practice Bulletin No. 142: cerclage for the management of cervical insufficiency. Obstet Gynecol. 2014;123 (2 Pt 1):372-9.

[3] Ioscovich A, Popov A, Gimelfarb Y, Gozal Y, Orbach-Zinger S, Shapiro J, Ginosar Y. Anesthetic management of prophylactic cervical cerclage: a retrospective multicenter cohort study. Arch Gynecol Obstet. 2015;291(3):509-12.

[4] De Tina A, Palanisamy A. General anesthesia during the third trimester: any link to neurocognitive outcomes? Anesthesiol Clin. 2017;35:69-80.

[5] Chien LN, Lin HC, Shao YH, et al. Risk of autism associated with general anesthesia during cesarean delivery: a population-based birth-cohort analysis. J Autism Dev Disord. 2015;45 (4):932-42.

[6] Aksel S, Lang L, Steinauer JE, Drey EA, Lederle L, Sokoloff A, Carlisle AS. Safety of deep sedation without intubation for second-trimester dilation and evacuation. Obstet Gynecol. 2018;132(1):171-8.

第 14 章 外倒转术
External Cephalic Version

Ruth Shaylor　Carolyn F. Weiniger　著
金　悦　译　郭飞鹤　校

一、背景与适应证

妊娠期臀先露发生率为 3%~4%[1]。臀先露阴道分娩与新生儿发病率和死亡率的增加相关[2]。流行病学证据也表明臀先露阴道分娩的孩子在以后学习考试方面的表现不如臀先露剖宫产或头先露阴道分娩的孩子[3]。因此，臀先露与较高的剖宫产率有关，也促成了产妇较高的发病率与死亡率。

外倒转术（external cephalic version，ECV）是指在子宫内将胎儿由臀位转为头位，并让产妇尝试阴道分娩的操作。ECV 适合妊娠 37~40 周，胎儿臀位，没有 ECV 操作或阴道分娩禁忌的产妇[5]。ECV 的总体成功率为 60%[4]。

二、禁忌证

（一）绝对禁忌证

• 存在阴道分娩禁忌。

• 多胎妊娠（尽管在双胎妊娠中第一胎娩出后，第二胎可能需要实施 ECV）。

• 胎盘植入或前置胎盘。

• 胎心率基线异常。

• 产妇拒绝行 ECV。

（二）相对禁忌证

• 胎盘早剥史。

• 子宫异常。

• 可疑胎膜破裂。

• HELLP 综合征（溶血、肝酶升高和血小板减少症）。

• 子痫前期或重度妊娠高血压。

• 胎儿先天畸形。

• 胎儿生长受限［估计胎儿体重（estimated fetal weight，EFW）］＜第 5 个百分位数）。

三、ECV 操作步骤

• 经超声检查确认胎儿为臀位。

• 获得孕妇完全知情同意。

• 实施胎心监护评估胎儿健康状况和识别潜在的子宫收缩。

• 考虑给予宫缩抑制药。各家医院的方案各不相同，常用药物包括特布他林（皮下注射）和硝苯地平（口服）。母体心动过速是这些保胎药物的常见不良反应。

• ECV 在胎儿监护下进行（超声可识别胎心率变化），手术设备处于备用状态。

• 当子宫松弛时，产科医师将胎儿的足部从骨盆中抬起，然后一只手放在胎头处，另一只手放在胎臀处，尝试向前转动胎儿。

• 若没有成功则尝试向后转动，每种方法最多尝试 3 次，每次操作之后需要充分评估胎儿的健康状况。

• 术后持续监测胎儿状况，直至胎心曲线令人满意并恢复至基线水平。

• 若本次 ECV 未成功，可择日再次尝试。

• ECV 术后，产妇可能出院，目的为以后阴道分娩或剖宫产做准备，这些取决于手术结局如何。

四、疼痛管理

• ECV 操作期间会引起产妇不适，腹部防御反应也会降低 ECV 成功率。椎管内麻醉可缓解产妇不适，而且能够提供满意的腹壁松弛。

• 一些研究报道，椎管内麻醉阻滞程度与提高 ECV 的成功率有关 [6, 7]。

• 椎管内阻滞中镇痛药物的浓度与提高外倒转的成功率无关。

• 重要的是，负责分娩室工作的产科麻醉科医师需要意识到患者可能出现任何并发症（见下文）。

• 在许多国家 / 机构（如英国），ECV 并不是常规采用椎管内镇痛或麻醉下进行（图 14-1）。

（一）ECV 麻醉管理

• 椎管内麻醉前应详细评估产妇情况和获得知情同意（见第 6 章和第 8 章）。

• 产妇术前禁食禁水并预防性使用抗酸药。

• ECV 应该在手术室内进行，以便在需要时迅速转为剖宫产术。如果无法获得，则至少在有全面麻醉监测的区域，以及手术配备齐全的产科团队下进行，因为随时可能需要进行紧急手术分娩。

（二）蛛网膜下腔麻醉与腰硬联合麻醉比较

• 如果认为需要急诊剖宫产的可能性很低，以及 ECV 操作成功，没有打算实施择期剖宫产术，那么选择单纯蛛网膜下腔麻醉合适，而腰硬联合麻醉（CSEA）对于手术决策显示出更大的灵活性。

• 如果在 ECV 失败的情况下按计划转为择期剖宫产，则应考虑使用适当剂量的局部麻醉药进行腰硬联合麻醉。

• 除了局部麻醉药（见下文）外，可以考虑鞘内给予短效阿片类药物（如芬太尼）。如果进行

剖宫产术，还可以通过硬膜外导管给予长效阿片类药物。

• ECV 后，产妇需要在适当的环境下进行监护（如恢复室或分娩监护室），直到运动和感觉功能恢复。

（三）蛛网膜下腔麻醉与腰硬联合麻醉的给药策略

关于椎管内阻滞技术、药物种类和剂量、感觉和运动阻滞目标，各家医疗机构的习惯做法各不相同。ECV 实施环境也存在明显差别。

• 目标感觉阻滞皮节水平应达到 T_6。

• ECV 经典蛛网膜下腔麻醉方案为重比重布比卡因 7.5～10mg 加芬太尼 15μg。

• 短效药物（如蛛网膜下腔注射普鲁卡因）可能会使 ECV 后的孕妇更快的恢复和出院。

• 硬膜外导管可用于以较低的蛛网膜下腔内布比卡因剂量达到所需的阻滞高度。

• 硬膜外导管还可用于以下几个方面。

– 为分娩提供镇痛。

– 为剖宫产提供麻醉。

– 如果进行剖宫产，使用硬膜外长效阿片类药物如吗啡可用于术后镇痛。

五、并发症 [4]

• 外倒转失败。

• 胎盘早剥。

• 脐带脱垂。

• 胎膜破裂。

• 早产。

在外倒转过程中，胎心率的改变并不少见，但是它通常会在外倒转结束后逐渐稳定下来。如果仅仅在蛛网膜下腔麻醉下行 ECV，那么麻醉时间对于行剖宫产来说是不够的。在有经验的中心进行 ECV 时，急诊剖宫产率为 0.45%～1.6%[8]。妊娠足月进行 ECV 是安全的，剖宫产率从无ECV 时的 95% 降至有 ECV 时的 20%，同时降低了产妇发病率 [9]，也与再次妊娠剖宫产率的降低 [10] 相关。

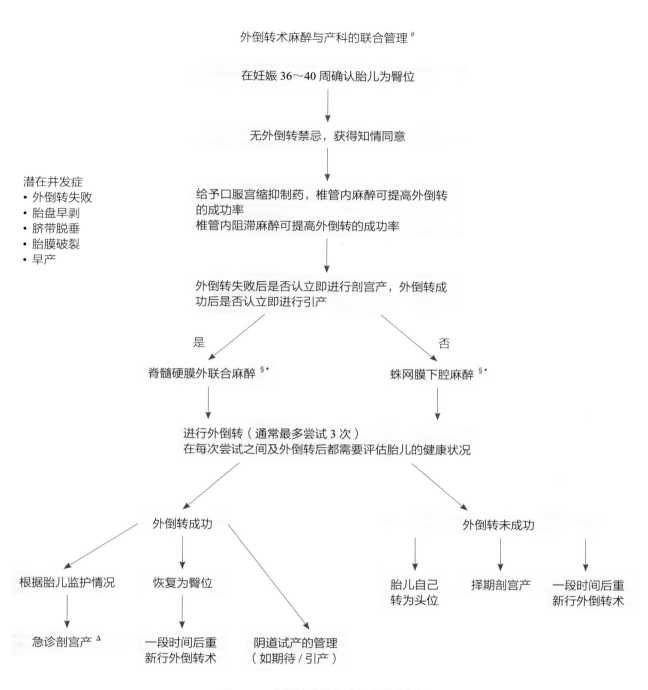

外倒转术麻醉与产科的联合管理 #

在妊娠 36～40 周确认胎儿为臀位

无外倒转禁忌，获得知情同意

潜在并发症
• 外倒转失败
• 胎盘早剥
• 脐带脱垂
• 胎膜破裂
• 早产

给予口服宫缩抑制药，椎管内麻醉可提高外倒转的成功率
椎管内阻滞麻醉可提高外倒转的成功率

外倒转失败后是否认立即进行剖宫产，外倒转成功后是否认立即进行引产

是　　　　　　　　　　　　否

脊髓硬膜外联合麻醉 §*　　　　蛛网膜下腔麻醉 §*

进行外倒转（通常最多尝试 3 次）
在每次尝试之间及外倒转后都需要评估胎儿的健康状况

外倒转成功　　　　　　　　　　外倒转未成功

根据胎儿监护情况　　恢复为臀位　　　　　胎儿自己转为头位　　择期剖宫产　　一段时间后重新行外倒转术

急诊剖宫产 Δ　　一段时间后重新行外倒转术　　阴道试产的管理（如期待/引产）

▲ 图 14-1 外倒转术的麻醉和产科联合管理

#.外倒转应该备有常规监测和手术器械的分娩区域进；§.椎管内阻滞中的麻醉药可以提高外倒转的成功率，而不是镇痛药；*.单独的硬膜外麻醉与外倒转成功率的增加有关，但剖宫产的充分麻醉需要更长的时间才能实现；Δ.出于这个原因，脊髓硬脊膜外联合麻醉可作为首选的麻醉方式

参考文献

[1] Hofmeyr GJ, Kulier R, West HM. External cephalic version for breech presentation at term. Cochrane Database Syst Rev. 2015 (4):CD000083.

[2] Joseph KS, Pressey T, Lyons J, Bartholomew S, Liu S, Muraca G, Liston RM. Once more unto the breech: planned vaginal delivery compared with planned cesarean delivery. Obstet Gynecol. 2015;125:1162-7.

[3] Mackay DF, Wood R, King A, Clark DN, Cooper SA, Smith GC, Pell JP. Educational outcomes following breech delivery: a record-linkage study of 456947 children. Int J Epidemiol. 2015;44:209-17.

[4] External Cephalic Version: ACOG Practice Bulletin, Number 221. Obstet Gynecol. 2020 May;135(5):e203-e212.

[5] Homafar M, Gerard J, Turrentine M. Vaginal Delivery After External Cephalic Version in Patients With a Previous Cesarean Delivery: A Systematic Review and Meta-analysis. Obstet Gynecol. 2020;136(5):965-971.

[6] Hao Q, Hu Y, Zhang L, Ross J, Robishaw S, Noble C, Wu X, Zhang X. A Systematic Review and Meta-analysis of Clinical Trials of Neuraxial, Intravenous, and Inhalational Anesthesia for External Cephalic Version. Anesth Analg. 2020;131(6):1800-1811.

[7] Weiniger CF, Rabkin V. Neuraxial block and success of external cephalic version. BJA Educ. 2020;20(9):296-7.

[8] Magro-Malosso ER, Saccone G, Di Tommaso M, Mele M, Berghella V. Neuraxial analgesia to increase the success rate of external cephalic version: a systematic review and meta-analysis of randomized controlled trials. Am J Obstet Gynecol. 2016;215:276-86.

[9] Weiniger CF, Lyell DJ, Tsen LC, Butwick AJ, Shachar BZ, Callaghan WM, Creanga AA, Bateman BT. Maternal outcomes of term breech presentation delivery: impact of successful external cephalic version in a nationwide sample of delivery admissions in the United States. BMC Pregnancy Childbirth 2016;16(1):150.

[10] Eden-Friedman Y, Ginosar Y, Sela HY, Calderon-Margalit R, Eventov-Friedman S, Ezra Y, Weiniger CF. Delivery outcomes in subsequent pregnancy following primary breech cesarean delivery: a retrospective cohort study. J Matern Fetal Neonatal Med. 2020;33(9):1554-1560.

第 15 章 人工破膜术
Artificial Rupture of the Membranes

Priyanka Sara　Pat O'Brien　著

焦翠翠　译　陆　燕　校

人工破膜术（artificial rupture of membranes，ARM），又称羊膜腔穿破术，是指将围绕胎儿周围含有羊水（液体）的羊膜通过子宫颈人为损伤或破裂的操作。实施 ARM 操作，操作者须能够通过宫颈触及羊膜，即宫颈至少需要扩张 1cm。

一、适应证

• 诱导分娩［引产术（induction of labour，IOL）］。不单独采用，通常在缩宫素增强后采用[1, 2]（见第 32 章）。

• 加快产程。

• 用于胎儿头皮电极监护或胎儿头皮血样本采集（用于测量 pH/ 乳酸）。

二、禁忌证

• 前置胎盘。

• 血管前置。

• 脐带先露。

• 胎位不正，如臀位 / 横位。

• 胎头高浮（相对禁忌证，见下文）。

• 早产（相对禁忌证，通常让产程自然发动）。

• 某些因素需要剖宫产术。

• 经典剖宫产史＞2 次。

• 孕妇 / 胎儿解剖异常，禁止阴道分娩。

• 活动性原发性生殖器疱疹 / 母亲携带 HIV 高载量病毒。

三、步骤

人工破膜术具体操作步骤见图 15-1。

（一）设备和准备

• 最好选择在分娩室或分娩中心而不是在产前病房中进行 AMR，因为 ARM 有时会导致意想不到的并发症，如脐带脱垂或胎盘早剥。

• 确认胎儿先露部分位于头位，并进入骨盆。

• 若出现以下情况，则有明显的脐带脱垂风险。

  – 头部在骨盆上方自由"漂浮"。

  – 胎位不稳定。

  – 诊断为羊水过多（羊水量大）。

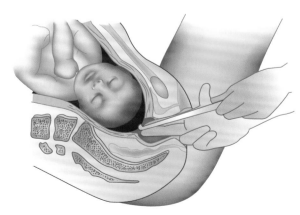

▲ 图 15-1　使用人工破膜钩破膜

- 若评估脐带脱垂风险较高，ARM 可选择在手术室中进行，以防需要紧急实施剖宫产术。

- 在第一产程使用前列腺素引产过程中，如果宫颈没有充分扩张和成熟（<1cm），由于前列腺素的作用和 ARM 的实施困难，阴道检查和 ARM 可能会引起孕妇的不舒服和疼痛，这种情况极少发生，若发生时，则应考虑硬膜外麻醉下实施 ARM。

- 如果不能行人工破膜术，则称为"人工破膜失败"，并改为第二类紧急剖宫产。

  - 既然有可能需要剖宫产，在手术室进行的高风险孕产妇（脐带脱垂高风险和人工破膜困难），孕产妇应该充分禁食和预防性服用抗酸药。

  - 如果胎儿头部位置较高，不在盆骨内，应进行"可控"的人工破膜术，也可以在子宫底施加压力，让羊水缓慢流出，并将胎儿头部进一步推入骨盆。

  （二）手术步骤（右利手者适合）

- 由于操作会带来不适，应向产妇给出建议和解释。要求产妇排空膀胱并摆好体位。

- 采用右手 2 指检查阴道，评估宫颈和触摸羊膜情况。如图 15-1 所示，左手握住并引导羊膜钩破膜。

- 检查羊水的颜色（胎粪 / 淡血性 / 清亮）和羊水量（无 / 极少 / 大量）。

- 检查胎心率，因为 ARM 后脐带受压偶尔会触发短暂胎心减速。

四、麻醉注意事项

（一）疼痛管理

ARM 通常不需要镇痛或仅需简单镇痛即可，如对乙酰氨基酚或肌内注射阿片类药物，如吗啡 / 海洛因或吸入安桃乐®。然而，极少数情况下，当产妇感觉疼痛（如子宫颈非常靠近阴道后方，且只有 1cm 的扩张），给予硬膜外麻醉（镇痛药物的剂量与硬膜外分娩类似，而不是剖宫产的麻醉剂量），有利于 ARM 操作。ARM 本身可以触发分娩；如果分娩未发动，可能需要增加缩宫素。

（二）风险管理

ARM 术后并发症并不常见，但脐带脱垂、血性羊水及胎儿心动过缓伴胎盘早剥已有报道。尽管 ARM 在某些情况下有脐带脱垂的风险[3, 4]，但一项 Cochrane 研究关于人工破膜术增加自然分娩的综述显示，ARM 与非 ARM 在脐带脱垂的发生率上并没有显著差异（RR=1.00，95%CI 0.14~7.10）。这表明，ARM 引发脐带脱垂的风险较低，针对产妇个体安全性需要提供临床判断依据[5]。根据产妇和胎儿的情况，有实施紧急剖宫产的可能。如果产妇来不及实施椎管内麻醉，则需要在全身麻醉下实施剖宫产术。

- 在产房工作的产科麻醉科医师应该意识到任何没有实施硬膜外麻醉的产妇，在 ARM 后均有较高的脐带脱垂风险。

- 在紧急情况下行气管插管全身麻醉时，麻醉科医师应评估可能存在的风险（如肥胖或困难气道），并与产科医师沟通，手术前制订管理计划。

五、疗效

尽管当宫颈状况良好时人工破膜对引产似乎有效，但与阴道内使用前列腺素相比，人工破膜后需要更频繁使用缩宫素进行增强。英国国家卫生与服务优化研究院（NICE）指南建议，人工破膜不应单独用于引产，除非有特殊的临床原因禁忌阴道用前列腺素（PGE$_2$），特别是子宫过度刺激[1]的风险。这使得 ARM 成为经产妇促进宫颈扩张的首选方式。对于那些希望尽量减少使用药物干预的女性来说，ARM 是一种较好且经济的干预方法。然而，如果在 ARM 后 2~4h，产妇仍没有规律宫缩或产程不充分，则需要注射缩宫素促进产程。

参考文献

[1] National Institute for Health and Care Excellence. Inducing labour. NICE guideline CG70. London: NICE; 2008. https://www.nice.org.uk/guidance/cg70. Last accessed 24th October 2021.

[2] Bricker L, Luckas M. Amniotomy alone for induction of labour. Cochrane Database Syst Rev. 2000;(4):CD002862.

[3] Woo JS, Ngan YS, Ma HK. Prolapse and presentation of the umbilical cord. Aust N Z J Obstet Gynaecol. 1983;23:142-5.

[4] Usta IM, Mercer BM, Sibai BM. Current obstetrical practice and umbilical cord prolapse. Am J Perinatol. 1999;16:479-84.

[5] Smyth RM, Alldred SK, Markham C. Amniotomy for shortening spontaneous labour. Cochrane Database Syst Rev. 2013;(1):CD006167.

第 16 章　知情同意
Consent

Kate McCombe　著

周依露　译　　徐铭军　校

具有完全民事行为能力的成年患者对自身选择有绝对自主权，因此我们在进行任何医疗干预前必须征求患者的同意。如未能获得同意可能导致医疗机构面临刑事起诉（对他人有害或冒犯性接触）、医疗过失的民事索赔，以及英国综合医学委员会（General Medical Council，GMC）等专业监管机构的纪律处分。征求患者的知情同意是一个过程，而非一件事件，该过程应促进医患间交流以达成双方都能接受的医疗管理计划。知情同意不应为保护医生免受诉讼而简化为"让患者签署一份表格"。

一、完全民事行为能力

要签署知情同意，患者必须具备完全民事行为能力。具备完全民事行为能力的患者可以知晓如下内容。

- 了解医疗治疗相关信息。
- 长时间保存知情同意相关信息。
- 权衡利弊后能做出是否签署知情同意的决定。
- 可传达此决定（非口头传达）。

法定成年年龄是未成年人不再被视为儿童并对其行为和决定具有法律控制权的年龄。不同国家的情况不同。例如，在英国 16 岁以上的患者被认为具有该能力，除非存在严重的认知障碍[1]，而在美国和澳大利亚，成年年龄定为 18 岁。法律规定，除非在极其罕见的情况下，孕妇或分娩期女性保留其权利[2]。麻醉科医师协会在许多临床实践领域发布了全国公认职业指南，在有关产科知情同意指南中指出，"药物、疲劳、疼痛或焦虑可能会损害成年产妇的行为自主能力，但除非影响极其严重，否则不一定会导致患者的行为能力丧失[3]"。

二、信息公示制度标准

为保证知情同意有效，诊疗中无论各类风险发生率的高低，患者必须被告知手术过程中的所有风险。如果"从患者立场考虑，理性的人会重视此相关风险"，风险是极其重要[4]。

椎管内麻醉知情同意书应包括的内容见表 16-1[5]。

三、知情同意的类型

英国和美国的法律不要求具备单独的麻醉知情同意书。麻醉科医师协会指南指出"签署的表格并不能验证知情同意的有效性。麻醉被认为是另一项诊疗的部分或另一大型诊疗措施中的相关部分（如分娩时的硬膜外麻醉），而不是治疗本身"[3]。GMC 建议，对任何"复杂或高风险""对患者就业、社会或个人生活有重大影响"的干预

表 16-1　椎管内麻醉知情同意书应包括的内容

风　险	硬膜外麻醉	蛛网膜下腔麻醉
血压显著下降	1：50（偶尔）	1：8（常见）
瘙痒	1：（3～10）（剂量依赖性）（常见）	1：5（剂量依赖性）（常见）
阻滞不佳，分娩时额外追加镇痛	1：8（常见）	1：20（偶尔）
椎管内镇痛不满足手术需求，转为全身麻醉	1：20（偶尔）	1：50（偶尔）
硬脊膜穿破后头痛（PDPH）	1：100（不常见）	1：500（不常见）
神经损伤（腿或脚部麻木或无力）	• 1：1000 临时（相当罕见） • 1：13 000，持续时间＞6 个月（罕见）	• 1：1000 临时（相当罕见） • 1：13 000，持续时间＞6 个月（罕见）
瘫痪	1：25 万（极其罕见）	1：25 万（极其罕见）
感染	• 1：5 万例硬膜外脓肿（非常罕见） • 1：10 万例脑膜炎（非常罕见）	• 1：5 万例硬膜外脓肿（非常罕见） • 1：10 万例脑膜炎（非常罕见）
突发意识丧失（"高节段"）	1：10 万（非常罕见）	1：10 万（非常罕见）

需签署书面的知情同意[6]。尽管在椎管内麻醉实施之前，书面知情同意并不作为法律要求，但仍必须告知患者麻醉干预的风险和益处，并在患者表示同意后，记录在医疗文书中。无论法律如何要求，仍有许多医疗机构坚持在进行任何麻醉干预前要求患者签署书面知情同意，医生也应遵循当地的协议和指导进行。

实际上，与产程进展期的产妇很难就麻醉风险进行有效讨论，产妇此时也只能提供较少的有效信息。因此，最好是产前阶段，确定在分娩早期，尽早对产妇提供有关缓解疼痛的信息至关重要，以便产妇综合考量并选择。英国多数地区使用英国产科麻醉医师协会（Obstetric Anaesthetists' Association，OAA）硬膜外信息卡协助分娩期间产妇签署知情同意这一过程[5]。

如果一名产妇要求硬膜外阻滞，但由于疼痛剧烈无法参与签署知情同意过程，那么继续实施硬膜外麻醉是合理的，实施硬膜外阻滞以减轻患者疼痛在患者默许情况下进行的（即产妇允许该操作）。

四、分娩计划

产妇如果表示不希望在其产前分娩计划上进行硬膜外麻醉，则可保留其在分娩期间改变同意的能力和权利，麻醉科医师应按照常规进行，不必担心受到起诉。在分娩过程中产妇丧失能力的罕见情况下，麻醉医师协会建议应尊重分娩计划（作为拒绝治疗的记录）[3]。

五、急产

急产的情况下，签署知情同意过程须进行调整。极少数情况下，产妇可能会拒绝剖宫产术，即使可能导致胎儿死亡。在英国，如果女性有行为能力，这仍然是她的权利。胎儿在出生前没有合法权利，胎儿的权利只被认为是母亲权利的延伸。在其他文化信仰和法律实践不同的国家，情况可能并非如此。医疗团队可能会质疑这名产妇在此不寻常情况下的个人能力，但在英国，如没有紧急法院命令授权治疗，则不得继续进行。只有当法院认为该产妇缺乏个人行为能力且强制剖宫产符合其最佳利益时才会批准。英国的紧急法院授权通常可在 1h 内获得。

参考文献

[1] The Mental Capacity Act 2005. http://www.legislation.gov. uk/ukpga/2005/9/pdfs/ukpga_20050009_en.pdf. Accessed 17th Aug 2021.

[2] St George's Healthcare NHS Trust v S, Regina v Collins, ex parte S (1998) 44 BMLR 160(CA).

[3] Association of Anaesthetists of Great Britain and Ireland. AAGBI: Consent for anaesthesia 2017. Anaesthesia 2017; 72: 93-105.

[4] Montgomery v Lanarkshire Health Board (2015) UKSC 11, (2015) All ER(D) 113 (Mar).

[5] Obstetric Anaesthetists' Association Epidural Information Card. https://www.labourpains.com/ Epidural-Information-Card. Accessed 19th August 2021.

[6] General Medical Council: Decision making and consent (2020). https://www.gmc-uk.org/-/media/documents/gmc-guidance-for-doctors—decision-making-and-consent-english_pdf-84191055.pdf. Accessed 19th August 2021.

第 17 章　文件标准
Documentation Standards

Kate McCombe　著

闫钰尧　译　　郭飞鹤　校

医疗记录的首要目的就是帮助护理住院患者。在共同护理、换班、频繁交接已司空见惯的医护体系中，医疗记录提供了至关重要的信息来源。而这些记录的任何其他的作用都是次要的，如提供投诉时的辩护资料。在英国综合医学委员会（GMC）关于记录保存的指南中指出，"记录您的担忧，包括任何细微的问题，以及您采取的任何处理措施的细节信息，共享的信息以及您就这些担忧所做出的决定[1]"。

记录要求如下。

- 整洁，准确，清晰。
- 即时记录或在每次为患者进行医疗护理之后立刻记录。
- 记录日期和时间。
- 记录病情讨论。例如，就患者情况与家属所进行的每一次床旁讨论或电话咨询。
- 允许接受了护理移交的医疗保健专业人员遵循治疗决策的顺序、原因，以及未来的患者管理计划。
- 签署可证明记录者身份的签名。
- 不可在原始医疗记录上直接进行更改、修改或增添记录。如果更改不可避免，那么原始条目应该用一条横线划掉，使其清晰易读，而替换条目需要签名并标注日期。
- 无须记录不必要的点评，如非专业的主观判断。
- 避免缩写。
- 异常化验结果，以及后续治疗措施需一同被记录。

电子化病历记录正被普遍应用，解决了记录不清的问题。仍需注意的是记录时要全面、不遗漏。电脑生成的记录中的任何条目，包括更改，都要被正式记录并注明日期和时间以提供活动的审计追踪。

麻醉表单

除了麻醉表单上记录的常规信息外，您至少还应在产科麻醉记录中记录以下信息。

- 知情同意过程的证明文件，讨论的具体风险，以及待处理的任何问题。
- 需要硬膜外麻醉的时刻，以及麻醉操作的开始时间。
- 患者进入手术室的时刻。
- 麻醉给药的时间。
- 麻醉过程中的细节信息。
- 硬膜外阻滞后核查，阻滞高度（双侧的高位及低位阻滞平面），运动阻滞是否存在，测试的方式。
- 产科医师手术开始时间。
- 胎儿娩出时间。

- 药物管理及干预措施的准确时机。

完整的麻醉记录示例见图 17-1 和图 17-2。

剖宫产术过程中的疼痛是麻醉医师被起诉的最常见原因。如果产妇在剖宫产时感到不适或疼痛，每次都要记录其不适感或疼痛的时间。在产妇提出不适后，麻醉医师必须要记录下与产妇进行的讨论，以及接下来所做的处理。当麻醉医师提出要缓解产妇的疼痛 / 进行全身麻醉时，如果产妇拒绝，这也一样需要记录在表中 [2]。神经损伤是麻醉医师被起诉的第二常见原因 [3]。

假如调查或诉讼发生在护理事件之后，每个医疗决策和干预措施的时间将被仔细审查。因此，尤其在产科麻醉中，麻醉医师要准确记录干预措施及各项事件发生的事件。应该在表单中记下麻醉医师的思考过程，这样麻醉医师做某些决定的原因对于那些后来阅读表单的人来说会很清楚。请记住，麻醉医师不仅限于麻醉图表的记录，可以根据需要在患者的住院病历中进行记录。医院必须保存产科记录直至新生儿 25 岁生日，而患者可以在多年后提出投诉。

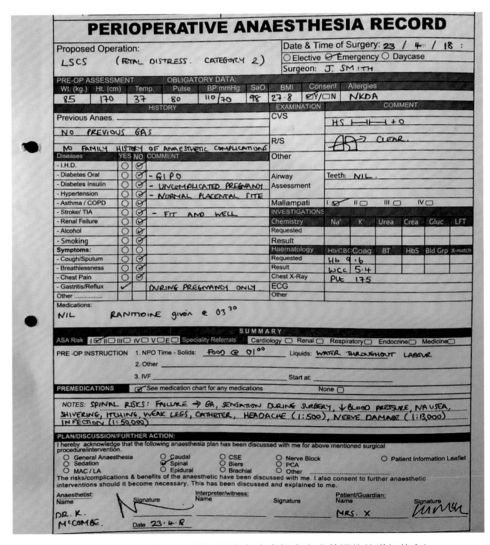

▲ 图 17-1 麻醉记录示例（其中包含虚拟患者术前评估的详细信息）

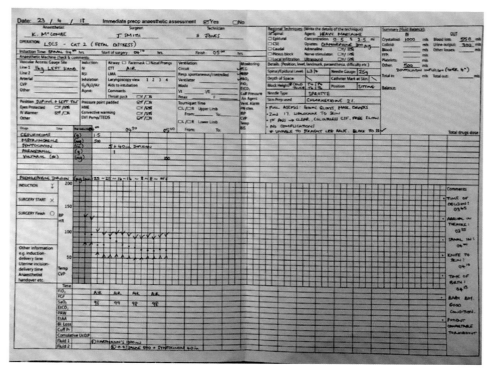

▲ 图 17-2 麻醉记录示例（其中包含麻醉操作的详细信息及患者术中生命体征的信息）

参考文献

[1] General Medical Council. Good Medical Practice 2013 (updated 2014). www.gmc-uk. org/guidance (Accessed 19th August 2021)

[2] McCombe K, Bogod DG. Learning from the law: a review of 21 years of litigation for pain during caesarean section. Anaesthesia. 2018;73:223-30.

[3] McCombe K, Bogod DG. A review of 21 years of litigation for nerve injury following central neuraxial blockade in obstetrics. Anaesthesia. 2019.

第18章　脐带脱垂
Umbilical Cord Prolapse

Angela Yan　Pervez Sultan　Patrick O' Brien　著
吕秀博　译　陆燕　校

脐带脱垂是在胎膜破裂情况下，脐带脱至子宫颈外，位于胎先露一侧（隐性）或越过胎先露（显性），是一种产科急症。脐带受压或痉挛会损害胎盘和胎儿之间的血流，导致胎儿缺氧。

一、发病率

脐带脱垂的发病率为 0.1%～0.6%，臀位时达 1%[1]。人口特征如双胎妊娠也会对发病率产生影响。

脐带脱垂相关的风险因素、发病率和死亡率分别参照表 18-1 和表 18-2。

二、预防措施

• 由于超声对诊断脐带脱垂的敏感性和特异性较差，不建议进行常规产前超声检查来预防脐带脱垂。但是对于考虑经阴道分娩的臀位足月产妇，可以选择产前超声来评估脐带情况。

• 妊娠≥37 周伴胎位异常如横位、斜位或位置未固定，或者胎儿非头位且未足月胎膜早破（PPROM）的孕妇均建议入院治疗。

• 分娩期间必须通过阴道检查来排除脐带先露和脱垂（特别是胎膜自发破裂后，且存在风险因素的）；检查后应听诊胎心。

• 如果胎先露未固定，应尽量避免人工破膜术（ARM）；必须行人工破膜术前，应做好紧急剖宫产的准备。

• 如果行阴道检查时发现脐带低于胎先露，应避免人工破膜，尽快实施紧急剖宫产。

三、怀疑脐带脱垂

• 胎膜破裂时胎心率异常。
• 胎膜破裂后如果存在风险因素。

四、脐带脱垂的即刻处理

图 18-1 阐述了脐带脱垂一旦确诊后的即刻处理，以及必须采取的宫内复苏措施。必须注意的是，这些措施不能延迟分娩。

五、分娩时麻醉注意事项

如果不能立即阴道分娩，建议行剖宫产以预防胎儿缺氧。

• 如果存在相关可疑的或病理性胎心率异常（但是没有威胁到产妇的安全），则应考虑 1 级剖宫产（即刻剖宫产术）。

• 持续胎心率监测，胎心正常，则应考虑列为 2 级剖宫产术（紧急剖宫产术）。

• 如果胎心监护异常，则应考虑将 2 级剖宫产术改为 1 级剖宫产术。

最合适的麻醉方式应由产科医师和麻醉医师共同讨论决定。一般来说，麻醉方式的选择取决

表 18–1　与脐带脱垂的发展相关的风险因素 [1]	
一般因素	产科干预因素 a
• 经产妇 • 先天畸形 • 双胎妊娠 • 羊水过多 • 胎儿出生低体重 • 臀先露 • 横产式 / 斜产式 / 胎位未固定 • 胎先露未衔接 • 低置胎盘	• 胎先露位置较高时行人工破膜术 • 外倒转术 • 双胎的第二胎内倒转术 • 人工旋转胎头（纠正胎方位，如枕后位） • 羊膜腔灌注 • 子宫内压力传感器的放置 • 子宫颈球囊扩张导管

a. 产科干预因素多数是因为阻碍了胎先露与子宫下段和（或）骨盆的紧密衔接，容易导致脐带脱垂

表 18–2　与脐带脱垂相关的胎儿和孕产妇的 发病率及死亡率 [1, 2]	
胎　儿	孕产妇
围产儿死亡率：91‰	产后抑郁症
死胎率：2.1%	创伤后应激障碍
新生儿死亡率：4.2%	分娩恐惧

于以下 3 个因素。

• 脐带是否受压？

• 是否危及胎儿生命？

• 是否有椎管内麻醉或全身麻醉相对 / 绝对禁忌证？

　　如果脐带未受压并且胎儿无生命危险，则不是 1 级剖宫产术的指征。在某些情况下，1 级剖宫产术选择硬膜外给药或蛛网膜下腔麻醉仍是合适的（见第 6 章）。而大多数情况下，通常选择全身麻醉。当发生胎儿窘迫时，如果产妇没有明显的全身麻醉禁忌证，不宜长时间尝试椎管内麻醉 [2, 3]。

　　如果选择了椎管内麻醉，在操作过程中应注意如下几个方面。

• 应继续宫内胎儿复苏。

• 连续胎心监护（CTG）。

• 可让产妇侧卧位进行蛛网膜下腔麻醉，因为采用坐位可能会导致脐带闭塞 / 脱垂。

• 选择简易的面罩给氧。
　　如果选择全身麻醉，请参阅第 9 章。

六、脐带脱垂管理要点

• 准备：多学科参与，麻醉设备。

• 沟通交流。

• 胎儿评估。

• 宫内复苏。

• 如果硬膜外分娩镇痛效果良好，可以直接经硬膜外给药行剖宫产 *。

• 如果硬膜外分娩镇痛效果不佳，应考虑蛛网膜下腔麻醉。

• 如果胎儿状况紧急，应尽早放弃椎管内麻醉而行全身麻醉。

（一）阴道分娩

• 如果宫口已开全，在大多数情况下可以尝试阴道分娩，前提是预计可以快速、安全地分娩，尽量减少对脐带的压迫。

• 在某些情况下，如双胞胎第二个胎儿内倒转

*. 出于安全考虑，我们不建议在产房内行硬膜外给药。硬膜外给药最安全的地方是手术室，手术室内有完善的监护和有效的紧急复苏设备。具体情况可由机构决定。

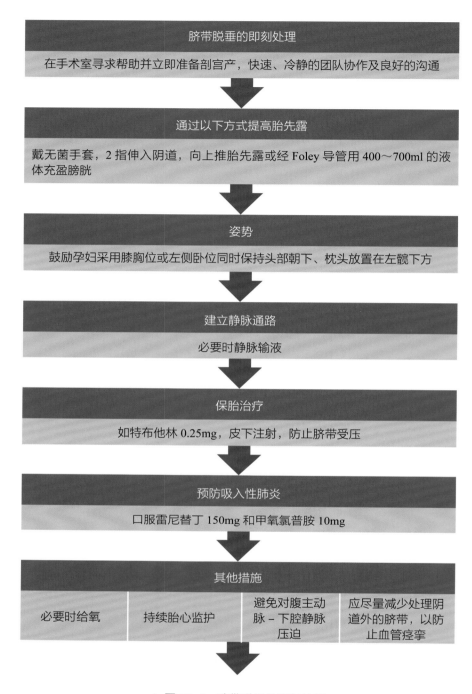

▲ 图 18-1 脐带脱垂的即刻处理

术之后，可以考虑使用臀位牵引术。

（二）产科和新生儿科注意事项

• 建议有一名受过新生儿复苏培训的医师参与整个分娩过程。

• 出生后应尽快采集脐动脉和静脉血，测定 pH 碱剩余。

• 如果新生儿出生后无明显异常，可以考虑延迟脐带结扎；否则，应优先考虑立即新生儿复苏。

• 在适当时机，可以给产妇（及其配偶）一个商讨的机会。

• 应填写关键事件记录表（或启动内部警报流程）。

七、胎儿有活力的临界孕周的管理（定义为妊娠 23^{+0} ～ 24^{+6} 周）

应向孕妇提供关于继续妊娠和终止妊娠意愿的咨询。目前没有证据支持可将脐带重新置入子宫，也没有相关证据来指导分娩时机的选择。

参考文献

[1] Royal College of Obstetricians & Gynaecologists. Umbilical Cord Prolapse. Green-Top Guideline no. 50. London: RCOG Press; 2014.

[2] Maternal & Child Health Research Consortium. Confidential enquiry into stillbirths and deaths in infancy. 7th Annual Report. 2000.

[3] Thomas J, Paranjothy S, Jones AB et al. Royal College of Obstetricians and Gynaecologists Clinical Effectiveness Support Unit. The National Sentinel Caesarean Section Audit Report. London: RCOG Press; 2001.

第 19 章　紧急和急诊剖宫产术
Expedited and Emergency Caesarean Delivery

Priyanka Sara　Patrick O' Brien　Pervez Sultan　**著**
方　昕 **译**　徐铭军 **校**

一、定义

剖宫产术（CD）是一种经腹壁和子宫各层切口娩出胎儿的外科手术操作。

二、剖宫产的预期获益 [1]

在当前做出决定的情况下，确保最安全和（或）最快捷的分娩方式，此时其他分娩方式对母亲和（或）婴儿的预期风险大于剖宫产术分娩的风险。

按紧急程度的剖宫产分类

英国皇家妇产科医师学会（Royal College of Obstetricians and Gynaecologists，RCOG） 第 11 号良好实践指南 [2] 提出了分娩的紧急程度分类（1-4 类；表 19-1）。它基于是否存在母体或胎儿的损害及其对期望决定手术至胎儿娩出时间的影响。

- 择期 / 计划剖宫产（4 类）（见第 5 章）。
- 紧急剖宫产（1、2、3 类）。

紧急程度分类由行剖宫产的产科医师确定，并且应将手术的紧急程度传达给所有团队成员。应在手术室里使用同意书再次审核分类，并根据母体和胎儿的情况，WHO 核查表 2 类分级可以更改为 1 类（反之亦然）[4]。表 19-2 对紧急剖宫产（1～3 类）的手术指征进行了概述。

三、剖宫产的相关风险

表 19-3 对此内容进行了总结。

四、咨询和同意

- 产房内的紧急情况。
  - 对于 1 类剖宫产，口头同意已足够。
  - 对于 2/3 类，应征得做剖宫产决定的产科医师的同意。

五、1 类剖宫产的准备

（一）术前

以下许多工作可以由团队的不同成员同时执行，以最大限度地提高效率并减少分娩延迟。

- 应获取紧急麻醉前的 "AMPLE" 病史。
  - 过敏史（allergies，A）、用药史（medications，M）、既往病史（past medical history，P）、最后进食的食物 / 饮料（last food/drink，L）、入院前后发生事件（events surrounding admission，E）。
  - 也可以特别注意询问背部 / 气道问题，以及既往麻醉相关问题。
- 应开放静脉通路，送血进行全血细胞计数和分类并保存（如果血液中存在已知抗体或患者可能有高出血风险，则交叉配血）。

表 19-1　按紧急程度的剖宫产分类 [2-4]

分 类	紧急程度	定 义	常规 DDI
1	存在母体或胎儿损害	存在对产妇或胎儿生命的直接威胁	30min
2	存在母体或胎儿损害	无产妇或胎儿生命的直接威胁	75min
3	无母体或胎儿损害	需要尽快分娩	3h
4	无母体或胎儿损害	任何时段都适合孕妇和产科服务	合适的时间

DDI. 决定手术至胎儿娩出时间；以时间作为评估标准。应分别评估每个患者

表 19-2　紧急剖宫产的指征（1～3 类）[3, 4]

紧急程度分类	指 征
1	脐带脱垂、胎盘早剥、瘢痕子宫裂开 / 破裂、胎儿心动过缓（胎心持续减慢＞3min）
2	分娩时第一产程滞产；第二产程滞产且不适合器械助产；合并可疑异常 CTG 的绒毛膜羊膜炎；病理性 CTG 的胎儿 pH＜7.2；早产发生病理性 CTG [a]
3	引产失败；既往剖宫产史的早产，可能不利于安全地阴道分娩或未选择阴道分娩；计划行择期剖宫产的产妇发生早产

a. 虽然这是 2 类剖宫产（不会立即危及生命），但应尽快进行剖宫产，以免胎儿进一步缺氧；CTG. 胎心监护

- 不应等待实验室报告血样结果而延迟手术。
- 在紧急情况下（1～2 类），通常没有足够的时间达到推荐的禁食时间，因此可以给予枸橼酸钠 30ml 和雷尼替丁（150mg，口服 /50mg，静脉注射），以及甲氧氯普胺（10mg，口服 / 静脉注射）。

（二）在手术室内

- 在进行椎管内麻醉后或全身麻醉诱导前，应使产妇在手术台上仰卧并左倾 15°。
- 应完成剖宫产改良 WHO 手术安全核查表，并记录进入手术室时间和手术开始时间。
- 如果选择全身麻醉，患者需要插管，产科医师应在全身麻醉诱导前进行外科手消毒、准备并完成腹部铺巾。相反，外科医师应在进行椎管内阻滞的同时进行外科手消毒。
- 应插入留置的 Foley 导尿管，并使用消毒液备皮（最好在椎管内麻醉后插入导尿管）。
- 在切皮前预防性使用抗生素。根据当地医院方案选择一种适当的抗生素，可对引起子宫内膜炎、尿路感染和伤口感染的常见微生物有效（通常是头孢菌素类）。

六、麻醉技术

椎管内麻醉是产科首选的麻醉方式，表 19-4 重点说明了相关理由。

广泛认为椎管内麻醉比全身麻醉更安全，并且与降低孕产妇和新生儿发病率有关。在最近的英国孕产妇死亡率报告中，没有孕产妇死亡直接归因于椎管内麻醉 [6]。

对于在椎管内麻醉下行剖宫产的产妇，考虑以可变速率预防性输注血管升压药（如去氧肾上腺素），以及使用晶体液同步扩容以降低蛛网膜下腔麻醉后低血压的风险 [7]。

手术后，如果已留置硬膜外导管，若患者出现以下情况需考虑继续留置：①大出血；②接受大量输血；③怀疑有凝血功能障碍；④如果高度

		表 19-3　剖宫产同意书中通常引用的风险[1]	
		风险说明	剖宫产人群中的发生率
母体	常见	术后最初几个月持续的伤口和腹部不适	9/100（常见）
		再次妊娠经阴道试产时再次剖宫产的风险增加	1/4（非常常见）
		再入院	5/100（常见）
		感染	6/100（常见）
		输血 a	• 择期手术 4/100 • 紧急手术 10/1000（不常见）
	不常见	紧急子宫切除术	（7~8）/1000（不常见）
		修复肠道或血管损伤	罕见
		出血（>1L）	5/1000（不常见）
		需要进一步手术，包括刮宫术	5/1000（不常见）
		转入加强监护病房 a	9/1000（不常见）
		血栓栓塞性疾病	（4~6）/10 000（罕见）
		膀胱损伤	1/1000（罕见）
		输尿管损伤	3/10 000（罕见）
		死亡	1/12 000（非常罕见）
	再次妊娠的风险	再次妊娠/分娩期间子宫破裂的风险增加	（2~7）/1000（不常见）
		产前死产风险增加	（1~4）/1000（不常见）
		再次妊娠前置胎盘和胎盘植入的风险增加	（4~8）/1000（不常见）
胎儿		撕裂伤	（1~2）/100（常见）

a. 高度取决于剖宫产的原因

怀疑有进一步出血的风险，如在原位行 Bakri（子宫）球囊压迫；⑤预计会有严重的术后疼痛，如患者患有慢性疼痛。

• 蛛网膜下腔麻醉。对于 1 类剖宫产，在团队认为蛛网膜下腔麻醉适用后可以考虑"快速顺序"蛛网膜下腔麻醉（表 19-5）[8]。此时，由于阻滞起效较快，可在侧卧位（没有禁忌证时可坐位）进行操作。母亲和胎儿也可以更好地耐受侧卧位。

• 腰硬联合（CSE）适用于复杂的患者，无论是预期手术时间延长，还是蛛网膜下腔麻醉失败率较高（如脊柱侧弯或先前蛛网膜下腔麻醉阻滞失败）或全身麻醉困难的患者（如身体质量指数较高、预期有困难气道）。需注意，这种技术可能需要最长的时间来达到适合手术的阻滞平面。

• 硬膜外追加给药，若已有有效的硬膜外麻醉（能提供良好的分娩镇痛）。

（一）通过以下方式评估硬膜外麻醉

• 检查阻滞平面/阻滞高度。

• 询问母亲和助产士硬膜外麻醉是否提供了足够的分娩镇痛。

• 询问初始的硬膜外导管是否需要临床医生干预/额外的推注。

表 19-4 产科应用椎管内麻醉相较于全身麻醉的优点 [5]	
母体	• 减少麻醉相关的不良事件（心脏的、肺部的、心搏骤停） • 降低误吸风险 • 避免敏感人群对喉镜检查产生升压反应，如子痫前期 • 避免全身麻醉下的术中知晓 • 产科插管失败和困难气道的发生率更高，因此避免了反复尝试气管插管相关的并发症 • 减少子宫乏力和出血 • 减少手术部位感染 • 显著的镇痛质量，节省全身性阿片类药物的使用，减少剖宫产后慢性疼痛 • 允许产妇在分娩后即刻与婴儿进行肌肤接触和母乳喂养 • 提高产妇和伴侣在分娩中的参与度
胎儿	• 减少分娩时呼吸抑制的风险（5min，Apgar＜7分，并且需要转入 NICU） • 避免在宫内暴露于具有潜在神经发育毒性的全身麻醉（静脉注射和吸入用药） • 实现分娩后肌肤接触和母乳喂养的好处

NICU. 新生儿加强监护病房

表 19-5 加速（"快速顺序"）蛛网膜下腔麻醉技术的总结	
因 素	蛛网膜下腔麻醉技术
穿着	帽子和无菌手套（避免接触患者）
资历	最资深/有经验的麻醉科医师在场
考虑省去蛛网膜下腔用阿片类药物	给予重比重布比卡因 ± 鞘内芬太尼（获取和制备鞘内二乙酰吗啡可能需要增加时间）
限制尝试次数	由产科团队指导，但目标不超过1次。
蛛网膜下腔麻醉和切皮的时间间隔	允许在蛛网膜下腔麻醉完全起效之前开始手术
预给氧	考虑让同事/助手在尝试蛛网膜下腔麻醉期间为患者预给氧，因此如果操作失败，可以立即进行全身麻醉诱导

该操作平衡了在不影响蛛网膜下腔麻醉技术无菌性的情况下减少麻醉时间的优点

硬膜外追加给药可在 10min 内产生麻醉阻滞效果［中位时间（IQR）为 7min（5～8min）］。可以混合制成常被描述的"快速硬膜外混合"液[9]。

• 2% 不含防腐剂的利多卡因（20ml）。

• 肾上腺素 100μg（1：1000 肾上腺素 0.1ml）制备成 1：200 000 溶液。

• 8.4% 不含防腐剂的碳酸氢钠（2ml）。

给予试验剂量后，应以阶梯给药方式给予快速硬膜外混合液（例如，单次 5ml 推注至 15～20ml），直至达到所需的阻滞高度。

• 全身麻醉。

– 存在椎管内麻醉的禁忌证。

– 椎管内麻醉失败或尝试实施椎管内麻醉失败。

– 在许多情况下全身麻醉可最安全、最快捷地娩出胎儿。

• 为确定哪种麻醉技术对每一个母亲和胎儿最安全，产科和麻醉团队之间的沟通非常重要。

紧急剖宫产的全身麻醉应包括预给氧和压迫环状软骨的快速顺序诱导（rapid sequence induction，RSI；或者改良 RSI，见第 9 章），以降低误吸风险。考虑在诱导和尝试插管期间采用经鼻湿化快速充气交换通气（THRIVE）来延长氧储备的时间[10]。

（二）产后护理

• 在 WHO 手术安全核查表签名结束时评估剖宫产前后血栓栓塞的风险。

• 监测重要的参数，心率、血压、呼吸频率、脉搏血氧饱和度、尿量和尿色，根据当地方案并取决于产妇个体情况。

• 检查镇痛、血栓预防和抗生素处方（如果有感染 / 绒毛膜羊膜炎的症状）。

• 检查子宫是否收缩，以及是否存在阴道出血。

• 术后血流动力学是否稳定和令人放心，如果不是则视为高风险，可将产妇转入产后监护病房。

• 根据医院的方案，一旦能够活动且血流动力学平稳后取出导尿管。

• 产后病房团队查房，对后续妊娠的分娩计划提供咨询和产后护理建议（以及剖宫产后是否适合阴道分娩的评估）。

• 出院后社区助产士或护士的随访。

参考文献

[1] Royal College of Obstetricians and Gynaecologists. Caesarean section. Consent Advice No. 7. London: RCOG; 2009. https://www.rcog.org.uk/globalassets/documents/guidelines/ consent-advice/ca7-15072010.pdf. Accessed 20th August 2021.

[2] Royal College of Obstetricians and Gynaecologists. Classification of urgency of caesarean section - a continuum of risk. Good Practice No. 11. https://www.rcog.org.uk/globalassets/documents/guidelines/goodpractice11classificationofurgency.pdf. Accessed 20th August 2021.

[3] Lucas DN, Yentis SM, Kinsella SM, Holdcroft A, May AE, Wee M, et al. Urgency of caesarean section: a new classification. J R Soc Med. 2000;93:346-50.

[4] Caesarean Birth. NICE guideline [NG192]. 2021. https://www.nice.org.uk/guidance/ng192. Accessed 20th August 2021.

[5] Horlocker TT, Vandermeuelen E, Kopp SL, Gogarten W, Leffert LR, Benzon HT. Regional anesthesia in the patient receiving antithrombotic or thrombolytic therapy: American Society of Regional Anesthesia and Pain Medicine Evidence-Based Guidelines (Fourth Edition). Reg Anesth Pain Med. 2018;43(3):263-309.

[6] MBRRACE-UK Saving Lives, Improving Mothers' Care—Lessons Learned to Inform Maternity Care from the UK and Ireland Confidential Enquiries into Maternal Deaths and Morbidity 2013-15. December 2017.

[7] Kinsella SM, Carvalho B, Dyer RA, Fernando R, McDonnell N, Mercier FJ, Palanisamy A, Sia ATH, Van de Velde M, Vercueil A. International consensus statement on the management of hypotension with vasopressors during caesarean section under spinal anaesthesia. Anaesthesia. 2018;73(1):71-92.

[8] Kinsella SM, Girgirah K, Scrutton MJ. Rapid sequence spinal anaesthesia for category-1 urgency caesarean section: a case series. Anaesthesia. 2010;65(7):664-9.

[9] Allam J, Malhotra S, Hemingway C, Yentis SM. Epidural lidocaine-bicarbonate-adrenaline vs levobupivacaine for emergency Caesarean section: a randomised controlled trial. Anaesthesia. 2008;63(3):243-9.

[10] Pillai A, Daga V, Lewis J, Mahmoud M, Mushambi M, Bogod D High-flow humidified nasal oxygenation vs. standard face mask oxygenation. Anaesthesia. 2016; 71(11): 1280-3.

第 20 章　阴道手术助产
Operative Vaginal Delivery

John Dick　Caroline Borkett-Jones　著

李小卉　译　　王程昱　校

阴道手术助产，又称阴道器械助产，是指在第二产程子宫收缩的同时进行牵引以帮助胎儿娩出。阴道手术助产有两种方法（图 20-1），胎头真空吸引或产钳助产。胎头真空吸引装置有很多类型。例如，Kiwi 胎头吸引器，它由一个吸盘和手柄相连接组成，产科医师手持手柄，吸盘吸在婴儿的头部。产钳的左右两叶围绕胎头，放置后锁扣在一起，如 Neville Barnes 产钳。

除牵引外，胎头真空吸引器和产钳可用来旋转先露异常的胎儿头部。产科医师基于对产妇情况的评估和个人偏好选择使用何种阴道器械助产方式。胎头真空吸引器助产失败率较高。产钳助产则需要更多的镇痛，且更有可能造成产妇会阴损伤。

如果器械助产失败，则很可能需要进行剖宫产，因此阴道器械助产通常被称为"器械助产尝试"。

一、适应证

- 胎儿方面。
  - 可疑胎儿窘迫（病理性胎心监护、异常胎儿血液结果和胎粪污染）。
- 母体方面。
  - 初产妇，使用椎管内镇痛者产程无进展超过 3h（第二产程主动及被动阶段的总和）或

未使用椎管内镇痛者超过 2h。
  - 经产妇 - 使用椎管内镇痛者产程无进展超过 2h（第二产程主动及被动阶段的总和）或未使用椎管内镇痛者超过 1h。
  - 产妇疲乏或力竭。
  - 产妇合并医学指征不适合 Valsalva 动作者（如合并心脏疾病）。
- 产妇 - 胎儿方面。
  - 阴道助娩的母体和胎儿适应证往往同时存在。

二、阴道手术助产的危险因素

初产妇和在分娩时使用硬膜外麻醉者需手术助产的风险增加[1]。

三、地点选择

阴道器械助产可以在产房或手术室进行。当器械助产尝试的失败率较高时，应选择在可立即中转剖宫产的地方，因此器械助产尝试的地点应选择有麻醉科医师在场的手术室。

若存在以下情况则阴道器械助产的失败率增加[1]。

- 母亲身体质量指数 $>30 kg/m^2$。
- 预估胎儿体重 $>4 kg$。
- 枕后位。

胎头真空吸引器助产　　　　产钳助产

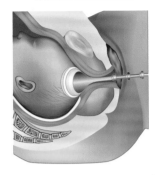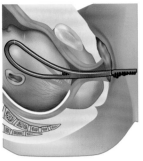

▲ 图 20-1　阴道手术助产的方式

- 中位分娩（当腹部可触及 1/5 的胎儿头部时）。

四、麻醉选择

局部浸润麻醉。如果在产房进行器械助产，且患者事先没有其他的镇痛措施（如分娩时的硬膜外麻醉），那么由产科医师实施的局部浸润麻醉或阴部神经阻滞可能是唯一可使用的镇痛措施。

硬膜外麻醉。如果产妇已有硬膜外麻醉，可为其"追加给药"（用来扩展阻滞范围），为阴道手术助产提供足够的麻醉镇痛。低剂量的硬膜外混合麻醉剂（10～20ml）足以满足在产房行胎头真空吸引器或（出口平面）产钳助产的需要（如 0.1% 的布比卡因和 2μg/ml 的芬太尼）。

若在手术室进行产钳分娩尝试（如果失败可立即行剖宫产）则需要更高浓度的局部麻醉药，以达到至少 T_{10} 平面（阻滞温度觉）的麻醉阻滞，但建议麻醉阻断至 T_4/T_5 平面（阻滞轻触感），以防紧急中转剖宫产。

蛛网膜下腔麻醉 / 腰硬联合（CSE）麻醉。如果使用腰硬联合麻醉，其剂量必须足够用于剖宫产。在英国，大多数麻醉科医师利用蛛网膜下腔麻醉或 CSE 技术重新进行椎管内麻醉，其能够阻滞至 T_4/T_5 的温度觉，这也足以满足剖宫产的需要。

在其他国家（如美国），麻醉医师首先使用较少的局部麻醉药以达到硬膜外麻醉 T_{10} 阻滞的水平，如果手术助产不成功，硬膜外麻醉会进一步追加给药以阻滞到 T_4/T_5 水平（用于剖宫产）。使用分步给予局部麻醉药的理由是为了促使产妇用力以最大限度地提高阴道手术助产的成功率。然而，应该注意的是，在美国 3% 的氯普鲁卡因可用于硬膜外麻醉，它可以使硬膜外阻滞得到迅速扩展，这可能解释了为什么英国的大多数机构推荐从一开始就阻滞到 T_4/T_5 水平。关于阴道器械 / 手术助产的麻醉用药策略，应遵循当地的实践共识和相关机构的指南。

手术室准备。应事先对拟接受麻醉的患者进行评估并获取知情同意，告知其有中转剖宫产的风险。理想情况下，在手术室进行的所有手术操作都应预防性抗酸治疗。

五、患者体位

进入手术室后，患者应仰卧于手术台并向左侧倾斜以减轻腹主动脉 - 下腔静脉压迫，以进行硬膜外麻醉给药，同时监测产妇生命体征和胎心率（胎心监护）。

一旦麻醉阻滞水平达到预期，将患者置于左侧倾斜的截石位以便行手术助产。

六、并发症

产钳助产因创伤所致的产后出血风险较高。需积极处理第三产程，通常使用缩宫素或其他子宫收缩药。

器械助产后可能会出现会阴部疼痛，应适当使用术后镇痛。

因胎头深入骨盆，手术助产尝试失败后的剖宫产可存在技术困难。在这种紧急情况下，为了给手术医师提供支持，麻醉医师可以在患者仍处于椎管内麻醉时给予硝酸盐类药物，如硝酸甘油（50～100μg，静脉注射，或者 400～800μg，舌下含服）或特布他林（250μg，皮下注射）[2] 以放松子宫，但偶尔也需要行全身麻醉。使用 GTN 需要谨慎，因为在极少数情况下可能会出现宫缩乏力、严重低血压、反射性心动过速和一过性低氧血症。许多产科医师在行剖宫产前使用胎头靠垫®，这是一个气球装置，可在胎头深入骨盆时可向上推高胎头（图20-2）。

七、抗生素

对于手术助产，通常不建议使用预防性抗生素[1]，但应遵循当地的指南建议。若发生严重会阴损伤，产科医师可能会酌情使用抗生素。

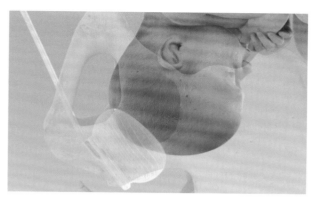

▲ 图 20-2 胎头靠垫示意图

经许可转载，引自 Rajiv Varma 博士

参考文献

[1] R Murphy DJ, Strachan BK, Bahl R, on behalf of the Royal College of Obstetricians Gynaecologists. Assisted Vaginal Birth. BJOG 2020;127:e70-e112

[2] Patterson-Brown S, Howell C. Managing Obstetric Emergencies and Trauma (MOET), The MOET Course Manual, 3rd ed. Chapter 30. Cambridge University Press; 2016. p. 354-372.

第 21 章 产科大量出血
Massive Obstetric Haemorrhage

Rachel Collis Lucy French 著

汤莹莹 译 张玥琪 校

一、定义

产科大量出血定义如下[1]。

- 失血量＞1500ml。
- 血红蛋白减少＞4g/dl。
- 输注 4U 或以上的红细胞。

二、原因和相关风险因素

具体原因和相关风险因素见表 21-1 和表 21-2。

三、即刻管理

（一）寻求帮助 / 组建床旁多学科团队

团队包含高年资助产士 / 护士、产科医师和麻醉医师。若即刻管理失败，应呼叫最高年资的产科医师和麻醉医师，手术室团队（如果尚未在手术室）和受过评估持续失血量培训的辅助人员。

启动大量出血方案并测量持续失血量以促进治疗的适当升级，称重手术纱布和血凝块并测量分娩过程中所有被吸引的内容物。

遵循 如下 ABC 方法[1]。

气道（A）：评估气道并做好准备，如果反应迟钝，计划插管并通气。

呼吸（B）：非重复呼吸面罩进行高流量氧气（15L/min）。

循环（C）：让患者躺下。

– 如果是产前出血，左侧倾斜体位以减少主动脉压迫的影响。

– 如果是产后出血（在神经阻滞条件允许下），可采取头低位或抬高双腿。

– 置入两个 14G 静脉套管（若穿刺困难，考虑骨内通路）。

– 采血：交叉配血（4U）、全血细胞计数（full blood count，FBC）、凝血监测、床旁即刻检测（point of care，POC）（如果有条件），包括血红蛋白（Hb）、静脉血气分析评估乳酸值；使用市售设备，如血栓弹力图（thromboelastrography，TEG®）、旋转式血栓弹力图（rotational thromboelastometry，ROTEM®）或 Quantra®（超声测量法）分析仪行黏弹性止血试验（VHA）。

（二）监护

- 如果在手术室外，根据早期预警表进行监测。持续失血情况下每 5 分钟监测脉率、无创血压、氧饱和度和呼吸频率。
- 置入导尿管测每小时尿量。
- 考虑动脉管路监测（便于心血管功能监测和血液采集）。
- 重复血液检测。进行性出血每 500ml 检测 FBC、（床旁即刻检查乳酸、血红蛋白、钙、黏弹

表 21-1 产前出血（妊娠 24 周后和分娩前）

原　因	危险因素
胎盘早剥	既往早剥病史，孕妇高血压或吸烟史、多产史，羊膜穿刺术后，使用可卡因
前置胎盘 / 胎盘粘连	剖宫产史、多胎妊娠、多次经产、子宫肌瘤切除术
子宫破裂	既往子宫手术 / 剖宫产史（尤其是经典切口）
创伤	主要是交通事故 / 家庭暴力

表 21-2 产后出血（PPH）：分主原发性（分娩后 24h 内）和继发性（分娩 24h 后至产后 6 周）

原　因		危险因素
张力（子宫收缩乏力）	子宫过度扩张	巨大儿 / 多胎妊娠 / 羊水过多 / 子宫肌瘤
	宫缩乏力	多产 / 引产或催产 / 产程延长 / 子宫内翻
	宫腔感染	破膜时间延长
	内在因素	既往产后出血史
创伤	会阴撕裂 / 产钳或剖宫产	
组织	会阴撕裂 / 器械助产或剖宫产	
凝血酶	凝血功能障碍	除发生严重胎盘早剥或羊水栓塞（AFE）外极少为原发性因素

性止血试验）和凝血功能。

（三）静脉输液

• 在未获得血制品之前，先输注温热晶体液（限制晶体液输注量，以维持心输出量所需为宜，最多输注 2L）[1] 准备快速加温输液仪。

（四）血液

• 理想情况下，应根据全血细胞计数或 POC 等量的血红蛋白（Hb）水平输血，以维持 Hb＞80g/L。在严重失血性休克中，Hb 值可能存在误差。应根据出血情况和乳酸值做适当调整（乳酸＞4mmol/L 提示重度休克）。

• 如需即刻输血，给予 O 型 Rh 阴性红血细胞。尽快改用与患者兼容的血液或已交叉配型的血液。

• 考虑术中血液回收[2]（镰状细胞贫血禁用）。

1. 凝血　遵循当地的凝血制品更换方案。

• 如果床旁即刻黏弹性止血试验不可测，在输注首个 4U 红细胞后，以 1∶1 的比例给予新鲜冰冻血浆（fresh frozen plasma，FFP），直到凝血结果出来。根据凝血结果，输注 FFP、冷沉淀或纤维蛋白原浓缩物，以维持血浆纤维蛋白原（Clauss 法）浓度＞2g/L 和活化部分凝血活酶时间（activated partial thromboplastin time，APTT）在正常范围内[3]。

• 在大出血的情况下，黏弹性止血试验有助于指导凝血类血液制品的输注类型和用量。

• 基于现有设备如 ROTEM®、TEG® 或 Quantra®，应该有一个统一商定的算法（图 21-1 和图 21-2）。

• 纤维蛋白原是产后最先出现异常的凝血因子，应首先补充。

• 如果黏弹性止血试验可用，当检测结果提示纤维蛋白原低于 2g/L 时应及时补充纤维蛋

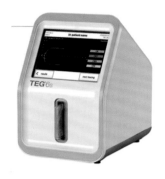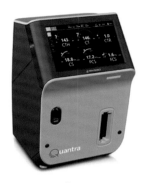

▲ 图 21-1　TEG® 6s（Haemonetics）和 Quantra®（HemoSonics）床旁即刻凝血检测仪

经许可转载，引自 Haemonetics, Boston, USA and HaemoSonics, Charlottesville, USA.

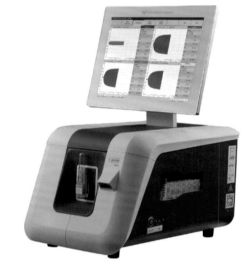

▲ 图 21-2　ROTEM Sigma® 床旁即刻凝血监测仪
经许可转载，图片由 Werfen 提供

白原。

• 其他凝血因子的缺乏较为少见，可以通过实验室检查中 APTT 延长和 ROTEM® EXTEM 上的 CT（凝血时间）延长（评估外源性凝血途径的指标）、Quantra® 上的 CT，以及 TEG® 上高岭土凝血时间延长来评估（图 21-3）。超出正常范围的延长值取决于不同检测仪对这些参数的正常范围的设置。

• 下文展示了经过验证的针对 PPH 的 ROTEM 算法（图 21-4），而越来越多对其他仪器的研究也会产生相同的信息。

• 采用当地规定的快速实验室检测流程，用全血细胞计数测量血小板计数，并在持续出血期间补充血小板，维持血小板计数 > 75×10^9/L[3]。

• 出血量 > 1000ml 时应尽快给予氨甲环酸 1g[5]，如果持续出血，应在 30min 后重复给药。

• 钙补充。大量快速输注红细胞导致的低钙血症会加剧凝血功能障碍和心功能障碍。大多数血气分析仪上可以准确测量血钙值。静脉注射 10% 葡萄糖酸钙 10ml，维持离子钙 > 1.0mmol/L。

2. 血糖监测　至少每小时监测 1 次，直到出血得以控制。

3. 温度监测　每 15 分钟监测 1 次，使用加温液体和主动加热装置。例如，Bair Hugger 维持患者正常体温。

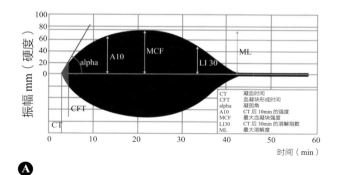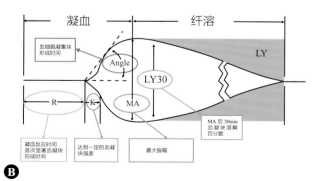

Ⓐ　Ⓑ

▲ 图 21-3　ROTEM 轨迹显示 ROTEM PPH 算法所需的参数

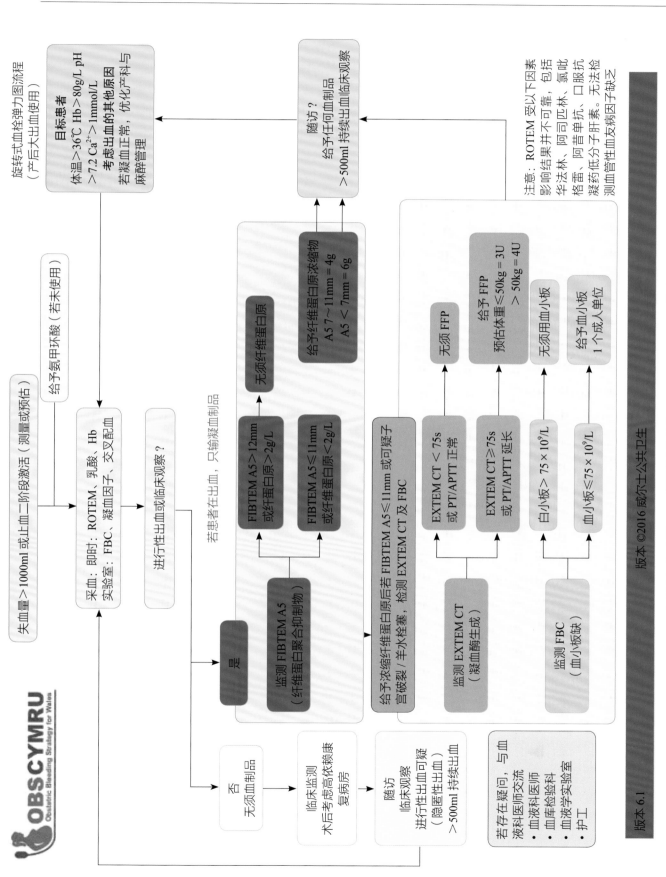

▲ 图 21-4 用于 **PPH** 期间凝血管理的 **Obs Cymru ROTEM** 算法

资料来源：经 Sarah Bell 博士代表 Obs Cymru 许可发布

四、持续出血期治疗目标 [4, 6-9]

- 维持血红蛋白＞80g/L。
- 维持纤维蛋白原＞2.0g/L。如果数值异常，给予冷沉淀 2U 或 4～6g 纤维蛋白原浓缩物。纤维蛋白原是唯一与临床结局相关的重要凝血因子，当纤维蛋白原＜2 g/L，应优先处理。
- 凝血酶原时间（prothrombin time, PT）/APTT＜1.0 或血液黏弹性凝块凝结时间异常给予 15ml/kg 新鲜冰冻血浆。
- 维持血小板＞75×10⁹/L，给予 1U 血小板。

$$维持血小板 > 75 \times 10^9/L$$

- 体温＞36℃。
- pH＞7.2。
- Ca²⁺＞1mmol/L。

$$Ca^{2+} > 1mmol/L$$

五、产科大量出血的产科管理 [1]

（一）产前出血（APH）

大多数重症患者需要立即在手术室分娩。确保所有监测到位，开始复苏，进行血液学检查，准备血液和血液制品。

（二）胎盘早剥

低纤维蛋白原很常见。如果婴儿还活着，通常需即刻分娩。如果婴儿失去生命迹象但母体情况稳定，则应在阴道分娩或手术前尝试纠正凝血异常。

（三）产后出血（PPH）

80% 的产后出血是由子宫收缩乏力和软产道损伤引起的。

（四）子宫收缩乏力治疗

- 物理治疗。
  - 如果子宫收缩乏力，按"揉"子宫促进子宫收缩，双手用力压迫子宫可以暂时控制出血。可以帮助排出宫腔中的血凝块，使子宫收缩药更有效。
- 药物治疗（仅适用于产后出血）。
  - 缩宫素：缓慢静脉推注 5U 缩宫素，如果需要，静脉推注 5U 后静脉泵注缩宫素 10U/h。
  - 麦角新碱：静脉推注或肌内注射 250～500μg，

最大剂量为 1mg。

注意：静脉推注麦角新碱时必须格外小心，因为它可能导致严重的高血压。首选途径是肌内注射。由于具有血管收缩作用，子痫前期患者应避免使用麦角新碱。麦角新碱也是一种催吐药物，应同时静脉推注止吐药（如昂丹司琼 4mg）。

  - 卡前列素：肌内或（很少）子宫肌内注射 250μg，15min 可以重复使用 1 次，最大剂量为 2mg。

注意：可引起支气管痉挛，哮喘患者应避免使用。

  - 米索前列醇：舌下或直肠途径给予 800～1000μg。

- 手术治疗：可能需要手术措施来阻止出血，具体的干预措施将取决于出血的原因和严重程度，以及外科医生的专业知识。需要适当的镇痛和麻醉。手术干预包括如下几个方面。
  - 麻醉下检查（examination under anaesthesia, EUA）和修复软产道损伤。
  - 子宫填塞。
  - 置入宫内球囊（如 Bakri 球囊）。
  - B-Lynch 缝合术（一种加压手术缝合术）。
  - 子宫动脉和髂内动脉结扎术。
  - 子宫切除术。

六、介入治疗

如果有设施和专业知识，可以在紧急情况下置入髂内/主动脉球囊作为减少出血和保证手术安全的临时措施。

介入科医师可能需要选择性地栓塞子宫和盆腔血管，该操作通常在介入科进行。因此患者的心血管功能应该足够稳定，以便转移到偏远的手术室外区域。

证据表明，除非凝血功能障碍能得以纠正，否则这些干预治疗不太可能成功。

七、出血后管理

- 进行多学科会诊。

- 记录失血量、血液和血液制品的使用。
- 停用"大出血"方案。
- 将患者转移到加强监护病房（intensive care unit，ICU）或高依赖病房（high dependency unit，HDU）。
- 记录硬膜外导管拔除和静脉血栓预防流程的时间。由于产后出血后有显著的血栓风险，应在控制出血 6～12h 后开始血栓预防治疗。
- 记录出血程度（失血量＞1500ml）启动院内流程（如临床监管），回顾总结提供给患者的全程治疗方案。对大量出血患者详细的总结有益于改善未来患者的诊疗流程。

参考文献

[1] Mavrides E, Allard S, Chandraharan E, Collins P, Green L, Hunt BJ, Riris S, Thomson AJ on behalf of the Royal College of Obstetricians and Gynaecologists. Prevention and management of postpartum haemorrhage (Green-top Guideline 52). BJOG 2016;124:e106-e49.

[2] Khan KS, Moore PAS, Wilson MJ, Hooper R, Allard S, Wrench I, Beresford L, Roberts TE, McLoughlin C, Geoghegan J, Daniels JP, Catling S, Clark VA, Ayuk P, Robson S, Gao-Smith F, Hogg M, Lanz D, Dodds J, SALVO study group. Cell salvage and donor blood transfusion during cesarean section: a pragmatic, multicentre randomised controlled trial (SALVO). PLoS Med. 2017;14(12):e1002471.

[3] Collins P, Abdul-Kadir R, Thachil J. Subcommittees on Women's Health Issues in Thrombosis and Haemostasis and on Disseminated Intravascular Coagulation. Management of coagulopathy associated with postpartum hemorrhage: guidance from the SSC of the ISTH. J Thromb Haemost. 2016;14:205-10.

[4] Curry NS, Davenport R, Pavord S, Mallett SV, Kitchen D, Klein AA, Maybury H, Collins PW, Laffan M. The use of viscoelastic haemostatic assays in the management of major bleeding: a British society for haematology guideline. Br J Haematol. 2018;182:789-806.

[5] WOMAN Trial Collaborators. Effect of early tranexamic acid administration on mortality, hysterectomy, and other morbidities in women with post-partum haemorrhage (WOMAN): an international, randomised, double-blind, placebo-controlled trial. The Lancet. 389 (10084):2105-16.

[6] Collis R, Guasch E. Managing major obstetric haemorrhage: Pharmacotherapy and transfusion. Best Pract Res Clin Anaesthesiol. 2017;31:107-24.

[7] Collis RE, Collins PW. Haemostatic management of obstetric haemorrhage. Anaesthesia. 2015;70(Suppl 1):78-86.

[8] Collins PW, Bell SF, de Lloyd L, Collis RE. Management of postpartum haemorrhage: from research into practice, a narrative review of the literature and the Cardiff experience. Int J Obstet Anesth. 2019;37:106-17.

[9] Ferrante EA, Blasier KR, Givens TB, Lloyd CA, Fischer TJ, Viola F. Novel device for the evaluation of hemostatic function in critical care settings. Anesth Analg. 2016;123:1372-9.

第 22 章　宫缩乏力
Uterine Atony

Rachel Collis　Lucy French　著
邬其玮　译　　徐铭军　校

一、定义

宫缩乏力是指分娩后子宫无法收缩，导致阴道分娩后失血量＞500ml。宫缩乏力和产道创伤的组合占产后出血（PPH）的80%，并且经常同时发生[1]。

英国皇家妇产科医师学会关于产后出血、预防和管理的 Green-Top 第 52 号指南是这一主题的重要参考，建议麻醉科医师阅读。

二、风险因素

• 过度膨胀的子宫，包括多胎妊娠、羊水过多、巨大儿和子宫肌瘤。
• 延长的产程。
• 多次分娩产妇（之前分娩过 4 次以上）。
• PPH 病史。
• 感染（羊膜内或子宫内感染）。
• 残留物（胎膜或胎盘组织）。
• 子宫内翻。

三、药理学管理[2-4]

• 缩宫素：一种引起子宫收缩和外周血管扩张的激素。5～10U 肌内注射或静脉给药可以作为宫缩乏力的预防剂。如果静脉注射，则应以缓慢推注的形式进行，通常稀释至 1U/ml。随后可连续输注 10U/h。如果迅速推注，可能会导致严重低血压。如果缩宫素已经被用于增强产力，它的效果就会降低。许多机构使用替代方案。最近发布的关于剖宫产期间使用子宫药物的国际共识提供了使用低剂量缩宫素的替代策略，取决于手术是择期剖宫产还是产时紧急剖宫产（表 22-1）[5]。

• 卡贝缩宫素：一种长效缩宫素类似物，用于预防宫缩乏力，但未被许可用于治疗宫缩乏力。它通常以单次 100μg 静脉注射或肌内注射的形式给药，可以减少对缩宫素输注的需要。缩宫素和卡贝缩宫素均应冷藏保存。

（一）心脏病女性慎用

• 麦角新碱：一种麦角生物碱，可引起子宫和血管平滑肌收缩。使用时肌内注射 250～500μg。不建议静脉注射。最大肌内注射剂量为 1mg。麦角新碱具有强烈的催吐作用，因此需考虑联合服用止吐药。该药可能会导致严重的高血压。麦角新碱应该冷藏保存。

（二）避免子痫前期和原发性高血压患者使用

• 缩宫素加麦角新碱合剂：麦角新碱 500μg/ 缩宫素 5U 的联合制剂可以通过肌内注射，通常被作为一种预防措施以降低宫缩乏力高危产妇的风险。它可以重复使用，可能有助于宫缩乏力伴 PPH 的一线治疗。因为不需要静脉注射，可以安全地用于产房。该药需要冷藏保存。

表 22-1　择期剖宫产和中转剖宫产促宫缩药物的给药方案

择期剖宫产	产时剖宫产
静脉注射 1U 缩宫素，并开始以 2.5～7.5U/h（0.04～0.125U/min）的速度输注缩宫素	缓慢静脉注射 3U 缩宫素≥30s，并开始以 7.5～15U/h（0.125～0.25U/min）的速度输注缩宫素

- 如果需要，2min 后再次缓慢静脉注射 3U 缩宫素≥30s
- 如果不能产生持续的子宫张力，尽早考虑二线药物
- 在停止输注前检查患者的临床状况，通常是开始输注后 2～4h

• 卡前列素：15- 甲基前列腺素 F_{2a} 是一种三线促宫缩药，以 250μg 肌内注射或宫体注射的形式给药。每 15 分钟重复 1 次，最大剂量为 2mg。它会引起恶心、呕吐和腹泻，也会引起严重的支气管痉挛。该药需要冷藏保存。

（三）避免哮喘患者使用

• 米索前列醇：一种合成前列腺素 E_1 类似物和有效的促宫缩药，可以舌下或直肠给予 800～1000μg 的剂量。米索前列醇可能引起恶心、呕吐或腹泻，以及支气管痉挛（不如卡前列素严重）。优点是它不需要冷藏保存或注射使用。

四、手术管理

虽然药物是早期宫缩乏力伴 PPH 治疗的主要手段，但重复使用同一药物可能对治疗无效，并导致治疗大出血的延迟。如果促宫缩药物逐步升级后出血量持续＞1500ml，应立即考虑手术干预。

• 膀胱排空，因为膀胱充盈会加剧子宫收缩乏力。

• 双手压迫。

　　－ 外科医师用一只手在阴道内握拳，而另一只手向下按压产妇腹部来压迫子宫。这是由宫缩乏力引起的严重 PPH 的救生措施。该动作需要持续直到促宫缩药物起效，或者持续出血的产妇被转移到手术室。

• 麻醉下检查：清除血块、胎盘组织、胎膜和同时缝合产道撕裂是由宫缩乏力引起的持续性产后出血早期治疗的关键。

• 子宫填塞。

　　－ 虽然可以使用多层手术纱布进行子宫填塞，但很大程度上已被宫内球囊替代。

　　－ 宫内填塞球囊[6]。将专门设计的球囊（如 Bakri 球囊）插入子宫并用生理盐水（通常为 250～500ml）充气可以填塞止血。

• 加压缝合[7]。

　　－ 如果宫内填塞或球囊置入无效，可以使用缝合线对子宫进行外部机械压迫。在剖宫手术时用两条缝线压迫子宫上段。止血加压或背带式缝合的一个常见示例是 B-Lynch 缝合术。使用可吸收缝线意味着后续妊娠不太可能受到影响。

血管控制

• 主动脉压迫。在极端紧急情况下，最初的救生策略可以直接向脊柱压迫主动脉。此操作可以在剖宫手术期间进行，可减少 40% 的出血，虽然最终可能需要经验丰富的血管外科医师夹闭主动脉。使用腹外压力进行主动脉压迫也曾被报道过。

• 子宫动脉结扎可在剖宫手术时进行，因存在侧支循环不会影响未来妊娠。

• 子宫动脉栓塞可以使用介入放射学技术进行，但该操作可能必须远离产科手术室。

• 髂内动脉结扎术。

• 子宫切除术。

　　－ 可以挽救生命。

　　－ 决策和手术应由高年资产科医师进行，通常与妇科医师一起进行。

　　－ 如果患者心脏血管受损，一旦其他方法失败，应立即进行手术。

参考文献

[1] Bateman BT, Berman MF, Riley LE, Leffert LR. The epidemiology of postpartum hemorrhage in a large, nationwide sample of deliveries. Anesth Analg. 2010;110(5):1368-73.

[2] Allman K, Wilson I, O'Donnell A. Oxford Handbook of Anaesthesia, 4th Edition 2018. Oxford University Press.

[3] Mavrides E, Allard S, Chandraharan E, Collins P, Green L, Hunt BJ, Riris S, Thomson AJ on behalf of the Royal College of Obstetricians and Gynaecologists. Prevention and management of postpartum haemorrhage (Green-top Guideline 52). BJOG 2016;124: e106-49.

[4] Gallos I, Williams H, Price M, et al. Uterotonic drugs to prevent postpartum haemorrhage: a network meta-analysis. Health Technol Assess. 2019;23(9).

[5] Heesen M, Carvalho B, Carvalho JCA, et al. International consensus on the use of uterotonic agents during caesarean section. Anaesthesia. 2019;74:1305-19.

[6] Bakri YN, Amri A, Abdul JF. Tamponade-balloon for obstetrical bleeding. Int J Gynaecol Obstet. 2001;74:139-42.

[7] Lynch C, Coker A, Lawal AH, Abu J, Cowen MJ. The B-Lynch surgical technique for the control of massive postpartum haemorrhage: an alternative to hysterectomy? Five cases reported. Br J Obstet Gynaecol. 1997;104:372-5.

第 23 章　子宫内翻
Uterine Inversion

Sarah McDonald　Katarzyna Marciniak　**著**

张励聪 **译**　　王程昱 **校**

一、定义

子宫内翻是罕见但危及生命的急症之一，会导致潜在大出血和心血管功能失代偿，包括卵巢悬韧带受牵拉兴奋副交感神经而造成的心动过缓[1,2]。

二、子宫内翻的解剖学分级（图 23-1）[3]

子宫的一部分向子宫颈凹陷，穿过子宫颈，最终脱垂。

- 1 度，宫底达到宫颈内口。
- 2 度，宫底进入阴道。
- 3 度，宫底脱出阴道。
- 4 度，阴道、宫颈及子宫全部裸眼可见的翻出（阴道、宫颈及子宫全部翻出体外）[4]。

三、子宫内翻的分级（图 23-1）[3]

时间进程

- 急性内翻多数发生在第三产程后的 24h 内[5]。
- 亚急性的内翻发生在产后 24h 至 30 天。
- 慢性的内翻很少见，一般发生在生产 30 天以后[6]。

四、危险因素

- 早产或者过度牵拉脐带，过度挤压宫底[7]。
- 短脐带。

- 宫底胎盘植入。
- 胎盘滞留或胎盘异常附着（残余胎盘或胎盘植入）。
- 慢性子宫内膜炎。
- 剖宫产后阴道分娩 / 剖宫产术后试产。
- 多胎产。
- 宫缩乏力。
- 巨大儿 / 羊水过多。
- 子宫内翻史。
- 应用宫缩抑制药，如硫酸镁。
- 子宫畸形，如单角或双角子宫。
- 结缔组织疾病，如马方综合征。

五、临床表现

- 产后大出血。
- 下腹痛。
- 循环衰竭，衰竭程度可能与出血量不成比例，可伴有心动过缓。
- 阴道包块 / 不能触及宫底（1 度或 2 度内翻触及宫底困难）。

六、管理

（一）重要原则

- 抢救产妇的同时，尝试还原脱垂的子宫[8]。
- 在子宫内翻被纠正前不要尝试移除胎盘（如

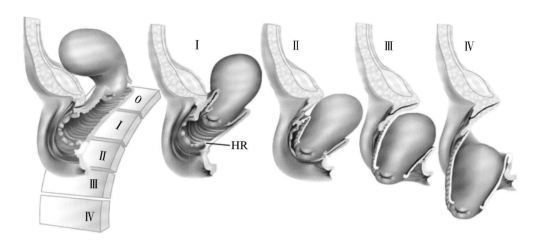

▲ 图 23-1　子宫内翻分级
HR. 处女膜残余

它仍为附着状态)。

• 及时还原子宫，以减少子宫水肿及之后的还原困难 (及时复位子宫以减轻子宫水肿，避免后续复位困难)。

（二）复苏

• ABC 原则，两条宽大的静脉通路，交叉配血 4 个单位，如有需要，积极地进行容量复苏和应用血液制品 (见 21 章)[9]，氧疗，应用抗胆碱能药物 (阿托品、格隆溴铵) 治疗心动过缓，如果血压过低，除了容量复苏外，还需使用血管收缩剂 (去氧肾上腺素、麻黄素)，并放置导尿管。如果患者情况恶化，应考虑动脉及中心静脉监测。

七、医疗管理

子宫置换术

• 尝试手法复位子宫 (暂停任何缩宫素的注入，在还原子宫后继续应用)。

为促进复位子宫，通常需要立即行全身麻醉，除非已有放置好的硬膜外导管 (见 8 章) 挥发性麻醉药常作为全身麻醉的辅助用药，有一定程度的子宫及宫颈松弛作用。

必要时使用宫缩抑制药以增加宫颈的松弛 (表 23-1)。应自始至终监测脉搏及血压。

• 如手法复位失败可应用静水压复位法。
　– 需除外子宫破裂。
　– 使患者置于头低脚高位。
　– 可用欧沙利文技术。使用放置在阴道上方至少 1～1.5m 处的静脉注射器，在一定压力下将至少 1L 温盐水或无菌水快速注入阴道。注射管道端必须置于阴道内，以便借助注射液膨胀力向上推动宫底。操作者可用手堵住阴道口以保持静水压减少液体泄漏。确保完全密闭可能比较困难，可以在阴道内放置硅胶吸杯以维持密闭[10]。

八、手术治疗

手术选择包括 Huntington 和 Haultain 手术，腹腔镜辅助复位，以及经宫颈切口手法复位子宫。

• 成功复位子宫后，重新开始使用催产素，使用抗生素，并监测患者 (有可能再次内翻)。

药　物	药物机制	给药剂量和给药途径	不良反应
		表 23-1 常用宫缩抑制药	
特布他林	β₂受体激动药	静脉注射 250μg 或皮下注射 250～500μg	心律失常、肺水肿、心肌缺血、高血压、心动过速
沙丁胺醇	β₂受体激动药	静脉弹丸式注射 250μg 或肌肉或皮下注射 500μg	心源性或肺源性心律失常、肺水肿、心肌缺血、高血压、心动过速
硫酸镁	肌球蛋白链抑制药	4g/10min	脸红、嗜睡、头疼、肌肉无力、复视、口干、肺水肿、心搏骤停
硝酸甘油	线粒体醛脱氢酶转化为一氧化氮	2min 内 50～100μg 静脉注射或 1 次计量吸入/喷剂（相当于舌下 400μg），根据反应重复使用	严重低血压、肌肉抽搐、胸骨后不适、心悸

参考文献

[1] Beringer RM, Patteril M. Puerperal uterine inversion and shock. Br J Anaesth. 2004;92 (3):439-41.

[2] Nag DS, Datta MR, Samaddar DP, Panigrahi B. Cardiac arrest following acute puerperal uterine inversion. BMJ Case Rep. 2015;18:2015.

[3] Haylen BT, Maher CF, Barber MD, et al. An International urogynecological association (IUGA) / International Continence society (ICS) joint report on the terminology for female pelvic organ prolapse (POP). Int Urogynecol J 2016;27:165-94.

[4] Hussain M, Jabeen T, Liaquat N, Noorani K, Bhutta SZ. Acute puerperal uterine inversion. J Coll Physicians Surg Pak. 2004;14(4):215-7.

[5] Baskett TF. Acute uterine inversion: a review of 40 cases. J Obstet Gynaecol Can. 2002;24 (12):953-6.

[6] Livingston SL, Booker C, Kramer P, et al. Chronic uterine inversion at 14 weeks postpartum. Obstet Gynecol. 2007;109(2 Pt2):555-7.

[7] Witteveen T, van Stralen G, Zwart J, et al. Puerperal uterine inversion in the Netherlands: a nationwide cohort study. Acta Obstet Gynecol Scand. 2013;92(3):334-7.

[8] Obstetrical haemorrhage. In: Williams Obstetrics 25th Edition. Eds. Cunningham GF, Leveno KJ, Bloom SL, Dashe JS, Hoffman BL, Casey BM, Spong CY. McGraw-Hill Education (UK) 2018.

[9] Coad SL, Dahlgren LS, Hutcheon JA. Risks and consequences of puerperal uterine inversion in the United States, 2004 through 2013. Am J Obstet Gynecol. 2017; 217(3): 377. e1-377.e6.

[10] Ogueh O. Ayida G : Acute uterine inversion: a new technique of hydrostatic replacement. Br J Obstet Gynaecol. 1997;104:951-2.

第 24 章　羊水栓塞
Amniotic Fluid Embolism

Neil Muchatuta　Stuart Younie　著

胡丽娟　译　　张玥琪　校

羊水栓塞（amniotic fluid embolism，AFE）是产科罕见（发生率为 1/6 万）但极其严重的并发症 [1]，依然是发达国家孕产妇直接死亡的主要原因之一 [2]。

一、病理生理学

现代观点认为 AFE 的发生原因主要是机体的免疫反应，而不仅仅是栓塞。在 AFE 发生时，分娩过程中进入母体循环的胎儿抗原导致异常的宿主反应（图 24-1），产生类过敏现象 [2]。

局部和全身血管活性物质和抗凝物质释放可导致以下结果 [3]。

- 心力衰竭。
- 弥散性血管内凝血。
- 急性肺损伤。

二、临床表现

AFE 的临床表现具有多样性（表 24-1），其中最常见的是心肺功能衰竭。AFE 通常发生于分娩和分娩期间，少数情况下也可发生于终止妊娠、羊膜腔穿刺术和分娩创伤中 [2]。

AFE 的临床表现可分为 3 个阶段 [4]，但在临床上这 3 个阶段往往发生时间顺序上的重叠。

阶段一：急性右心室衰竭和低氧血症。

免疫介导的血管活性物质和促炎物质释放引起肺血管收缩和急性肺损伤 [5]。肺血管阻力（PVR）升高可导致急性右心室衰竭。

阶段二：左心室衰竭。

扩张的右心可加重左心室衰竭和肺水肿。

阶段三：弥散性血管内凝血（DIC）。

促凝物质的释放导致凝血级联反应的广泛激活，引起消耗性凝血功能障碍和 DIC。

三、诊断

AFE 诊断主要基于临床表现和体征，目前尚无明确的诊断标准。尽管 AFE 为排他性诊断，AFE 依然是分娩和分娩期间孕产妇衰竭的主要原因 [2]。

鉴别诊断包括以下几个方面 [5]。

- 过敏反应。
- 脓毒血症。
- 肺栓塞。
- 产科出血。
- 麻醉相关紧急情况，如局部麻醉药全身毒性和全蛛网膜下腔麻醉。

四、管理

AFE 的初始管理主要是支持性对症治疗。作为产科和医疗急症，它需要麻醉科、产科、血液科和重症医学的生命支持。

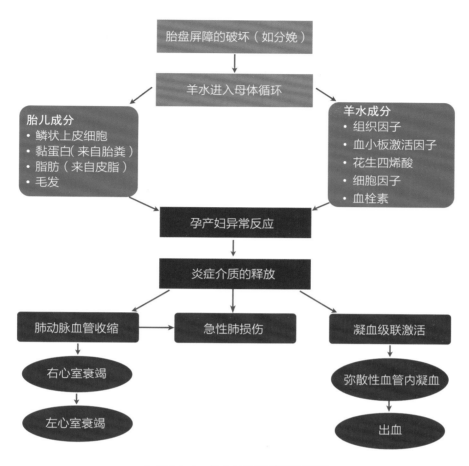

▲ 图 24-1　羊水栓塞的病理生理学

表 24-1　羊水栓塞的临床表现			
心血管系统	**呼吸系统**	**血液系统**	**神经系统**
• 心搏骤停	• 呼吸骤停	• 凝血功能障碍	• 精神状态改变
• 孕产妇衰竭	• 低氧血症	• 出血	• 躁动
• 心律失常	• 呼吸困难	• DIC	• 麻木
• 心动过速	• 发绀	• 低纤维蛋白血症	• 感觉异常
• 低血压	• 支气管痉挛	• 血小板减少症	• 癫痫发作
• 心力衰竭	• 肺水肿	• 纤维蛋白溶解	• 意识丧失

DIC. 弥散性血管内凝血

（一）心血管系统的管理

1. 心搏骤停

如果产妇发生心搏骤停，复苏应遵循加强生命支持（advanced life support，ALS）指南[6]。有效的心肺复苏（cardiopulmonary resuscitation，CPR）干预措施包括以下几个方面。

• 子宫左倾位。

• 若心肺复苏 4min 不成功，立即实施濒死期剖宫产。

2. 右心（right ventricular，RV）衰竭

右心衰竭常出现在急性期。管理重点如下。

• 应避免以下方面。

- 缺氧。
- 高碳酸血症。
- 酸中毒。
- 液体过负荷。

· 维持全身血管阻力（SVR）。
- SVR 对维持右心室灌注至关重要。
- 使用升压药物（如去甲肾上腺素、血管升压素）维持平均动脉压（MAP）≥60mmHg。
- 尽早与心脏科和重症医学科专家联系，进行超声心动图检查，指导升压药和正性肌力药的使用。
- 监测动脉血压和中心静脉压（±肺动脉压），方便液体管理。

· 降低肺血管阻力。
- 需要专业的心脏治疗，包括西地那非、吸入一氧化氮和吸入/静脉注射前列环素。

3. *左心*（left ventricular，LV）衰竭
· 优化前负荷
· 使用正性肌力药物（如多巴酚丁胺、米力宁）来改善 LV 收缩功能。
· 如果心力衰竭合并呼吸功能受损，评估是否需要利尿治疗或透析。
· 难治性心源性休克患者应与心脏科专家联系，考虑机械性心室辅助或体外膜氧合（extracorporeal membrane oxygenation，ECMO）。

（二）呼吸系统的管理
如果充分供氧后呼吸功能仍未改善，应考虑以下情况。
· 机械通气，并使用肺保护性通气策略。

· 避免高碳酸血症和缺氧，尽量减少肺血管阻力（PVR）的增加。

（三）血液系统的管理
纤维蛋白原和血小板浓度迅速下降是 DIC 的常见表现，纤维蛋白溶解增加也较常见。需尽早与血液科专家联系。
凝血功能障碍的处理原则如下。
· 采用即时凝血检验如黏弹性止血试验（VHA）（见第 21 章）来指导凝血功能管理。商用 VHA 设备包括 TEG® 和 ROTEM®。
· 启动产科大出血治疗方案。
· AFE 患者纤维蛋白原水平急剧下降，应考虑使用冷沉淀（或浓缩纤维蛋白原）来提高纤维蛋白原水平，而不是使用大量新鲜冰冻血浆（FFP）。FFP 的纤维蛋白原浓度要低得多，会稀释血浆总纤维蛋白原浓度[7]。
· 血小板减少症很常见，大出血合并 DIC 时可经验性输注血小板。大出血时血小板浓度应维持在 50×10^9/L 以上[7]。
· 已证实氨甲环酸可安全用于产科出血，且推荐使用[8]。
· 同时存在子宫收缩乏力时，应积极使用促进子宫收缩的药物和手术治疗以控制出血[9]。
· 考虑使用 VHA 来指导凝血功能管理。

五、预后

曾经 AFE 被认为是致命的并发症，但由于麻醉科、产科、重症医学和血液科管理方面的进步，英国 AFE 的死亡率现在为 20%[1]。

参考文献

[1] Fitzpatrick KE, Tuffnell D, Kurinczuk JJ, et al. Incidence, risk factors, management and outcomes of amniotic-fluid embolism: a population-based cohort and nested case-control study. BJOG. 2016;123:100-9.

[2] Shamshirsaz AA, Clark SL. Amniotic fluid embolism. Obstet Gynecol Clin North Am. 2016;43:779-90.

[3] Benson MD. Amniotic fluid embolism: the known and not

known. Obstet Med. 2014;7:17-21.

[4] Balinger KJ, Chu Lam MT, Hon HH, et al. Amniotic fluid embolism. Curr Opin Obstet Gynecol. 2015;27:398-405.

[5] Clark SL, Romero R, Dildy GA, et al. Proposed diagnostic criteria for the case definition of amniotic fluid embolism in research studies. Am J Obstet Gynecol. 2016;215:408-12.

[6] Lott C et al. European Resuscitation Council Guidelines

2021: Cardiac arrest in special circumstances, Resuscitation 2021;161:152-219

[7] Collis RE, Collins PW. Haemostatic management of obstetric haemorrhage. Anaesthesia. 2015;70 (Suppl. 1):78-86.

[8] Shakur H, Roberts I, Fawole B, et al (WOMAN Trial Collaborators). Effect of early tranexamic acid administration on mortality, hysterectomy, and other morbidities in women with post-partum haemorrhage (WOMAN): an international, randomised, double-blind, placebo-controlled trial. Lancet. 2017;389(10084):2105-16.

[9] Mavrides E, Allard S, Chandraharan E, Collins P, Green L, Hunt BJ, Riris S, Thomson AJ on behalf of the Royal College of Obstetricians and Gynaecologists. Prevention and management of postpartum haemorrhage (Green-top Guideline 52). BJOG 2016;124:e106-149.

第 25 章　剖宫产后阴道分娩
Vaginal Birth After Caesarean Delivery

Hadia Farooq　Anwen Gorry　Suyogi Jigajinni　著
林 蓉 译　徐铭军 校

2019—2020 年，英格兰的剖宫产率为 31%[1]，所以有相当一部分女性在前次剖宫产后再次妊娠。其中许多接受了剖宫产后阴道分娩（vaginal birth after caesarean delivery，VBAC），或者更准确的说法是剖宫产术后经阴道试产（trial of labour after caesarean delivery，TOLAC），而非择期再次剖宫产术。因此，了解 VBAC/TOLAC 的风险、益处和管理的相关知识对于麻醉科医师来说是非常重要的。

一、VBAC 成功的益处与择期再次剖宫产

- 缩短恢复和住院时间更短。
- 增加未来阴道分娩的可能性[2]。
- 将来妊娠发生前置胎盘 / 胎盘植入的风险降低[2]。
- 总的并发症发生率降低[3]。
- 避免潜在的手术并发症（肠道、膀胱、输尿管损伤）。
- 避免再次剖宫产的长期风险，如腹腔粘连、慢性盆腔痛。

二、VBAC 的适应证

单胎、头位、有一次非复杂型剖宫产史的产妇可以考虑 VBAC。VBAC 的成功率为 72%～ 75%[2]，前一次是阴道分娩的产妇成功率会进一步增加。

三、VBAC 的禁忌证

（一）绝对禁忌证

- 子宫破裂史[2]。
- 此前接受的是古典剖宫产术[4]，子宫破裂的风险更高（2%～9%）。
- 其他阴道分娩的禁忌证（如前置胎盘Ⅳ型）[2]。

（二）相对禁忌证

- 2 次（或以上）剖宫产史或双胎妊娠，可以考虑 VBAC，但随后需由高年资产科医师进行风险 / 效益分析。
- 子宫手术史。
- 当有其他发生子宫破裂风险的产妇考虑 VBAC 时，则需个例分析（表 25-1）。

四、VBAC 的风险

- 子宫破裂（风险为 0.5%，但在引产 / 催产的情况下风险会进一步增加）。
  - 子宫壁全层分离，常常会延伸到膀胱和阔韧带。
  - 通常发生于产程中（很少发生于产前 / 产后）。
  - 最常与胎儿窘迫、剧烈疼痛、产科出血相关；然而仅有 <10% 的患者存在此三联征。

表 25-1 子宫破裂相关危险因素 [2, 4]

危险因素	说 明
子宫手术史	风险随剖宫产 / 子宫手术次数增加而增加
引产 / 催产	子宫破裂的风险增加 2～3 倍
多产次	风险随胎产次的增加而增加
子宫过度扩张	巨大儿，羊水过多
分娩间隔短	与前一次分娩间隔＜12 个月

CD. 剖宫产

- 患者的临床表现可能是多种多样的（表 25-2），因此早期考虑子宫破裂后，立即执行即刻剖宫产是至关重要的，可以将母婴风险降至最低。

• VBAC 失败（发生率超过 28%）。

- 如果 VBAC 失败（如胎儿窘迫、引产失败），可能需要行急诊剖宫产。但产妇及围生期不良结局的发生风险都要高于择期再次剖宫产术。

建议产妇在拥有可提供输血、持续电子胎儿监护的产科病房的医院分娩 [2]。

五、麻醉考虑

麻醉医师可能需要参与 VBAC 患者的常规或急救管理。

（一）常规管理

对于尝试 VBAC 的产妇，硬膜外分娩镇痛是完全合理的 [2]。此外，一旦 VBAC 失败需要行剖宫产术，预留一根功能完好的硬膜外导管就能迅速提供满足手术需要的麻醉。

先前有流派认为硬膜外分娩镇痛会掩盖子宫破裂的疼痛，但目前的证据并不支持这一观点 [4, 5]。此外，也没有证据显示硬膜外分娩镇痛与 VBAC 失败有关 [5]。

（二）急救管理

子宫破裂可能会导致剧烈且持续的疼痛，这种疼痛已经突破了大多数产房常规使用的低剂量硬膜外分娩镇痛药物所能提供的镇痛效果。如果经过临床评估硬膜外麻醉的效果是确切的，那么必须考虑子宫破裂的诊断，应该立刻给予产科紧急处理。

如果强烈怀疑子宫破裂，计划行紧急剖宫产术的，麻醉方式的选择应该基于个体基础。所有子宫破裂患者都应经即刻获得恰当的麻醉及产科

表 25-2 子宫破裂的临床征兆 [2, 4]

	特 征	说 明
产妇	严重的腹部疼痛 / 瘢痕敏感	尽管有硬膜外分娩镇痛，但在宫缩间隙和（或）爆发痛之间仍有疼痛（发生率为 7%～10%）
	阴道出血 / 血尿	发生率为 3%～5%
	血流动力学不稳定	心动过速 / 低血压 / 循环衰竭（发生率为 5%～10%）
	膈肌牵涉痛	胸部或肩端疼痛，呼吸急促
	原先的子宫活动中止	
	腹型改变	
胎儿	胎心监护显示胎儿窘迫	发生率约为 70%
	先露部分（胎头或胎臀）从母体骨盆分离"胎儿位置消失"	
	原先放置胎心监护探头处无法探测到胎心率	

支持。

关于尝试 VBAC 的产妇紧急手术治疗需要考虑的重要问题。

• 与产科医师保持密切沟通是至关重要的。

• 如果母婴情况允许，椎管内麻醉（脊髓 / 硬膜外追加给药）可能是合适的。

• 在某些情况下可能需要考虑全身麻醉。例如，胎儿状况较差、相关的产科出血，以及血流动力学不稳定[4]。

（三）VBAC 的麻醉准备

由于存在子宫破裂的风险，以下的处理是可取的。

• 所有进入产房的 VBAC 患者都需要进行完整的麻醉评估[5]。

• 确保大口径的静脉通路固定于原位，在尝试分娩期间完善有效的血型、抗体筛查 / 交叉配血，以防发生紧急输血的情况。

• 当需要排查硬膜外分娩镇痛是否"失败"时应保持警惕。

这些措施都为了确保尝试 VBAC 患者的麻醉准备最优化。

参考文献

[1] The NHS Maternity Statistics, England: 2019-2020. https://digital.nhs.uk/data-and-information/publications/statistical/nhs-maternity-statistics/2019-20.

[2] Royal College of Obstetricians and Gynaecologists. Birth after previous caesarean birth. Green-top Guideline No. 45. RCOG Press; 2015. https://www.rcog.org.uk/globalassets/documents/guidelines/gtg_45.pdf. Accessed 22nd August 2021.

[3] McMahon MJ, Luther ER, Bowes WA Jr, Olshan AF. Comparison of a trial of labor with an elective second cesarean section. N Engl J Med. 1996;335:689-95.

[4] Bucklin BA. Vaginal birth after cesarean delivery. Anesthesiology. 2003;99:1444-8.

[5] Hawkins JL. The anesthesiologist's role during attempted VBAC. Clin Obstet Gynecol. 2012;55:1005-13.

第 26 章　肩难产

Shoulder Dystocia

Priyanka Sara　Julie Whittington　Pat O'Brien　著
卢　雪　译　　王程昱　校

一、定义

当胎头经阴道娩出后，胎肩分娩困难时，即发生肩难产。通常定义为经阴道头位分娩，胎头娩出后，轻柔的牵拉失败，需要额外的产科操作来娩出胎儿[1]。

二、肩难产机制

当前肩（更常见）、后肩（不常见）或两者（罕见）在母体骨性骨盆崁顿，使其无法通过骨盆径线时，即发生肩难产，这使得分娩时胎儿身体的其余部分分娩困难。

三、发生率

<1% 阴道分娩[2]。

四、显著性

肩难产发生与母体和围生期疾病风险增加呈相关性。这是一种产科急症，由于相关并发症可能存在未来潜在长期的影响，因此也是产科最常见的诉讼原因之一，相关并发症包括以下方面。

- 围生期发病率[2-4]。
  - 胎儿缺氧，缺氧缺血性脑病（hypoxic ischemic encephalopathy，HIE）。
  - 臂丛神经损伤（4%～16%）。

- ◆ 欧勃麻痹（Erb palsy），C_5、C_6 神经受损引起肩关节内旋内收、肘关节旋前和伸展受限。
- ◆ 克兰麻痹（Klumpke palsy），C_7、T_1 神经受损引起形手（由于手的内在肌肉瘫痪）和前臂旋后受限。
- ◆ 大多数麻痹可自行消退。然而，存在 10% 的永久性神经功能障碍的风险，因此使其成为英国第三大产科并发症的诉讼[3]。
  - 骨折部位，包括肱骨和锁骨。
- 母体发病率[2, 4]。
  - 产后出血（11%）。
  - 损伤，会阴Ⅲ度和Ⅳ度撕裂（3.8%）。

（一）肩难产的预警体征

提前预测肩难产的发生，有助于产科、助产和麻醉团队做好准备，但由于大多数患者没有既存的风险因素，因此预测可能存在差异。但是，在分娩时有许多预警体征，可提醒助产士或产科医师警惕分娩时可能存在困难[4]。

- "摇头征"这是指用力按压时可见胎儿头皮，但在宫缩间歇，胎头返回产道时，头皮不可见。
- 面部和下巴分娩困难。
- "乌龟征"是指胎头在分娩后，已分娩出的部分被拉回至紧贴会阴。

时 期	因 素
产前	• 巨大儿>4.5kg • 母亲糖尿病（不考虑胎儿大小） • 母亲 BMI>30kg/m² • 既往肩难产史 • 引产
产时	• 产程延长，第一和（或）第二产程延长 • 继发性产程停滞 • 辅助 / 器械阴道分娩 • 缩宫素过强

表 26-1 与肩难产风险增加相关的因素 [2]

BMI. 身体质量指数

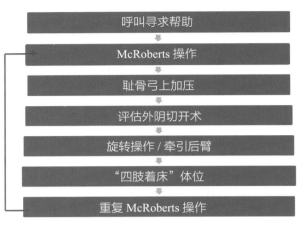

▲ 图 26-1 肩难产处理的流程

呼叫寻求帮助
McRoberts 操作
耻骨弓上加压
评估外阴切开术
旋转操作 / 牵引后臂
"四肢着床" 体位
重复 McRoberts 操作

• 未能重新复位。复位是阴道分娩过程中的正常过程，是指头部与肩部自然对齐，通常应在头部分娩后发生。

（二）肩难产的处理

处理的目的是娩出嵌顿肩，协助尽快娩出胎儿。从头部娩出到身体娩出，间隔超过 5min 与 HIE 的发生率增加相关 [4]。

用于处理肩难产的主要操作目的如下。

• 增大骨性骨盆的功能尺寸。

• 缩小胎儿的双肩径（肩胛骨两个肩峰之间的距离）。

• 改变骨盆内的双肩径位置。

图 26-1 列出了操作的方法和应当尝试的顺序。每次操作需要 30s。

（三）一线操作

McRoberts 操作（图 26-2）产妇躺在床上，将双大腿屈曲固定在腹部，并外展髋部。这有助于矫正腰骶角、旋转骨盆和增加骨盆的相对前后径。然后应尝试正常的向外牵拉。仅此操作就可解决 90% 的肩难产患者。耻骨上加压，McRoberts 体位下，一人在胎儿枕骨或背部一侧，在产妇耻骨联合上方，施加向下和侧向的压力；施加间断或持续的压力。力量的方向旨在内收嵌顿的前肩以缓解肩难产。

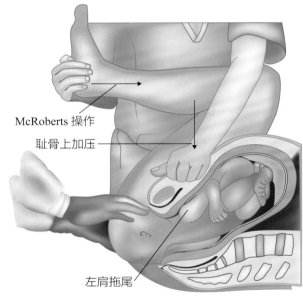

McRoberts 操作
耻骨上加压
左肩拖尾

▲ 图 26-2 McRoberts 操作和耻骨上加压

（四）二线操作

二线操作之前，应考虑行会阴切开术以进行这些操作。注意会阴切开术本身并不能缓解肩难产，肩难产是一种骨性而不是软组织的问题。

旋转操作，目的是缩小双肩颈。

• Wood Screw 操作（图 26-3），临床医师的手插入阴道，达到胎儿的肩膀。在前肩的后面（即向前推）和后肩的前面（即向后推）施加压力，使得胎儿旋转。

• 反向 Wood Screw 操作（图 26-4），在胎儿

前肩的前面（即向后推）和后肩的后面（即向前推）施加压力，使得胎儿旋转，解除耻骨后方的嵌顿。

• Rubin 操作（图 26-5），仅对前肩后面施加压力。

（五）其他操作

• 牵出后臂，或者称将胎儿的后臂娩出。临床医师的手插入阴道并沿着胎儿的肘部到达胎儿的肘关节。肘部弯曲，手臂扫过胎儿胸部并分娩。一旦后臂娩出，有空间可娩出前肩和胎儿的其余部分。

• "四肢着床"动作，如果上述动作不起作用，则应帮助该产妇进入膝胸/四肢着床位置，因为这有助于胎肩的收缩。然后，再以相同顺序再次尝试上述所有操作。

• 后肩娩出，产科医师利用中间两根手指，进入胎儿后肩腋下，向外向下牵拉娩出后肩，使双肩径变小。

• 腋后吊带牵引，将导尿管或吸引导管通过胎儿腋后，在导管上施加牵引后肩。一旦放置到位，吊带也可用于辅助上述旋转操作。

（六）三线操作

极少数情况会需要到这些操作，因为大多数肩难产患者可通过上述操作得以解决[2]。

• 耻骨联合切开术，分离耻骨联合韧带前部的过程。

• 使用指压法使胎儿锁骨骨折，缩小了双肩径。

• Zavanelli 操作，包括将胎头推回子宫，然后进行剖宫产。

五、协助记忆

如果这些步骤失败，则转到"全部四个"并重新开始操作。

六、团队合作练习

肩难产通常是不可预知的产科急症，需要紧急操作以帮助分娩胎儿，并且还要管理此后的任

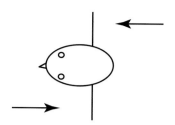

▲ 图 26-3 Wood Screw 操作

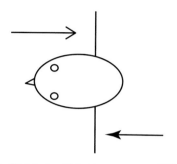

▲ 图 26-4 反向 Wood Screw 操作

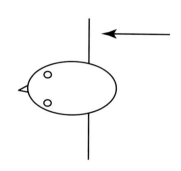

▲ 图 26-5 Rubin 操作

表 26-2	"HELPER"帮助记住处理肩难产的步骤
H	呼救（产科医师、助产士、麻醉医师、新生儿团队）
E	评估外阴切开术
L	抱腿屈髋，McRoberts 操作
P	耻骨上加压
E	进入骨盆进行旋转操作
R	牵出后臂

何并发症。因此，参加当地技能和演习对于团队应对这一紧急情况的准备非常重要。在英国，如医疗产科急症和创伤（MOET）、产科加强生命支持（ALS）和实用产科多专业培训（practical obstetric multi-professional training，PROMPT）等各种课程都纳入了此类培训。

（一）法医学考量

- 理想情况下，肩难产事件进行的所有步骤和操作均应记录在专用表格中。
- 应对脐带血进行血气分析，检查是否存在胎儿高乳酸血症。
- 应向该产妇交代病情。

（二）麻醉注意事项

- 设置。由于从胎头娩出到胎儿身体娩出的长时间与 HIE 相关，肩难产都应该得到最好的处理，无论是发生在产房还是手术室。仅在极少数情况下，当所有一线操作和二线操作均失败，并且需要三线操作时，才需要转移到手术室。
- 帮助团队进行操作，如耻骨上加压力。
- 麻醉医师应确保有可用的静脉通路，检查空腹状态并给予抗酸药预防，特别是如果准备转移到手术室进行分娩 / 会阴裂伤缝合或出血管理。
- 优化镇痛效果。如果硬膜外导管在原位，考虑低剂量混合硬膜外追加（镇痛剂量）。避免静脉注射阿片类药物，因为这些药物将通过胎盘，并可能在分娩后损害新生儿呼吸。
- 准备产后出血（PPH）并修补任何程度的会阴裂伤。如果存在严重 PPH 或存在椎管内麻醉的任何禁忌证，这可能需要全身麻醉。如果母体血流动力学稳定且硬膜外导管在位，则可能适合硬膜外追加药物，否则应考虑蛛网膜下腔麻醉。
- 在 Zavanelli 手法后需要剖宫产的罕见事件中，这可能是 1 类剖宫产（见第 19 章）。

参考文献

[1] Resnick R. Management of shoulder dystocia girdle. Clin Obstet Gynaecol. 1980;23:559-64.

[2] Royal College of Obstetricians and Gynaecologists. Shoulder dystocia. Green-top Guideline No. 42. London: RCOG Press; 2012.

[3] Menjou M, Mottram J, Petts C, Stoner R. Common intrapartum denominators of obstetric brachial plexus injury (OBPI). NHSLA J. 2003;2(Suppl: ii-viii).

[4] Patterson-Brown S, Howell C. Managing Obstetric Emergencies and Trauma (MOET), The MOET Course Manual 2016, 3rd Edition. Chapter 31: p375-387. Cambridge University Press.

第 27 章　正常分娩
Normal Labour

Priyanka Sara　Julie Whittington　Nicola Lack　著
张　钰　译　方　昕　校

一、定义

世界卫生组织（WHO）将正常分娩定义为以下几个方面[1]。

- 自然分娩。
- 整个分娩过程低风险。
- 胎位为顶先露。
- 自然生产（无手术辅助）。
- 妊娠 37～42 周。
- 出生后母婴状况良好。

但该术语也适用于引产或催产后无辅助的阴道分娩（见第 31 章和 32 章）。

二、用于描述宫颈状况的术语

- 宫颈扩张。子宫颈口开口为 0～10cm，10cm 是完全扩张。子宫颈必须扩张（打开）让胎儿通过产道。
- 宫颈管消失。宫颈变薄为 0%（未消失宫颈管长 2～4cm）～100%（子宫颈管完全消失）。宫颈管消失可发生在分娩开始之前，也可在分娩过程中。
- 胎位。临床上经阴道检查触诊测量胎先露部高于或低于坐骨棘水平的厘米数（表示为 ±cm，图 27-1）。

胎位：坐骨棘 / 中骨盆水平以 "0" 表示，在

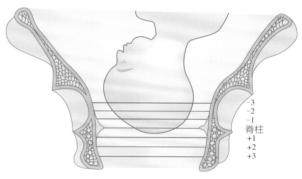

▲ 图 27-1　胎先露是分娩过程测量先露部分在坐骨棘水平以下的厘米数（以 cm 为单位）

坐骨棘水平以上表示为 −1～−3cm，在坐骨棘水平以下表示为 +1～+3cm。

三、正常分娩过程[2]

正常分娩过程见表 27-1。

第一产程特点是宫颈管消失，宫口扩张和胎先露下降。第二产程被动阶段时，初产妇胎先露下降过程可以持续长达 1h。已实施硬膜外麻醉的产妇，可在此基础上延长 1h。

然而，在临床实践中有几种可以减少被动阶段的情况，包括以下方面。

- 先露部分自然下降到骨盆且低于坐骨棘水平。
- 产妇存在强烈的宫缩冲动。
- 其他情况，如存在胎粪或感染。

表 27-1		
分娩过程		**描　述**
第一产程	潜伏期	宫颈成熟即从宫缩开始到宫口开至 4cm
	活跃 / 成熟期	更强、更规律的子宫收缩，宫口从 4cm 至开全（10cm）
第二产程	被动 / 推进期	宫颈完全扩张之后或胎头下降到盆底之前没有强烈的宫缩冲动
	活跃 / 排出期	胎儿可见或可见产妇强烈的宫缩推动 / 向下屏气用力
第三产程		从胎儿娩出到胎盘娩出

• 预防产程延长相关的并发症。

四、正常分娩机制

正常分娩的启动很复杂，尚未完全阐明，涉及触发催产素、前列腺素、生长因子和细胞因子释放的激素级联反应，它们启动了分娩过程。一旦子宫收缩开始，胎头先露部进入母体骨盆，会依次通过骨盆边缘 / 入口，坐骨棘水平的中骨盆平面和骨盆出口。胎头最小横径是枕下前囟径，胎头弯曲良好时 9.5cm，位于枕前位，最容易通过骨盆。

成功的阴道分娩可以通过如下 3 个 P 实现。

• 产力（Power）：强烈而规律的子宫收缩（95% 的女性在分娩活跃期 10min 内有 3～5 次宫缩）。

• 产道（Passage）：母体骨盆足够大。

• 胎儿（Passenger）：胎儿大小，胎位，胎心率正常。

以上 3 个因素中的任何异常，无论是单个的还是多个因素，都可能导致分娩过程异常，需要催产，器械或剖宫产等形式的产科干预。

五、分娩时间

产程的持续时间是可变的，取决于产次、妊娠期、胎儿大小，分娩是自发的还是诱发的，及先前的分娩持续时间。

虽然第一产程时长存在个体差异，但英国国家卫生与服务优化研究院（NICE）建议应告知孕妇，第一产程（从明确分娩开始到生产的时间）平均持续 8h，一般不超过 18h。第二产程及后面的产程平均持续 5h，最长不超过 12h[2]。

六、分娩进展

（一）第一产程

进展幅度最大可达 4cm，但在 4cm 之后，一旦确诊临产，宫颈扩张速度至少为 0.5cm/h[2]。胎先露下降（通常是胎头）主要是第二产程的特征，用于衡量第二产程的进度。

（二）第二产程

在没有硬膜外麻醉和有硬膜外麻醉的初产妇中，被动阶段为 1～2h。如果初产妇 <1h 和经产妇 <30min，则认为活跃期是正常的。第二产程延长需要产科评估以确定原因。产程图是用于绘制分娩进度的图表，是发现分娩延迟 / 无进展的重要工具（见第 30 章）。

（三）第三产程

如果胎盘在分娩后 30min 内没有排出，应积极处理第三产程，通常是肌内注射催产素或催产素 / 麦角新碱联用，若 60min 内胎盘没有娩出，称为"胎盘滞留"。在这种情况下，为了防止产后出血（PPH），患者应在手术室麻醉下进行手取胎盘术（manual removal of palcenta，MROP，见第 12 章）。

（四）阴道检查指征

• 进入待产室。

• 第一产程每 4 小时 1 次，第二产程每小时 1 次。

- 镇痛给药前（如硬膜外麻醉）。
- 母体宫缩时。
- 胎心率异常。

孕产妇观察：在入院时记录以下参数，如果在正常分娩中，至少每 4 小时 1 次，如果在催产 / 硬膜外麻醉时应更频繁。

- 体温。
- 心率。
- 血压。

七、分娩期间的液体和食物摄入量

英国皇家妇产科医师学会（RCOG）对有无硬膜外麻醉正常分娩的指导方针是，正常分娩的女性可以不限制清淡饮食和饮水。然而，由于发生低钠血症的潜在风险[3]，不鼓励过量口服液体。在实施硬膜外麻醉分娩镇痛后，大多数英国医院允许在分娩期间口服清液体。

镇痛 / 止痛注意事项（见第 3 章）

- 非药物镇痛。包括经皮神经电刺激疗法（TENS）、针灸、催眠疗法、芳香疗法和水疗。虽然这些选择在分娩中的有效性可能缺乏证据，但应支持希望使用此类技术的女性。
- 药物镇痛选择。
  - 潜伏期的选择包括对乙酰氨基酚、双氢可待因、更强的阿片类药物，如吗啡或海洛因。阿片类药物通常在确诊临产后避免使用，因为它们可以减少胎心监护变异性，并导致新生儿短期呼吸抑制[2]。
  - 当母体确诊临产后，镇痛选择包括吸入安桃乐（一氧化二氮和氧气 50 ∶ 50），产科医生行阴部神经阻滞后进行阴道助产，会阴局部浸润麻醉，硬膜外或腰硬联合麻醉。硬膜外麻醉可延长第二产程，需要用催产素加强产程，但不会增加剖宫产的风险[4]。

参考文献

[1] World Health Organization, Maternal and Newborn Health/ Safe Motherhood Unit. Care in normal birth: a practical guide. https://cdn1.sph.harvard.edu/wp-content/uploads/ sites/2413/ 2014/08/WHO_FRH_MSM_96.24.pdf. Accessed 24th August 2021.

[2] National Institute for Health and Care Excellence. Intrapartum care for healthy women and babies. Clinical Guideline 190. London: NICE; 2014. https://www.nice.org. uk/guidance/cg190/resources/intrapartum-care-for-healthy-

women-and-babies-pdf-35109866447557. Accessed 24th August 2021.

[3] Moen V, Brudin L, Rundgren M, Irestedt L. Hyponatremia complicating labour - rare or unrecognised? A prospective observational study? BJOG. 2009;116:552-61.

[4] Zhang J, Klebanoff MA, DerSimonian R. Epidural analgesia in association with duration of labor and mode of delivery: a quantitative review. Am J Obstet Gynecol. 1999;180:970-7.

第 28 章　胎心宫缩监护
Cardiotocography (CTG)

Muhammad Waseem Athar　Aliya Naz　Fatima Khatoon　著

周　瑶　译　徐铭军　校

胎心宫缩监护（CTG）通过连续记录胎心率（fetal heart rate，FHR）和母体子宫收缩来监测胎儿健康状况。临床常规使用超声传感器或胎儿头皮电极记录 FHR，通过放置在母亲腹部的压力传感器来测得子宫收缩。产科医师通常根据 CTG 的变化来决定胎儿是否需要紧急娩出，因而麻醉科医师应熟练掌握 CTG 的基本原理，有利于与产科医师进行有效沟通。

适应证：尽管全球多数产科中心在产妇分娩过程中常规使用连续 CTG 监测，但 2017 英国国家卫生与服务优化研究院（NICE）指南[1] 提出对于并发症风险较低的产妇不建议使用。NICE 指南建议在以下高危产时状况下应用 CTG（该列表并非涵盖全部，还可能包括已经确定的产前指征）。

- 疑似绒毛膜羊膜炎，脓毒血症或体温≥38℃。
- 严重高血压（≥160/110mmHg）。
- 使用缩宫素。
- 胎粪污染。
- 阴道出血。

一、解读

CTG 记录（图 28-1）通常包括 FHR 描记曲线（记录纸的上方）和子宫收缩描记曲线（记录纸的下方），记录纸的走纸速度为 1cm/min（北美为 3cm/min），记录纸每一大的正方格横轴等于 1min。平均监测时间超过 30min，每 10 分钟在时间窗内观察平均 FHR 和宫缩次数，产前 CTG 的解读包括如下几个方面[2]。

- 记录的时间和质量。
- 基线 FHR。
- 基线 FHR 变异。
- 加速和减速。
- 子宫收缩。

（一）基线 FHR

正常 FHR 基线为 110～160 次 / 分。

（二）心动过速

FHR 基线＞160 次 / 分。胎儿心动过速最重要的原因是胎儿缺氧，母体发热或应激、胎动过频、早产，以及子宫刺激也可观察到胎儿心动过速。

（三）心动过缓

FHR 基线＜110 次 / 分。胎儿心动过缓常归因于脐带受压、胎头受压和胎儿持续缺氧，也可能与胎儿过度成熟相关。

（四）基线变异

FHR 基线在振幅和频率上周期性波动，称为基线变异。基线变异是由交感神经和副交感神经共同调节。基线变异分型如下。

- 正常变异：6～25 次 / 分。

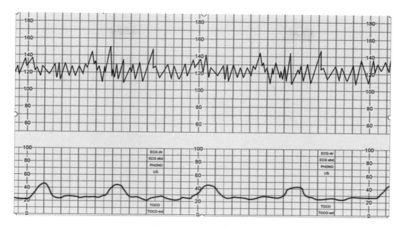

▲ 图 28-1 正常 CTG

经许可转载，引自 Antepartum and intrapartum fetal evaluation.Jacquemyn Y, Kwee A. In Oxford Textbook of Obstetric Anaesthesia. Eds. Clark V, Van de Velde M, Fernando R. Oxford University Press 2016.

- 显著变异：＞25 次 / 分。
- 微小变异：3～5 次 / 分。
- 变异缺失：＜3 次 / 分。

正常基线变异可反映胎儿中枢神经系统（central nervous system，CNS）氧合充分，并可靠预示胎儿无缺氧诱导的代谢性酸中毒[3]，但仅凭微小变异或缺失的确不能有效预测胎儿宫内缺氧。基线变异性降低的其他潜在因素可能包括胎儿睡眠状态、极端早产、先前存在胎儿神经系统异常，以及阿片类药物或硫酸镁剂导致的 CNS 反应性降低。

（五）加速

FHR 一过性增加（＞15 次 / 分），持续至少 15s，常与胎动相关，可能通过刺激外周本体感受器介导。观察到 FHR 加速表明胎儿无显著缺氧和代谢性酸中毒[3]，但胎心无加速也并非一定有害。FHR 无加速的原因，包括胎儿睡眠、心律失常、极端早产、先天性异常、胎儿贫血，以及先存的神经损伤。

（六）减速

FHR 暂时降低至少 15 次 / 分，持续至少 15s。减速根据其与子宫收缩的关系分为早期、晚期和变异减速。

- 早期减速（图 28-2）伴随着宫缩开始，FHR 曲线逐渐降低，其最低点出现在宫缩峰值，并随

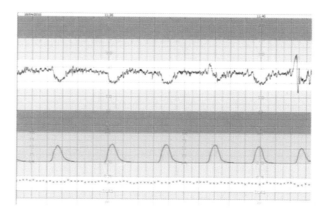

▲ 图 28-2 早期减速开始及波谷对应于宫缩开始和波峰

经许可转载，引自 Antepartum and intrapartum fetal evaluation. Jacquemyn Y, Kwee A. In Oxford Textbook of Obstetric Anaesthesia. Eds. Clark V, Van de Velde M, Fernando R. Oxford University Press 2016.

着宫缩消退而迅速恢复。早期减速临床意义是积极的，是因子宫收缩及母体向下用力时胎头受压，胎儿颅内压和（或）脑血流改变引起的自主反应。

- 晚期减速（图 28-3）多在宫缩开始后出现，曲线最低点落后于宫缩高峰，并且恢复所需时间较长。晚期减速是由化学受体介导的低氧血症反应。由于晚期减速常预示胎儿酸中毒，临床上需要警惕。

- 变异减速（图 28-4）表现为曲线下降迅速，开始至最低点少于 30s，持续时间长短不一，且

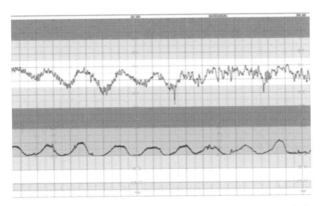

▲ 图 28-3 晚期减速开始和波谷落后于宫缩开始和波峰

经许可转载，引自 Antepartum and intrapartum fetal evaluation. Jacquemyn Y, Kwee A. In Oxford Textbook of Obstetric Anaesthesia. Eds. Clark V, Van de Velde M, Fernando R. Oxford University Press 2016.

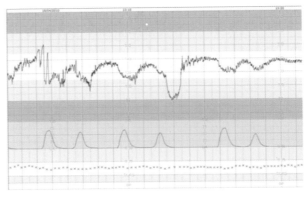

▲ 图 28-4 变异减速与宫缩无固定关系

经许可转载，引自 Antepartum and intrapartum fetal evaluation. Jacquemyn Y, Kwee A. In Oxford Textbook of Obstetric Anaesthesia. Eds. Clark V, Van de Velde M, Fernando R. Oxford University Press 2016.

下降曲线大小、形状与宫缩无固定关系。变异减速可出现在正常分娩中，一般认为宫缩时脐带受压迷走神经兴奋引起。

二、分型

有证据表明，使用 NICE[1] 三级 FHR 评价系统的标准化方法，结合治疗干预，可以改善新生儿结局[4]。值得注意的是 FHR 追踪模式仅能反应胎儿当下的酸碱状态。FHR 模式会根据当前的临床情况及处理方式来变化，在解读及处理 FHR 模式时还应考虑患者特定因素（表 28-1 和表 28-2）。

三、附加

（一）胎儿头皮血采样

胎儿头皮血采样（fetal scalp blood sampling，FSBS）通过分析胎儿毛细血管 pH 和乳酸水平来评估胎儿是否存在酸血症。尽管 NICE 指南[1] 建议该采样，但最近的 Cochrane 系统评价表明，FSBS 并没有降低剖宫产或阴道助产率，且对新生儿结局无影响[6, 7]。

（二）ST 段分析（ST analysis，STAN）监护仪

通过连接到胎儿头皮的螺旋电极监测胎儿心电图（electrocardiogram，ECG）。STAN 监护仪基于胎儿低氧血症可导致 ST 段抬高或压低的原理，虽然尚无证据表明 STAN 可改善新生儿结局，但可以降低胎儿采血、阴道助产及代谢综合征的发生率[8]。

（三）胎儿脉搏血氧饱和度测定

一种使用放置在胎儿头皮或脸颊上的传感器/导管，监测胎儿血氧饱和度的无创性方法。其使用基于以下原则，在 FHR 模式异常的情况下，胎儿氧饱和度（oxygen saturation，SpO_2）<30% 超过 10min 可能会增加胎儿酸血症的风险。然而，仍缺乏其临床实用性的证据支持[9]。

四、要点

• 当胎儿处于高危状态时，对 CTG 的基本了解可能有助于恰当的沟通和管理。

• 强烈建议对高危妊娠产妇进行连续 CTG 监测。

• 使用 FHR 三级评价系统结合治疗干预对 CTG 进行解读分型可能会改善新生儿预后。

• 在处理异常 FHR 模式时，需结合患者的特定因素。

表 28-1　FHR 模式的评估和处理			
	可靠型	不确定型	异常型
基线 FHR	110～160 次 / 分	• 100～109 次 / 分 [a] • 161～180 次 / 分	• <100 次 / 分 • >180 次 / 分
FHR 变异	5～25 次 / 分	• 在 30～50min <5 次 / 分 • 在 15～25min >25 次 / 分	• 在 >50min 时 <5 次 / 分 • 在 >25min 或正弦型时 >25 次 / 分
减速	无早期减速且在 <90min 内无相关特征 [b]	早期减速但无相关特征 [b] >90min 或 变异减速且在 ≥30min 内高达 50% 的宫缩伴随相关特征 [b] 或 变异减速且在 <30min 内有超过 50% 的宫缩伴随相关特征 [b] 或 在 <30min 内有超过 50% 的宫缩出现晚期减速，无母体或胎儿临床高危因素如阴道出血或明显粪染	变异减速且在 30min 内（如有任何母体及胎儿危险因素时间缩短）有超过 50% 的宫缩伴随相关特征 [b] 或 晚期减速 >30min（如有任何母体及胎儿因素时间缩短） 或 单次减速延长 >3min
处理	继续监测，无须特殊处理	纠正一切潜在危险因素，可能需要更频繁或附加的监护	积极宫内复苏 [c]，如无改善，建议剖宫产

a. 基线 FHR，100～109 次 / 分表示一个不可靠征象，但如果存在正常的基线变异且没有变异或晚期减速，则继续进行常规监测；b. 相关特征：①持续时间 >60s；②减速内的基线变异减少；③未能恢复到基线；④双相（W）波；⑤无肩形波（在减速前后胎心率较基线短暂增加）；c. 宫内复苏 [1, 5]：①如果宫缩过强，减少 / 停止缩宫素输注和（或）使用宫缩抑制药，如特布他林 0.25 mg，皮下注射；②左侧卧位；③如有低血压，静脉输液 / 升压药（经许可转载，引自 NICE Guideline CG190. Intrapartum Care for healthy women and babies. 2017 [1].）

表 28-2　FHR 模式的评估和处理			
	I 类	II 类	III 类
基线 FHR	110～160 次 / 分	• <110 次 / 分 • >160 次 / 分	<100 次 / 分
FHR 变异	6～25 次 / 分	• 微小变异（<5 次 / 分） • 显著变异（>25 次 / 分） • 变异缺失	• 变异缺失 • 正弦型
加速	有或无	刺激胎儿后无诱发性加速	正弦型
减速	• 无减速 • 可出现早期减速 • 无变异减速或晚期减速	• 反复变异减速伴随微小或中等基线变异 • <10min 时 >2 次 / 分延时减速 • 反复晚期减速伴随中等基线变异	• 反复晚期减速 • 反复变异减速

经许可转载，引自 ACOG Practice Bulletin Number 106 [2].

参考文献

[1] National Institute of Health and Care Excellence. Intrapartum Care for healthy women and babies. Clinical Guideline [CG190. London]: NICE; 2017.

[2] ACOG Practice Bulletin No. 106: Intrapartum fetal heart rate monitoring: nomenclature, interpretation, and general management principles. American College of Obstetricians and Gynecologists. Obstet Gynecol. 2009;114(1):192-202.

[3] Executive summary: Neonatal encephalopathy and neurologic outcome, second edition. Report of the American College of Obstetricians and Gynecologists' Task Force on Neonatal Encephalopathy. Obstet Gynecol. 2014;123:896-901.

[4] Clark SL, Meyers JA, Frye DK, et al. Recognition and response to electronic fetal heart rate patterns: impact on newborn outcomes and primary cesarean delivery rate in women undergoing induction of labor. Am J Obstet Gynecol. 2015;212:494.e1-6.

[5] Thurlow JA, Kinsella SM. Intrauterine resuscitation: active management of fetal distress. Int J Obstet Anesth. 2002;11:105-16.

[6] East CE, Leader LR, Sheehan P, et al. Intrapartum fetal scalp lactate sampling for fetal assessment in the presence of a non-reassuring fetal heart rate trace. Cochrane Database Syst Rev. 2015;CD006174.

[7] Chandraharan E. Fetal scalp blood sampling during labour: is it a useful diagnostic test or a historical test that no longer has a place in modern clinical obstetrics? BJOG. 2014;121:1056-60.

[8] Bhide A, Chandraharan E, Acharya G. Fetal monitoring in labor: Implications of evidence generated by new systematic review. Acta Obstet Gynecol Scand. 2016;95:5-8.

[9] Jacquemyn Y, Kwee A. Antenatal and intrapartum fetal evaluation. In: Clark V, Van de Velde M, Fernando R, editors. Oxford Textbook of Obstetric Onaesthesia. Oxford University Press; 2016.

第 29 章　正常产妇的产前保健

Antenatal Care for Uncomplicated Pregnancies

Shalini Chawla　Pervez Sultan　著
李　想　译　胡　涵　校

产前保健是指女性在妊娠期接受的健康保健。在产前保健期间，卫生保健工作者应向孕妇提供有关妊娠及分娩相关的知识和支持，使她们能了解产前保健并做出知情决定。这些相关信息应包括他们将去哪些卫生医疗机构，以及由谁来承担他们的保健工作。本章中提供的资料是基于英国内部的建议。

一、产检预约时间表

产前检查的时间安排应由检查的功能及目的来决定（表 29-1）[1]。

• 对于无并发症的初产妇，建议做 10 次产前检查。

• 对于无并发症的经产妇，建议做 7 次产前检查。

英国国家卫生与服务优化研究院（NICE）的质量标准规定，孕妇的首次产前检查应在妊娠 10^{+0} 周之前（NICE 质量标准 QS22。质量声明 No.1）[2]。

二、产前筛查

（一）对血液疾病的筛查

• 贫血。女性应在妊娠早期和妊娠 28 周时接受筛查，以便在分娩前有足够的时间进行治疗。首次检查时血红蛋白水平＜11g/dl 或妊娠 28 周时＜10.5g/dl 的产妇应接受检查和治疗。

• 血红蛋白病。应向所有女性提供镰状细胞贫血和地中海贫血的筛查。筛查类型取决于家族史及种族，可以在进行初级卫生保健时或在医院内检测。如果女方是临床上显著的血红蛋白病的基因携带者，应向婴儿的父亲提供咨询和筛查。

• 血型和红细胞同种异体抗体（对非自身抗原的抗体反应）。应在妊娠早期检查 RhD 血型。所有 Rh 阴性的非敏感孕妇均应在妊娠 28 周和妊娠 34 周时预防性注射抗 –D 抗体。妊娠或分娩期间的母体出血是致敏原因，它会触发 Rh 阴性母亲的免疫系统，产生针对婴儿 Rh 阳性血液中抗原的抗体。这被称为 Rh 致敏或同种异体免疫，在与输血实验室讨论后，可能需要额外的抗 –D 抗体。

• 无论产妇 RhD 血型如何，都应向所有女性提供妊娠早期和妊娠 28 周时的非典型红细胞抗体筛查。

（二）无症状菌尿的筛查

• 预约送检中段尿（midstream urine，MSU）样本以检测无症状菌尿。

• 妊娠期无症状菌尿如果不及时治疗，会增加肾盂肾炎的发生率和不良妊娠结局，如低出生体重和早产。

基于中段尿培养及药物敏感实验而进行适当抗生素治疗已被证明可降低肾盂肾炎的发病率和不良后果。

	表 29-1　正常妊娠[1,2]的产前预约一览表
首次产检	<ul><li>补充叶酸</li><li>食品卫生和生活方式的相关建议</li><li>建议补充维生素 D（每天 10μg）</li><li>讨论产前筛查</li></ul>
妊娠 10+0 周	**预约产检**<ul><li>对极有可能需要额外护理的产妇，需计划其在妊娠期间的护理模式</li><li>测量身高和体重，计算身体质量指数（BMI）</li><li>检查血压和尿蛋白</li><li>如有必要需进行胎儿异常超声筛查（妊娠 18+0～20+6 周）</li><li>全血细胞计数（FBC）、血型和抗体检测、血红蛋白电泳检查</li><li>人类免疫缺陷病毒、乙型病毒性肝炎、梅毒、风疹筛查[a]</li><li>中段尿检测排除无症状尿路感染</li><li>安排对唐氏综合征的筛查（妊娠 11+0～13+6 周），如果患者同意，可进行数周的联合检查（血液检查和超声筛查）</li><li>如果患者拒绝筛查唐氏综合征，则安排早期检查（妊娠 10+0～13+6 周），进行胎龄评估</li><li>如果需要筛查妊娠糖尿病，则安排糖耐量试验（glucose tolerance test，GTT）</li><li>在子痫前期风险评估后，如有需要应开阿司匹林</li><li>询问当前或过去的精神疾病病史</li></ul>
妊娠 16 周	<ul><li>回溯各项产前筛查的结果</li><li>测量血压及尿蛋白</li><li>如血红蛋白水平（Hb）＜11g/dl，考虑是否需要补铁（Fe）</li></ul>
妊娠 18～20+6 周	胎儿异常 / 解剖扫描（检测胎儿结构异常）
妊娠 28 周	<ul><li>测量宫底高度（fundal height，SFH）</li><li>检测血压及尿常规</li><li>如果需要，可输注全血或补充铁剂</li><li>不规则抗体筛查</li><li>对 RhD 阴性者进行抗 D 滴度检查（以防止母体抗 – D 抗体穿过胎盘进入胎儿循环，从而导致胎儿贫血、心力衰竭和胎儿死亡）</li></ul>
妊娠 34 周	<ul><li>测量宫底高度及血压，行尿常规</li><li>如果 RhD 为阴性，则注射第二剂抗 –D 抗体</li><li>讨论分娩相关问题 / 制订生育计划</li></ul>
妊娠 36 周	<ul><li>测量宫底高度及血压，行尿常规</li><li>检查婴儿的位置，如果是臀位，可行臀位外倒转术（ECV）</li><li>讨论母乳喂养、产后护理、产后抑郁、新生儿预防性服用维生素 K（产前维生素 K 储存不足，母乳中维生素 K 不足，可能导致新生儿因缺乏凝血因子Ⅱ、Ⅶ、Ⅸ和Ⅹ而出血）</li></ul>
妊娠 38 周	<ul><li>评估宫底高度</li><li>检测血压和尿蛋白含量</li><li>讨论妊娠 40 周以后的妊娠期管理</li></ul>

（续表）

妊娠 41 周	• 测量宫底高度，血压和尿常规 • 可以考虑行人工剥膜（从子宫颈提起羊膜囊，有时可以通过刺激前列腺素的产生来帮助引产） • 建议在妊娠 41～42 周行引产术（IOL）（在妊娠 42 周后施行会增加胎儿损伤和死产的风险） • 延迟至妊娠 42 周后引产的女性应每周至少进行 2 次胎心监护和超声检查，以进行羊水量评估
应向妊娠 25 周、妊娠 31 周和妊娠 40 周的产妇提供额外产检预约。每次就诊时应检查宫底高度、血压及尿蛋白含量	

a. 现在在英国和许多其他国家，风疹筛查不是常规产检内容
周是指胎龄

（三）感染筛查

• 乙型病毒性肝炎、人类免疫缺陷病毒。及时发现和治疗可降低母婴传播的风险。

• 梅毒。在预约时应对所有孕妇进行筛查，因为梅毒的治疗对母亲和婴儿都有益。未经治疗的早期梅毒感染是导致不良妊娠结局的高风险因素，包括"鞍鼻"、骨骼异常、流产、早产、死产或新生儿死亡。

• 风疹易感性筛查。为确保有风疹感染风险的女性能在产后期间接种疫苗，用以保障其未来的妊娠结局。先天性风疹综合征的典型三联征包括感觉神经性耳聋、眼睛异常（如视网膜病变、白内障和眼睑炎）和先天性心脏病（如肺动脉狭窄和动脉导管未闭）。包括英国在内的许多国家并不常规提供风疹筛查。

• 不推荐常规筛查 B 组链球菌、细菌性阴道病、巨细胞病毒、弓形虫病和丙型肝炎。

（四）唐氏综合征筛查

• 所有孕妇均应进行此项筛查。

• 应在妊娠 11^{+0} 周和妊娠 13^{+6} 周进行联合试验［超声评估颈部半透明厚度和 β 人绒毛膜促性腺激素（β-hCG）和妊娠相关血浆蛋白 A 的血液试验］。

• 血清筛查。对妊娠 15^{+0} 周和妊娠 20^{+0} 周产检的女性应提供三联筛查（甲胎蛋白、游离雌三醇和 β-hCG）或四联筛查（抑制素 A 加三联筛查）

（五）胎儿异常筛查

• 根据目前的英国国家筛查委员会指南，为孕妇提供胎儿异常筛查。

• 应在妊娠 18^{+0}～20^{+6} 周进行胎儿异常的超声筛查（胎儿解剖结构和头部 / 腹部 / 腿部 / 手臂的测量）。

• 常规的异常扫描还应包括有胎儿心脏和流出道的四腔视图的超声心动图。

（六）医疗状况筛查

• 筛查所有患有妊娠糖尿病的女性（表 29-2）。

• 应在产检时对子痫前期进行风险评估（表 29-3）。每次就诊时均应进行血压和尿蛋白检查。

表 29-2　筛查妊娠糖尿病（质量标准 QS22。质量声明 No.6）[3]

妊娠糖尿病（GDM）的危险因素

• BMI＞$30kg/m^2$
• 既往生产巨大儿，婴儿体重≥4.5kg
• 既往患有妊娠糖尿病
• 糖尿病家族史（有患有糖尿病的一级亲属）
• 来自一个糖尿病患病率很高的种族

BMI. 身体质量指数

表 29-3　风险评估用于子痫前期（NICE 质量标准 2013）[4]
• 子痫前期的危险因素 • 建议有一个高危因素或两个中度子痫前期危险因素的女性从妊娠 12 周到婴儿出生，每天服用 75mg 阿司匹林 高风险因素如下 • 既往患有妊娠高血压 • 慢性肾脏病 • 自身免疫性疾病（系统性红斑狼疮或抗磷脂综合征） • 1 型或 2 型糖尿病 • 慢性高血压（产检时或妊娠 20 周前出现高血压，或者既往患有高血压的女性） 中度危险因素如下 • 首次妊娠 • 年龄＞40 岁 • 妊娠间隔时间＞10 年 • BMI≥35kg/m² • 子痫前期家族史 • 多胎妊娠（如双胞胎、三胞胎）

BMI. 身体质量指数

• 根据英国皇家妇产科医师学会（RCOG）的指导，对静脉血栓栓塞（venous thromboembolism，VTE）进行风险评估（见第 42 章）。

（七）心理健康筛查

• Whooley 问题，心理健康筛查问题（表 29-4）。

• 既往 / 目前是否有精神疾病史 / 家族史。

（八）对女性生殖器改变的筛查

• 女性生殖器切割或女性包皮环切术（切除部分或全部女性外生殖器）。

• 根据病史记录和临床检查。

• 根据产前检查计划产时护理。

（九）家庭暴力

• 专业保健人员应了解家庭暴力的症状和迹象，并创造一个让女性可以披露相关信息的安全的环境。

（十）监测胎儿的生长和健康状况

• 从妊娠 24 周开始，每次产检均应测量宫底高度。

• 应在妊娠 36 周时通过腹部触诊评估胎儿的胎位。

• 应通过超声波确认疑似胎儿畸形。

• 除非患者要求，否则不应常规进行胎心率听诊，因为它没有任何预测价值。

三、麻醉科医师须知的相关情况

（一）既往史

• 脊柱侧弯 / 脊柱畸形 / 脊柱手术 / 其他影响脊柱的病理改变。

表 29-4　评估在产前预约时的心理健康评估
• 在过去的 1 个月里，你是否经常感到沮丧或绝望？ • 在过去的 1 个月里，你是否经常为对做事没有什么兴趣或乐趣而烦恼？ 还可以考虑使用广泛性焦虑障碍量表（GAD-2）询问患者焦虑情况 • 在过去的两周里，你有多少次感到紧张、焦虑或紧张不安？ • 在过去的两周里，你有多少次为无法停止或控制担忧而烦恼？

经许可转载，引自英国国家医疗保健卫生中心 产前和产后心理健康，2017 年 [5]

- 容易发生瘀伤。
- 脊柱异常引起的无力、感觉丧失、感觉异常、神经病理性疼痛。
- 麻醉药或局部麻醉药过敏。
- 恶性高热（malignant hyperthermia，MH）或使用琥珀酰胆碱后出现呼吸暂停的家族史。
- 既往曾发生过椎管内麻醉困难（长时间的穿刺操作，需要重新定位的穿刺失败，意外穿破硬脊膜／硬脊膜穿破后头痛）。
- 既往在全身麻醉下出现的问题，如在全身麻醉下的术中知晓（accidental awareness under general anaesthesia，AAGA）。

（二）产妇自身情况

- BMI＞40kg/m^2。

- 预期困难气道。
- 长期抗凝史（如预防性或治疗性使用低分子肝素）。
- 血液学异常，如血小板减少症、血友病、血管性血友病（von Willebrand disease，VWD）、凝血因子缺乏、镰状细胞贫血。
- 心肺疾病（如先天性心脏病、瓣膜病或置换／修复、围生期心肌病）。
- 肾脏疾病（急性肾衰竭或慢性肾衰竭）。
- 产后出血风险增加（如前置胎盘、胎盘病态附着）（见第35章和第36章）。
- 任何拒绝血液制品的女性，如耶和华见证人。

参考文献

[1] National Institute for Health and Care Excellence, Clinical Guideline 201 (NG 201). Antenatal Care. August 2021. www.nice.org.uk/guidance/ng201. Last accessed 26th August 2021.

[2] National Institute for Health and Care Excellence, Antenatal Care, Quality Standard 22 (QS 22), Quality Statement No. 1: services - access to antenatal care. September 2012, updated August 2021. www.nice.org.uk/guidance/qs22. Last accessed 26th August 2021.

[3] National Institute for Health and Care Excellence, Antenatal Care, Quality Standard 22 (QS 22), Quality Statement No. 6: risk assessment - gestational diabetes. September 2012, updated August 2021. https://www.nice.org.uk/guidance/qs22/chapter/quality-statement-6-risk-assessment-gestational-diabetes. Last accessed 26th August 2021.

[4] National Institute for Health and Care Excellence, Hypertension in Pregnancy, Quality Standard 35 (QS 35), Quality Statement No. 2: antenatal assessment of pre-eclampsia risk. July 2013, updated July 2019. https://www.nice.org.uk/guidance/qs35/chapter/Quality-statement-2-Antenatal-assessment-of-pre-eclampsia-risk. Last accessed 26th August 2021.

[5] National Institute for Health and Care Excellence, Clinical Guideline 192 (CG 192). Antenatal and postnatal mental health: clinical management and service guidance. December 2014, updated February 2020. https://www.nice.org.uk/guidance/cg192/chapter/1-Recommendations. Last accessed 26th August 2021.

第 30 章 产程图
Partogram

Priyanka Sara　Nicola Lack　著
胡　涵　译　方　昕　校

一、定义

产程图是以时间为单位绘制的记录分娩过程中关键母胎状况的图表。

二、历史

20 世纪 70 年代初，Philpott 和 Castle 首先设计了产程图，作为资源缺乏国家的一种筛查工具，用于显示有无分娩延迟或没有进展，并指导产妇从社区到医院的及时转诊。目前使用的产程图已经过改良。英国国家卫生与服务优化研究院（NICE）首先提议建立一个系统来记录分娩的关键事件[1]，后由世界卫生组织（WHO）对产程图进行了改良，并将其作为许多妇产医院的基本分娩记录工具。WHO 改良后的产程图见图 30-1。于分娩发动，即子宫颈扩张≥4cm，有规律宫缩时开始记录。

三、组成

• 患者的人口统计资料。
  – 姓名。
  – 年龄。
  – 病历号。
  – 产科病史，孕次 / 产次。
  – 入院日期。

  – 胎膜破裂的日期和时间。
• 母体参数。
  – 每 30 分钟监测产妇心率。
  – 每 4 小时监测血压和体温。
  – 监测尿量和尿蛋白、尿酮体（如有）、尿糖。
  – 静脉注射液体摄入量。
  – 药物用量［如缩宫素（U/ml）］。
  – 如果这些参数中的任何一个（如心率或血压）异常，就需要增加观察和检测的频率，并可能需要干预。
• 胎儿参数，记录胎心率（FHR）。
  – 第一产程中每 15～30 分钟于收缩后监测 1min 胎心率。
  – 第二产程每 5 分钟 1 次。
  – 如果发现异常，可以考虑紧急分娩。
• 羊水。
  – 每 30 分钟检查 1 次。
  – 可以描述为透明，胎粪污染（厚或薄），带血或无。
  – 浓的胎粪污染提示胎儿窘迫，需使用连续胎心监护（CTG）密切监护胎儿（见第 28 章）。
• 子宫收缩如下。
  – 频率、持续时间和力量（由腹部触诊评估）。

产程图

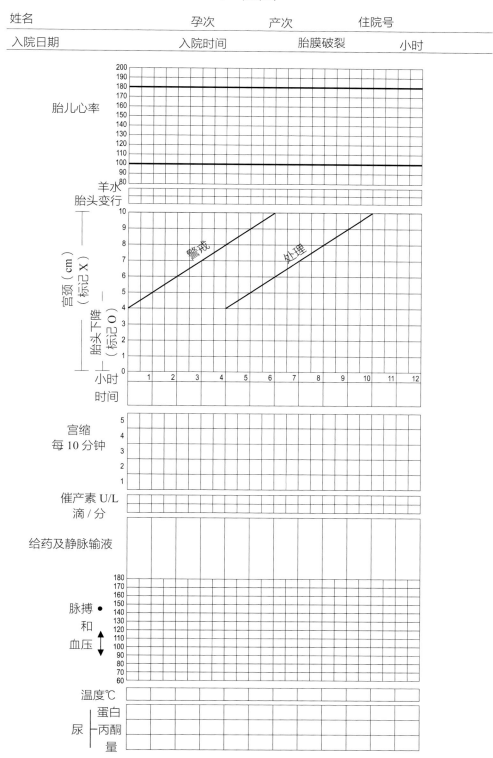

▲ 图 30-1　WHO 产程图

经许可转载，引自 Chapter 4, p.57: Preventing prolonged and obstructed labour. In: Managing prolonged and obstructed labour; Education material for teachers of midwifery-midwifery education modules-2nd Edition. World Health Organisation (WHO) 2008.

– 每隔 30min 用从浅到深的不同颜色记录一次，格子的数量表示每 10 分钟收缩的次数。图 30-2 显示了产程图中宫缩的标记。

· 腹部检查如下。

– 评估胎儿头部是否下降到骨盆。

– 触诊评估胎儿头部的 1/5。

四、产程解读

产程图有两条重要的线显示宫颈扩张程度和胎先露下降程度。宫颈扩张程度以符号"X"表示，胎先露下降程度以符号"O"表示（图 30-2）。

（一）警戒线

这是一条起自宫颈扩张 4cm 处，在活跃期以 1cm/h 的速度延续至宫颈完全扩张点的直线（图 30-1）。顾名思义，分娩进展落在这条直线上表明正常产程的延迟，需要对影响产程的母胎因素进行评估。例如，如果产妇宫缩不规律且轻微，则应考虑使用缩宫素增强宫缩。如果怀疑胎儿头部位置不正（如枕后/枕外侧），应密切监测胎儿头部下降，若产妇宫颈完全扩张，可尝试轻柔地手动旋转胎儿头部。请注意，胎位异常和先露异常是两个不同的术语，先露异常指的是臀位和横位等表现。

（二）处理线

警戒线右侧相距 4h 处绘制一平行于警戒线的斜线为处理线（图 30-1）。如果分娩进展落在这条线上，即使在警戒线上已采取了纠正措施，仍需进一步处理，如在宫颈完全扩张的情况下尝试器械分娩，或者在宫颈扩张或胎儿下降没有进展的情况下进行剖宫产。

（三）产程图的优点和局限性 [2]

使用这项工具的主要原因如下。

· 辅助诊断滞产或梗阻性分娩❶，有助于及时进行产科干预。

· 降低产妇和新生儿的发病率。

（四）优点

· 以标准格式提供分娩期间所有事件的综合记录。

· 一致而规律地记录母亲和胎儿情况，可迅速确定任何偏差或恶化的趋势。

· 该图表在资源匮乏或繁忙的分娩环境中特别有效，强调了升级管理或产科患者回顾的必要性。

· 可用作法医学文件。

· 它是助产士和产科医师的一个有效的培训工具。

（五）局限性

· 潜伏期：改良后的 WHO 产程图以 4cm 作为活跃期起点。虽然它能有效地诊断产程延长或进展缓慢，图表没有考虑到潜伏期的时间。

· 宫颈扩张率：宫颈扩张速度可能偏离正常值 0.5cm/h，但出于实际应用目的，NICE 指南建议正常进展率为 0.5cm/h（2cm/4h）[1, 3]。

· 遗漏信息：产程图不包括产妇氧饱和度（SpO_2）或呼吸频率，这是产妇分娩过程中重要的参数。也没有位置标记胎儿先露部位（如枕后位）。

· 使用时的差异：虽然培训可以帮助使用者达到结果的一致性，但有大量报道称，产程图的使用仍存在差异，特别是在繁忙时完成图表可能出现结果的不一致 [3]。

五、证据

2013 年，一篇 Cochrane 数据库的综述调查

---

❶ 滞产：滞产指的是宫颈变化率比正常产程时 0.5cm/h 的变化率慢，或者完全扩张 4h 后仍未分娩。
梗阻性分娩：梗阻性分娩是指宫颈扩张或胎头下降变化不大或没有变化。它是导致产程延长或产程缓慢的原因，提示胎儿太大而不能通过阴道分娩，通常是由于胎位异常（如枕后位），较少的情况下是由于绝对性头盆不称。与胎头变形和产妇血尿的临床表现有关。滞产和梗阻性分娩的区别在于，滞产仍有一定的进展，梗阻性分娩则没有进展。

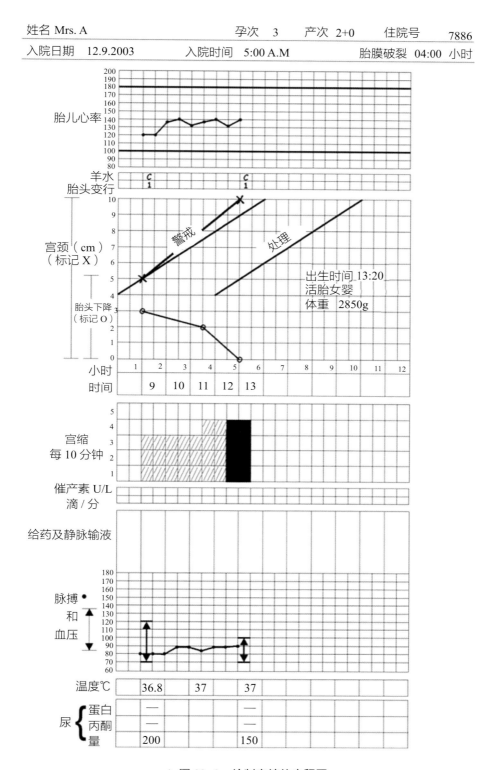

▲ 图 30-2　绘制宫缩的产程图

经许可转载，引自 Chapter 4, p.76 (Case No. 1): Preventing prolonged and obstructed labour. In: Managing prolonged and obstructed labour; Education material for teachers of midwifery - midwifery education modules-2nd Edition. World Health Organisation (WHO) 2008.

了使用产程图对足月自然分娩产妇结局的影响。他们的结论是，在引入产程图后，测量的任何临床结果（如剖宫产、分娩持续时间、缩宫素的增加、羊膜腔穿刺术、硬膜外分娩镇痛的使用、分娩中抗生素的使用、Apgar评分或转入新生儿重症监护）没有差异[4]。

但是，作者表示，使用产程图的单位反馈了它有利于提升护理质量，包括易于记录，提供分娩过程的图片概述，有利于临床医师的培训和患者护理的交接[4]。

参考文献

[1] National Institute for Health and Care Excellence, Clinical Guideline 190 (CG 190). Intrapartum Care for Healthy Women and Babies. December 2014, updated February 2017. https://www.nice.org.uk/guidance/cg190/resources/intrapartum-care-for-healthy-women-and-babies-pdf-35109866447557. Last accessed 26th August 2021.

[2] Bedwell C, Levin K, Pett C, Lavender DT. A realist review of the partograph: when and how does it work for labour monitoring? BMC Pregnancy Childbirth. 2017;17:31.

[3] Zhang J, Landy HJ, Branch DW et al. Contemporary patterns of spontaneous labor with normal neonatal outcomes. Obstet Gynecol. 2010;116:1281-1287.

[4] Lavender T, Hart A, Smyth RMD. Effect of partogram use on outcomes for women in spontaneous labour at term. Cochrane Database Syst Rev. 2013;(7):CD005461.

第 31 章 引产

Induction of Labour

Angela Yulia　Kate Mayers　Kasia Maksym　Nicola Lack　著

杜唯佳　译　　徐铭军　校

一、定义

引产术（IOL）指妊娠≥24 周，在自然发动前通过人工的方法诱发子宫收缩、促使宫口扩张，可伴有 / 不伴有破膜[1]。是目前产科最常用的操作手法之一。英国临床指南建议，只有在诱发宫缩的受益大于继续妊娠时才使用 IOL。例如，当健康的母婴存在风险时建议实施 IOL。

二、发生率

• 英国的引产率从 2009—2010 年的 21% 增至 2019—2020 年的 33%[2]。

• 全球不同国家 IOL 发生率报道不一。

　– 美国为 23%[3]。

　– 欧洲（立陶宛）引产率最低为 6%。

• IOL 率增高可能由于妊娠人群的年龄和身体质量指数（BMI）增加。

三、引产的注意事项

• 引产会对产妇的分娩体验造成巨大的影响。

• 可能比预期更加疼痛。

• 对于初产妇，可能会导致器械助产（如产钳和胎头吸引器）或急诊剖宫产。

• 可能需要接受椎管内分娩镇痛。

四、引产的指征 [1, 4]

表 31-1 总结了引产的指征。

五、引产的风险 / 并发症 [1, 5-11]

表 31-2 总结了引产相关的母体和胎儿的风险。

由于引产存在上述风险，麻醉科医师需对接受 IOL 的产妇进行仔细评估，包括全套血型检查，最好开放外周静脉。

如计划实施 IOL，产科医师应进行如下操作。

• 向产妇充分告知整个操作过程。

• 解释所使用的方法。

• 不良反应。

• IOL 失败和解决方法。

产妇的权利包括以下几个方面。

• 对所接受的治疗有决定权。

• 阅读知晓 IOL 的相关信息。

• 签署知情同意。

建议对知情告知内容进行记录；或由医师做备注记录在患者病史中。由于是医疗干预，引产的指征应被详细告知。

六、引产的时机 [1]

• 足月的定义是妊娠 37～42 周。

表 31-1 引产指征			
医学指征	产科指征	产妇指征	胎儿指征
• 慢性 / 妊娠高血压 • 糖尿病 • 肾脏疾病 • 慢性肺部疾病 • 心脏疾病 • 抗磷脂综合征	• 过期产 • 胎膜早破 • 子痫前期、子痫、HELLP 综合征 • 绒毛膜羊膜炎 • 产前出血 • 产科胆汁淤积症 • 严重产科疾病史	• 产妇年龄 • 产妇焦虑 • 产妇要求	• 足月时胎动减少 • 胎死宫内 • 胎儿生长受限和疑似宫内胎窘 • 疑似巨大儿 • 同种免疫反应 • 羊水过少 • 胎儿畸形 • 双胎妊娠

过期产，妊娠超过 42 周；正常妊娠 40 周后 2 周

胎膜早破，妊娠 37 周前破膜

绒毛膜羊膜炎，包绕胎儿的绒毛膜和羊膜发生感染。通常是细菌感染引起，母体生殖道细菌进入宫腔感染绒毛膜和羊膜，以及羊水导致

巨大儿，无论妊娠周大小，胎儿出生体重 > 4kg，发生率为 3%～15%。控制不佳的妊娠糖尿病产妇中多见

同种免疫反应，胎儿 Rh$^+$ 红细胞进入 Rh$^-$ 母体循环，导致母体产生免疫 G 蛋白抗体，能经胎盘破坏 Rh$^+$ 胎儿的红细胞，输注未配型的血液也会引起 Rh 同种免疫反应

产科胆汁淤积症，妊娠期发生的一种肝脏疾病。可导致体内胆汁酸水平升高。产科胆汁淤积症病因复杂，以皮肤瘙痒和肝功能异常为特征，不伴有皮肤皮疹，产后可自行痊愈

羊水过少，妊娠期羊水减少，如羊水量＜第 3 百分位。

• 大多数产妇在妊娠 42 周前会自然临产。

• 在妊娠 38 周产检时，所有产妇都应被告知妊娠超过 42 周的风险，包括死产的风险增加。

以下几方面的医疗选择应和产妇讨论。

• 人工破膜。

• IOL。

• 期待疗法（无干预措施）。

• 引产应在妊娠 41～42 周进行以预防产程延长。

• 其他 IOL 指征包括胎儿因素，产妇因素或两者因素。

• 如果仅仅是由于疑似巨大儿（体重大于妊娠周）而无其他指征时，不宜用 IOL。

七、引产的禁忌证 [1]

IOL 的禁忌证同阴道分娩。绝对禁忌证很少，其余的是相对禁忌证（表 31-3）。

然而，只有在少数情况下，告知产妇相关风险后建议实施 IOL。如果由于产妇或胎儿因素需终止妊娠，对于既往有剖宫产史的产妇建议使用引产，尽管多数机构仍然选择机械手法（见下文）而非前列腺素来避免子宫过度刺激。

（一）引产前准备

机械引产前实施人工破膜。

• 产前，在阴道检查时将一个手指伸进阴道。

• 这个操作将羊膜囊和宫颈机械分离，促使前列腺素局部释放有助于减少药物性催产。如果宫颈不能容受一指，按摩阴道穹窿处的宫颈（阴道上壁）能起到同样的作用。

• 人工破膜是引产的辅助方法而非一项特殊的引产手段。

• 分娩没有自然发动时应实施人工破膜。

（二）引产的方法 [1]

药物性方法

• 英国国家卫生与服务优化研究院（NICE） [1] 推荐以下方法。

• 将子宫托或带有涂抹器的前列腺素凝胶（如 PGE_2）缓慢放入阴道上壁（图 31-1）

表 31-2 引产相关的母体和胎儿风险 / 并发症	
风险 / 并发症	发生率（**IOL vs. 自然分娩**）
产妇 手术助产 • 器械助产 • 急诊剖宫产	• 15% vs. 10%～13% • 26.5% vs. 12.5%
子宫过度刺激[a]	IOL 中占 1%～5%
子宫破裂	正常子宫（无子宫手术史）：IOL 中占 0.007% vs. 0.0051% 自然分娩瘢痕子宫（既往子宫手术史）:1%(缩宫素 IOL)vs. 0.5% 自然分娩
输血	0.33% vs. 0.28%
产后出血	8.4% vs. 6.4%
脐带脱垂	0.1%～0.6%（与自然分娩发生率相似）
宫颈条件不佳导致的引产失败（宫颈条件不适宜经阴道分娩—Bishop 评分≤6 分）。一个宫颈有利条件为 Bishop 评分＞6 分	IOL 中占 15%
胎儿 肩难产[b]	0.41% vs. 0.32%
收治入新生儿重症病房	8% vs. 7%

IOL. 引产术

a. 宫缩过频或过强都会导致胎心率改变。危险因素包括多次妊娠既往史（分娩 5 次以上），既往急产史(总产程＜3h)；b. 胎头娩出后胎前肩下降受阻无法娩出，或者需通过各种方法才能通过耻骨联合的一种难产。当胎头娩出后胎肩无法及时娩出时即可诊断（见第 26 章）

表 31-3 引产的禁忌证	
绝对禁忌证	相对禁忌证
• 前置胎盘 • 血管前置 • 胎儿横位 • 胎位不正（如臀位） • 脐带脱垂或持续脐带先露 • 原发性活动性生殖系统疱疹感染 • 既往古典式或剖宫产高风险切口，如 J 形或 T 形子宫切口 • 既往子宫破裂史 • 侵袭性宫颈恶性病变 • 胎儿窘迫 • 胎儿先天畸形引起的梗阻性分娩	• 胎头高浮[b] 易引起脐带绕颈 • 急产[a] 史 • 既往子宫肌瘤剥除史 • 感染［产妇和（或）胎儿］

a. 急产是指产程不超过 3h 的分娩；b. 胎头高浮 = 胎头位置高，未进入骨盆内

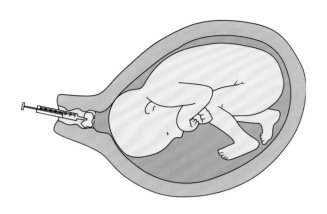

▲ 图 31-1　通过凝胶或者子宫托置入 PGE$_2$

- 6h 后如果产程无进展，给予第二个剂量的前列腺素凝胶，必要时给予第 3 个剂量。
- 如使用 PGE$_2$ 来 IOL，应向产妇告知子宫过度刺激的风险。
- 一旦宫颈充分扩张，应实施人工破膜术（ARM）（见第 15 章）。
- 由于这项操作伴随较低脐带脱垂的风险，应在产科部门安全的环境下进行。由于 ARM 后会出现规律宫缩，有些产妇希望在 ARM 前接受硬膜外分娩镇痛来缓解规律宫缩引起的疼痛。
- 当破膜后，必要时使用缩宫素输注来促进子宫收缩。

应和产妇协商决定缩宫素输注的时机，并告知期待疗法（期待疗法包括不使用任何干预手段，让产程自然进展）也是常规方法之一。因此，IOL 产妇在 ARM 之后的 2h（初产妇）或 4h（经产妇）未接受进一步产科干预，产程仍然没有进展或仍然没有宫缩时，建议给予缩宫素输注。

- 缩宫素滴定输注使宫缩频率达到每 10 分钟 4～5 次。
- 建议持续胎儿监测。
- 由于缩宫素输注后可能需要一定的时间才能有规律的宫缩，因此相比自然临产的产妇，引产的产妇可能较早会有镇痛的需求。

羊膜腔穿刺术（ARM）或联合缩宫素，是引产的主要方法，除非有不能使用 PGE$_2$ 的危险因素，特别是子宫过度刺激的风险[1]。可能的原因是如果过早实施 ARM 而宫颈条件不佳，输注缩宫素是唯一的处理方法，但它会增加 IOL 失败的风险。因此，无论何时都推荐（NICE 指南推荐）使用阴道 PGE$_2$，一些产妇在 PGE$_2$ 的作用下会自然进入产程。

在英国，米索前列醇和米非司酮不是 IOL 的常规用药。这些药物只有在胎儿宫内死亡接受引产或临床实验中才会被使用[1]。

如果尝试所有方法后 IOL 仍然失败，可根据特定情况和产妇意愿，进一步尝试引产或实施剖宫产。

八、机械方法

对于瘢痕子宫的产妇，往往有剖宫产史，不常规使用前列腺素，由于其子宫破裂的风险较高[1, 11]。在这种情况下，推荐使用机械方法。机械性 IOL 的目的是通过机械手法而非药物方法使宫颈扩张，降低相关风险。其结果会使一部分产妇产程自然发动，一部分产妇宫颈条件变佳，更适应羊膜腔穿刺或进一步使用缩宫素。

Cook$^®$ 宫颈扩张球囊（或双球囊导管）常被用于宫颈机械性扩张。双球囊中的第一个球囊用生理盐水充盈后放置在宫颈的子宫端，第二个球囊充盈后放置在宫颈的阴道端（图 31-2）。当球囊导管除去后，评估宫颈扩张程度，根据情况必要时实施羊膜腔穿刺。

- Cook$^®$ 球囊应留置 12～24h，直至宫颈条件达到实施 ARM 的要求。
- 其他方法，如 Foley 导尿管也可用于机械扩张宫颈。
- 对于既往有剖宫产史的产妇，ARM 后在有经验的产科医师的监督下使用缩宫素是安全的。

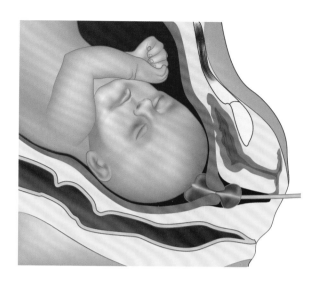

◀ 图 31-2 Cook® 宫颈扩张球囊放置位置

参考文献

[1] National Institute for Health and Care Excellence, Clinical Guideline 70 (CG 70). Inducing labour. July 2008. https://www.nice.org.uk/guidance/cg70/resources/inducing-labour-pdf-975621704389. Last accessed 28th August 2021.

[2] The NHS Maternity Statistics, England: 2019-2020. https://digital.nhs.uk/data-and-information/publications/statistical/nhs-maternity-statistics-2019-20 .

[3] Martin JA, Hamilton BE, Osterman MJ, et al. Births: final data for 2013. Natl Vital Stat Rep. 2015;64(1):1-65.

[4] Mozurkewich E, Chilimigras J, Koepke E, Keeton K, King VJ. Indications for induction of labour: a best-evidence review. BJOG. 2009;116(5):626-36.

[5] Davey MA, King J. Caesarean section following induction of labour in uncomplicated first births—a population-based cross-sectional analysis of 42,950 births. BMC Pregnancy Childbirth 2016;16:92.

[6] Gardeil F, Daly S, Turner MJ. Uterine rupture in pregnancy reviewed. Eur J Obstet Gynecol Reprod Biol. 1994;56:107-10.

[7] Guerra GV, Cecatti JG, Souza JP, Faúndes A, Morais SS, Gülmezoglu AM, Passini R, Parpinelli MA, Carroli G, WHO Global Survey on Maternal, Perinatal Health in Latin America Study Group. Elective induction versus spontaneous labour in Latin America. Bull World Health Organ. 2011;89:657-665.

[8] Brinsden PR, Clark AD. Postpartum haemorrhage after induced and spontaneous labour. BMJ. 1978;2(6141):855-6.

[9] Royal College of Obstetricians and Gynaecologists. Umbilical cord prolapse. Green-top Guideline No. 50. London: RCOG Press; November 2014.

[10] S J Stock. Outcomes of elective induction of labour compared with expectant management: population based study. BMJ 2012;344:e2838.

[11] Jozwiak M, Dodd JM. Methods of term labour induction for women with a previous caesarean section. Cochrane Database Syst Rev. 2013(3):CD009792.

第 32 章　催产
Augmentation of Labour

Priyanka Sara　Nicola Lack　著
汪愫洁　译　胡　涵　校

一、定义

催产是指在自然分娩临产后通过刺激子宫的方式来增加宫缩的频率，持续时间和强度。它通常被用于无效的子宫收缩引起的产程停滞[1]。

二、催产的方法

世界卫生组织对于确定的产程停滞仅推荐下列方法进行催产[1]。

（一）人工破膜 / 羊膜腔穿刺术（见第 15 章）

由助产士 / 产科医师在人工破膜后的 2～4h 评估子宫收缩情况。根据临床的反馈，应该跟产妇讨论进行下一步缩宫素催产。

• 对于初产妇，人工破膜之后通常会进行缩宫素输注，因为单纯的人工破膜不一定能提供有效的子宫收缩[1, 2]。

• 对于经产妇，单纯的人工破膜可以充分地增强子宫收缩强度并加速产程的进展。

（二）缩宫素输注

本章节全面地描述了催产过程中缩宫素输注使用。

三、缩宫素的作用方式

缩宫素是一种九肽激素，由下丘脑生产，储存在脑垂体后叶。它作用在子宫肌层的缩宫素受体上产生子宫收缩的作用。这一作用有助于宫颈的扩张和消除（见第 27 章），进而有助于胎头下降进入骨盆，促进自然分娩[3]。缩宫素是分娩过程中机体分泌的内源性激素，也可以通过使用外源性的缩宫素来促进对无效子宫收缩的刺激。

四、缩宫素输注用于催产

人工破膜后，在持续性的胎心监护和子宫活动监测，以及一对一的助产士 / 护士监护下可以在产房使用缩宫素。

在表 32–1 中总结了许多 NHS 医院中常规使用缩宫素输注催产的推荐剂量。

缩宫素通过输液泵或注射泵进行输注。产科医师更熟悉的是输注速度是每小时的液量而不是每分钟的单位剂量。缩宫素的最大输注速度是 96ml/h（10U 缩宫素稀释至 500ml），尽管许可的最大速度为 60ml/h。因此，当需要输注速度超过 60ml/h 时，需由高年资产科医师来决定。

在英国，英国皇家妇产科医师学会推荐以下用药方案（表 32–1）。本方案中液体容量变化低，可以用于需要限制液体入量（如 85ml/h 的严重子痫前期产妇，以降低肺部水肿的发生率）。使用这个剂量可以使有效的子宫收缩达到足够的强度和频率，频率为每 10 分钟 3～4 次。

表 32-1 催产中使用缩宫素输注速率的举例说明（缩宫素输注：10U 缩宫素稀释至 500ml）

开始输注的时间（min）	缩宫素剂量（mU/min）	输注容量（ml/h）
0	1	3
30	2	6
60	4	12
90	8	24
120	12	36
150	16	48
180	20[a]	60
210	24	72
240	28	84
270	32	96

当缩宫素使用总量达到 5U 时，如不能建立规律的宫缩，停止催产

a. 最大的许可剂量是 20mU/min，使用更大剂量需请示高年资产科医师；缩宫素的使用需符合当地医院的规定。大部分医院稀释 10U 或 30U 缩宫素至浓度为 0.9% 的生理盐水 500ml

五、催产的时机

第一产程和第二产程均可以实施催产。

在第二产程中，只有当产科医师评估明确是无效的子宫收缩造成了产程停滞时，才可以开始使用催产。

在确保胎儿生命安全（胎心监护正常）并且经阴道检查明确没有难产（胎头在宫颈的压迫下发生水肿见第 27 章）的情况下，可以安全地使用缩宫素。

在硬膜外分娩镇痛后，子宫收缩有时会在频率 / 强度上有所减少，因而也有必要使用缩宫素输注 ± 人工破膜术（ARM）来进行催产[4]。

六、催产过程中产程进展的评估

通常通过经阴道检查来评估产程的进展程度以下二选一。

• 临产规律宫缩（每 10 分钟 3～4 次）后 4h。

• 开始输注缩宫素后 6h（以上两种情况以先发生的事件为准）。

以下方法适用于产程进展评估。

• 宫颈口扩张（1～10cm）：适宜速度为 0.5cm/h。

• 宫颈消除（未 100% 消除 / 完全消除）：宫颈变薄或变短（见第 27 章）。

• 胎头下降（从 -3～3cm）：与产妇坐骨棘的位置关系。

如发生产程停滞或有难产的迹象，尽管有规律宫缩和缩宫素催产，产科医师通常会建议行急诊剖宫产术。

七、使用缩宫素催产的优点

它可以允许产妇在产程中以有效宫缩尽可能的试产，有益于实现自然分娩[5]。

八、使用缩宫素催产的风险

• 子宫过度刺激：当子宫收缩频率达到 10min

内 6 次或以上，会造成胎儿宫内窘迫和胎心过缓。因此，需谨慎调节缩宫素的滴注速度，使得宫缩保持在 10min 内 5 次[6]。

• 子宫破裂：使用缩宫素催产的医嘱需谨慎决定，尤其是对于经产妇或既往有子宫手术史的产妇（子宫肌瘤切除史/子宫下段剖宫产再孕），因为强烈宫缩时子宫破裂的风险更高。经产妇产程停滞需要缩宫素催产时，产科医师需排除难产的可能。剖宫产再孕产妇经阴道试产，输注缩宫素后，瘢痕破裂的风险由 1/200 升至 1/100[6]。

• 出血：催产可能会导致产程的延长和产后出血风险的升高[6]。

• 疼痛缓解：随着宫缩增强和频率上升，产妇通常需要更强的镇痛措施，研究显示硬膜外分娩镇痛率会随之升高[7]。

九、特殊情况

（一）心脏功能不全

对于已发现合并心血管疾病［如肥厚型心肌病、心脏瓣膜病和（或）缺血性心脏病，包括冠状动脉血管痉挛］导致心肌缺血可能的产妇需谨慎使用缩宫素，以避免血压和心率的剧烈波动。

（二）QT 间期延长综合征

对于有 QT 间期延长综合征或相关症状和已知使用有延长 QT 间期作用的药物的产妇，需谨慎使用缩宫素。

（三）水中毒

因为缩宫素有轻微的抗利尿作用，并且长时间静脉输注大剂量缩宫素时通常会有大量液体随之进入体内，当处理产后出血的情况时，可能会导致水中毒合并低钠血症。缩宫素的抗利尿作用和静脉输入的大量液体可能会导致体内液量过多

而造成非合并低钠血症的急性肺水肿。为了避免这些罕见的并发症，在长时间输注大剂量缩宫素时需遵守以下规则。

• 需使用电解质溶液稀释，如生理盐水（即不能使用葡萄糖溶液）。

• 应尽量减少输注容量（可以使用比推荐剂量浓度更高的缩宫素）。

• 限制口服液体量。

• 表格记录液体出入量情况。

• 怀疑电解质紊乱时需监测血清电解质浓度。

（四）肾损害

当产妇合并严重的肾功能损害时应格外注意，因为存在水潴留和缩宫素蓄积的可能性。

十、证据

（一）对比缩宫素引产和期待疗法的系统性回顾研究[5]

使用缩宫素组如下。

• 更多产妇在 24h 内经阴道分娩。

• 更多产妇要求硬膜外麻醉。

• 在一项研究中显示，更多产妇对于缩宫素引产结果满意。

（二）人工破膜和静脉输注缩宫素与安慰剂或其他特定治疗手段对比试验[7]

• 与单独使用人工破膜相比，更多产妇在 24h 内自然分娩成功。

• 与安慰剂对照组相比，器械助产率显著降低。

• 比经阴道使用前列腺素药物的产后出血概率更高。

• 使用人工破膜和静脉输注缩宫素相比，经阴道使用前列腺素药物的产妇满意度更高。

参考文献

[1] WHO Recommendations for augmentation of labour. May 2014. http://apps.who.int/iris/bitstream/handle/10665/ 112825/9789241507363_eng.pdf?sequence=1 .

[2] Bricker L, Luckas M. Amniotomy alone for induction of

labour. Cochrane Database Syst Rev. 2000;(4):CD002862.

[3] Arrowsmith S, Wray S. Oxytocin: its mechanism of action and receptor signalling in the myometrium. J Neuroendocrinol. 2014;26:356-69.

[4] Anim-Somuah M, Smyth RMD, Jones L. Epidural versus non-epidural or no analgesia in labour. Cochrane Database Syst Reviews. 2011;(12):CD000331.

[5] Alfirevic Z, Kelly AJ, Dowswell T. Intravenous oxytocin alone for cervical ripening and induction of labour. Cochrane Database Syst Rev. 2009;(4):CD003246.

[6] Oláh KSJ, Steer PJ. The use and abuse of oxytocin. Obstet & Gynaecol. 2015;17:265-71.

[7] Howarth GR, Botha DJ. Amniotomy plus intravenous oxytocin for induction of labour. Cochrane Database Syst Rev. 2001;(3):CD003250.

第33章 早产
Pre-term Birth

Shalini Chawla Pervez Sultan **著**
张馨培 **译** 周依露 **校**

一、定义

早产儿（preterm labour，PTL）指妊娠不足37周出现分娩的症状和体征。需根据患者病史、临床检查和检验结果去考虑、诊断和确诊早产[1]。

（一）可疑早产

指已出现早产症状并经临床检查（包括内镜或数字阴道检查）后，确认有早产的可能性，但无任何分娩征兆。

（二）诊断早产

指诊断检测呈阳性的可疑早产。

（三）确诊早产

指妊娠37周之前，出现宫颈口从4cm开始扩张的规律宫缩。

早产（preterm birth，PTB）是指妊娠不足37周发动的分娩。

未足月胎膜早破（PPROM）是指妊娠24~37周发生的胎膜破裂。妊娠24周被认为胎儿是否有生存力的分界线。

二、发生率

• 根据世界卫生组织的报告，早产是全球5岁以下儿童死亡的主要原因[2]。

• 早产是英国新生儿死亡和发病的最大因素，占新生儿的7%~8%[1]。在美国，发病率高达15%，在低收入国家甚至更高。

• 75%为自发性早产，分娩前不一定会伴随未足月胎膜早破。25%为治疗性早产，是指由于母体或胎儿的健康原因不允许继续妊娠（例如，子痫前期或胎儿生长受限）。

• 未足月胎膜早破在所有孕妇中的发生率为3%，且1/3的早产由此引起。

• 由于自发和治疗性早产增加，早产的发病率正在上升。这也反映多胎妊娠（使用辅助生殖技术后）和医学上复杂妊娠的增多。

三、新生儿的影响

• 早产儿的死亡率较高：每1000个早产儿有21.1人死亡，而足月儿每千人只有1.4人死亡[3]。

• 早产后存活下来的婴儿在短期和长期都面临着相关并发症的巨大风险。

• 短期影响会涉及多个器官有关的发病率，包括呼吸窘迫综合征、脑室内出血（intraventricular hemorrhage，IVH）和坏死性肠炎。

• 长期影响主要是神经发育性疾病，包括脑瘫、全面发育迟缓、视力和听力障碍等。早产也与慢性肺部疾病有关。

• 预后取决于各种因素，包括妊娠周、新生儿的出生体重、新生儿出生时状况、是否伴有感染、妊娠期是否使用类固醇和镁剂等。预后会随着妊娠周每增加 1 周和新生儿出生体重每增加 100g 而得以改善。

• EPICure 研究数据（以人口为基础的极端早产儿生存和后期健康状况的研究）被广泛运用于预后相关咨询（图 33-1）。早产可按严重程度分类，预后则取决于孕周的大小[4]。

四、自发性早产的原因（图 33-2）

危险因素（表 33-1）。

五、临床表现

（一）病史
• 表 33-1 所列的风险因素。
• 腹痛 / 子宫收缩。
• 阴道分泌物 / 阴道出血。
• 有提示胎膜破裂和（或）经阴道液体流失的病史。
• 尿频 / 排尿困难（提示尿路感染的症状）。
• 其他系统性疾病的病史（如阑尾炎 / 肾炎）有可能导致 PTL 的发生。
• 发热、乏力、流感样疾病，可能提示有绒毛膜羊膜炎。

（二）体格检查
• 对产妇的检查：心率 / 血压 / 体温 / 呼吸频率（热射病和心动过速可能提示绒毛膜羊膜炎或其他系统性疾病）。
• 子宫触痛（提示感染 / 流产）。
• 胎位（以决定进一步的治疗）。
• 阴道内窥器检查：观察阴道是否有液体积聚，如果有破裂的胎膜 / 血液 / 分泌物则提示可能存在脓性 / 活动性的潜在感染。
• 如果存在完整的胎膜，并且宫颈扩张的程

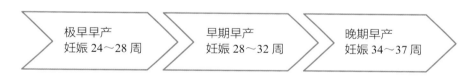

极早早产
妊娠 24～28 周

早期早产
妊娠 28～32 周

晚期早产
妊娠 34～37 周

• 2 人中 1 人死亡
• 5 人中有 1 人有神经发育障碍
• 60% 有特殊需求

• 5 人中 1 人死亡
• 10 人中有 1 人发生脑瘫

▲ 图 33-1　EPICure 研究数据

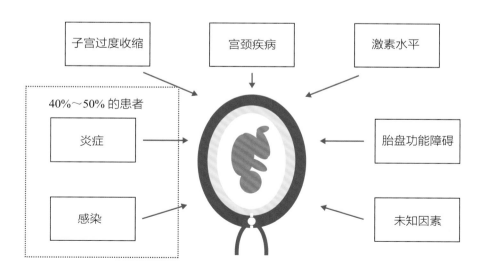

子宫过度收缩　　宫颈疾病　　激素水平

40%～50% 的患者

炎症

感染

胎盘功能障碍

未知因素

▲ 图 33-2　"早产综合征"的多重病因[5]

表 33-1 早产发病的危险因素 [6]

产妇因素	• 非洲 - 加勒比族裔 • 较低的社会经济阶层 • 吸烟及使用违禁药物 • 压力、抑郁、低 BMI、营养摄入不足
产科因素	• 有过 PTB 或晚期流产病史 • 宫颈手术 / 宫颈短小，如宫颈锥形活检 / LLETZ • 子宫畸形，如双角子宫 • 绒毛膜羊膜炎 • 多胎妊娠 • 羊水过多 • 胎儿生长受限 • 子痫前期 • 前置胎盘
医疗因素	• 肾脏疾病 • 白血病全身放疗后怀孕 • 反复的尿路感染史 • 细菌性阴道病、性传播感染疾病 • 高血压 • 糖尿病 / 妊娠糖尿病

LLETZ. 宫颈移行区大环切除；PTB. 早产；BMI. 身体质量指数

度无法通过内镜检查来评估，则进行数字阴道检查。

（三）检查

• 全血细胞计数［包括白细胞计数（white cell count，WCC）］或 C 反应蛋白（CRP），如有必要还需行子痫前期血液检查。

• 中段尿（MSU）样本用于显微镜检查、细菌培养和抗生素敏感性检查。

• 阴道拭子。

• 经阴道超声扫描（transvaginal ultrasound scan，TVS）评估宫颈长度（cervical length，CL），用于诊断和风险预测（见下文）。

• 胎儿纤维连接蛋白（fetal fibronectin，FFN）用于诊断和风险预测（见下文）。

• 床旁超声评估胎位以便进一步治疗。

• 从妊娠 26 周开始行胎儿监测［用胎心监护（CTG）或间歇性听诊］。

• 如果条件允许，通过胎儿生长监测评估胎儿体重和健康状况。

六、风险预测工具

监测宫颈长度和 FFN 用于预测和诊断。

预测性：对 PTB 高风险的产妇，应在妊娠 16～24 周连续进行经阴道宫颈长度（CL）测量，如果宫颈长度<25mm，应考虑治疗（见下文）。

诊断性：这两种检查对 PTB 均有较高的阴性诊断准确率，作为 PTL 的排除诊断较有价值。英国国家卫生与服务优化研究院（NICE）建议，当产妇疑患有 PTL（妊娠 30 周开始）时，使用这些检查用来指导治疗，如产妇是否需入院治疗、产前类固醇或子宫收缩抑制药的使用及剖宫产术。妊娠 30 周前，应按照临床疑似患者进行治疗。

（一）经阴道超声扫描（表 33-2）

NICE 建议使用≤ 15mm 的宫颈长度临界值来诊断妊娠≥30 周的有症状产妇是否为 PTL。

（二）胎儿纤维连接蛋白（图 33-3）

FFN 是一种宫颈阴道分泌物中的糖蛋白，通常不会在妊娠 22～36 周出现。该蛋白的水平增加与 PTL 的风险相关（图 33-3）。NICE 建议有症状且在妊娠 30 周以上的产妇，如不能或无法进行经阴道宫颈长度评估，可以通过 FFN 检查以确定 48h 内分娩的可能性，FFN 评估可作为一项在数分钟内即能提供结果的医疗检测。

七、预防

（一）孕酮 [7]

孕酮促进子宫肌层松弛（子宫肌层主动松弛的生理阶段有助于维持妊娠状态）并抑制宫缩，经阴道或直肠栓剂形式给药，在妊娠 16～24 周开始使用，并可持续用到妊娠 34 周。

适应证如下。

• 对于高风险产妇（一次早于妊娠 34 周的 PTB 史或在妊娠 16～24 周的晚期流产），它可以

表 33-2　经阴道超声扫描评估宫颈长度（TVS）[1]		
	宫颈长度（mm）	分娩风险
有症状者	≤ 15	49% 在 7 天内
	＞15	1% 在 7 天内
无症状者	＜5 在 23/40	78% 在 32/40 之前
	＞15 在 23/40	4% 在 32/40 之前

数字 /40 表示妊娠周，以周为单位（例如，23/40= 妊娠 23 周）

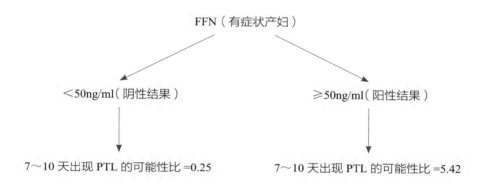

▲ 图 33-3　通过测量胎儿纤维连接蛋白来评估 PTL 的可能性 [1]
FFN. 纤维连接蛋白；PTL. 早产儿

降低 PTB 复发的风险。

• 对于妊娠 16～24 周偶然发现宫颈短小（＜25mm）的低风险产妇，孕酮可使 PTB 的风险降低 45%。

• 对多胎妊娠的效果较差。

（二）宫颈环扎术 [8]（见第 13 章）

宫颈环扎术被认为能为"功能不全"的宫颈提供结构性支持，维持宫颈黏液栓，并对上行感染起到屏障作用。

适应证如下。

• 病史提示（3 次晚期流产史 /PTB），环扎通常在妊娠 14～16 周作为择期手术进行。

• 超声提示，对于有一次或多次妊娠中期自然流产史或妊娠 24 周前 TVS 显示 CL 为 25mm 或以下的 PTB 产妇，建议行宫颈环扎术。

• 紧急环扎，作为应对宫颈扩张 / 胎膜膨出的紧急手段。

宫颈环扎术通常经阴道，某些情况下也可经腹进行，不建议多胎妊娠的产妇使用。

八、PTL 的治疗

• 类固醇：是最重要的干预措施。类固醇可使新生儿呼吸窘迫综合征、脑室内出血和新生儿死亡的风险降低 40%。倍他米松（12mg，肌内注射，分 2 次）应在妊娠 24～34 周使用，此范围外应征求高年资产科医生的意见。

• 宫缩抑制药：尚无证据表明宫缩抑制药改善新生儿的死亡率或发病率。因此，宫缩抑制药的使用仅限于将妊娠周延长至可使用类固醇时或将胎儿转移到具备高水平新生儿设施的产科医院的情况下。推荐硝苯地平（钙通道阻滞药）和阿托西班（催产素受体拮抗药）为首选的抗凝血药物。但是，硝苯地平在英国尚无使用许可。其疗效与静脉注射阿托西班相当，但优点是价格便宜，可口服。特布他林（β₂受体激动药）由于其不良反应，不推荐使用。

• 抗生素：ORACLE 研究表明[9]，PPROM 使用抗生素后，绒毛膜羊膜炎明显减少，新生儿结局也得到改善。在确认胎膜破裂后，建议使用红霉素 250mg，每日 4 次，连续 10 天。应避免使用阿莫西林 – 克拉维酸钾，因其与新生儿坏死性结肠炎的风险增加有关。应该注意的是，ORACLE Ⅱ 研究[10]认为，不建议对胎膜完整的 PTL 使用抗生素，因其可能增加新生儿死亡和脑瘫的风险。

• 硫酸镁：硫酸镁有神经保护作用，可以降低脑瘫的风险，在妊娠 30 周前效果最明显。推荐起始剂量是 4g 静脉注射，后以 1g/h 的速度输注，直至分娩或至 24h（以较早者为准）。对于妊娠不超过 34 周的初产妇，也应考虑使用硫酸镁。

• 计划分娩：自发性早产的产妇多数经阴道分娩。但对于计划中的早产通常会采用剖宫产，以确保及时分娩，如生长受限的胎儿或重度子痫前期。对于臀位早产，阴道分娩胎头被卡住的风险为 10%，NICE 指南建议臀位早产应考虑在妊娠 26 周后即进行剖宫产。需权衡剖宫产和阴道分娩的益处和风险，强调对早产行剖宫产的相关风险，特别是子宫垂直切口的可能性增加以及对下次妊娠的影响。极端早产（妊娠<27 周）的分娩方式目前还存在很大争议，尽管目前认为剖宫产对胎儿的创伤较小，但支持证据有限且质量不高。这种益处须与极端早产行剖宫产术伴有高并发症发生率相权衡，如大出血、输血、感染和内脏损伤。此外，还须考虑对下次妊娠的影响，如重复剖宫产、胎盘植入和子宫破裂的风险。因此，在这些情况下行计划分娩时，与家属沟通，并由产科、麻醉科和新生儿科医生师进行多学科讨论是至关重要的。英国围产医学协会（BAPM）提出了一个咨询和联合决策的机构，以促进个体化护理。图 33-4 总结了妊娠 22～26 周活产新生儿的结局。

• 英国国家医疗服务系统建议，相比产后再将新生儿转到具有相关护理设施的医院，产前转院可优化婴儿预后。

九、PPROM 的治疗

与上述治疗原则相同。

密切监测产妇是否有绒毛膜羊膜炎的症状（产妇心动过速、发热、WCC 增加、CRP、CTG 上的胎心率基线）。

• 如有感染风险，静脉注射广谱抗生素，并促进分娩。

• 如没有感染风险且产妇没有 PTL 的征兆，可在门诊定期随访，期待疗法直至妊娠 37 周。

麻醉选择

• 需与产科医师 / 新生儿科医师的沟通。
– 对分娩方式、手术干预的可能性、首选的镇痛 / 麻醉方式、分娩时是否需要儿科医师和新生儿复苏制订明确的计划。

• 脐带脱垂在非头位和胎膜早破的早产儿中发生率较高，可能需要在全身麻醉下紧急分娩。

• 硬膜外分娩镇痛对于 PTL 可能有益，因为其可减少产妇在宫颈完全扩张前的用力。这也有助于产妇放松盆底和会阴部，便于控制早产胎的分娩，因为早产胎易发生新生儿颅内出血。

如果在妊娠早期行剖宫产。

• 如果早产行剖宫产术需子宫垂直切口，即传统剖宫产，以便手术和胎儿娩出。经典切口常伴有失血量大，需要输血和（或）切除子宫，并增加手术时长。建议让高年资产科医师 / 麻醉科医师参与此类手术。

• 早产行剖宫产术可能与新生儿的困难分娩有关，可发生胎儿头部夹伤等并发症。产科医师可要求麻醉医师皮下注射特布他林 0.25mg/ 舌下含服硝酸甘油（GTN）1～2 颗，以松弛子宫便于分娩，但也伴有增加产后出血的风险。

• 早产行剖宫产术会增加出血风险。应考虑使用氨甲环酸、交叉配血和自体血回收技术。

• 由于手术时间可能较长，麻醉科医师应考虑使用腰硬联合麻醉（CSE）。

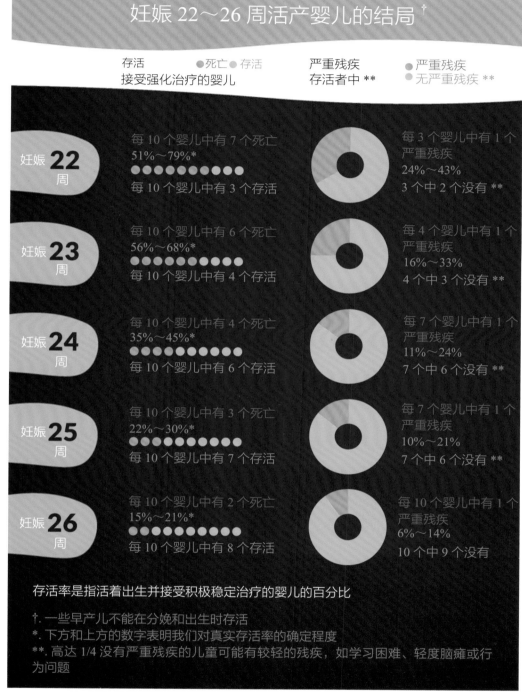

妊娠 22～26 周活产婴儿的结局 †

存活　　　●死亡●存活
接受强化治疗的婴儿

严重残疾　　●严重残疾
存活者中 **　●无严重残疾 **

妊娠 **22** 周
每 10 个婴儿中有 7 个死亡
51%～79%*
每 10 个婴儿中有 3 个存活

每 3 个婴儿中有 1 个严重残疾
24%～43%
3 个中 2 个没有 **

妊娠 **23** 周
每 10 个婴儿中有 6 个死亡
56%～68%*
每 10 个婴儿中有 4 个存活

每 4 个婴儿中有 1 个严重残疾
16%～33%
4 个中 3 个没有 **

妊娠 **24** 周
每 10 个婴儿中有 4 个死亡
35%～45%*
每 10 个婴儿中有 6 个存活

每 7 个婴儿中有 1 个严重残疾
11%～24%
7 个中 6 个没有 **

妊娠 **25** 周
每 10 个婴儿中有 3 个死亡
22%～30%*
每 10 个婴儿中有 7 个存活

每 7 个婴儿中有 1 个严重残疾
10%～21%
7 个中 6 个没有 **

妊娠 **26** 周
每 10 个婴儿中有 2 个死亡
15%～21%*
每 10 个婴儿中有 8 个存活

每 10 个婴儿中有 1 个严重残疾
6%～14%
10 个中 9 个没有

存活率是指活着出生并接受积极稳定治疗的婴儿的百分比

†. 一些早产儿不能在分娩和出生时存活
*. 下方和上方的数字表明我们对真实存活率的确定程度
**. 高达 1/4 没有严重残疾的儿童可能有较轻的残疾，如学习困难、轻度脑瘫或行为问题

▲ 图 33-4　妊娠 22 ～ 26 周活产婴儿的结局
经许可转载，引自英国围产期医学协会.[11]

参考文献

[1] National Institute for Health and Care Excellence, Clinical Guideline 25 (NG 25). Preterm labour and birth. November 2015; updated August 2019. https://www.nice.org.uk/guidance/NG25. Last accessed 4th September 2021.

[2] World Health Organisation. Child mortality and causes of death. https://www.who.int/data/gho/data/themes/topics/topic-details/GHO/child-mortality-and-causes-of-death. Last accessed 5th September 2021.

[3] Office for National Statistics: Child and infant mortality in England and Wales: 2015. https://www.ons.gov.uk/peoplepopulationandcommunity/birthsdeathsandmarriages/deaths/bulletins/childhoodinfantandperinatalmortalityinengla-ndandwales/2015. Last accessed 5th Sept 2021

[4] Costeloe K, Hennessy E, Gibson AT et al. The EPICure Study: outcomes to discharge From hospital for infants born at the threshold of viability. Paediatrics 2000;106: 659-71.

[5] Romero R, Espinoza J, Mazor M, Chaiworapongsa T. The preterm parturition syndrome. In: Critchely H, Bennett P, Thornton S, editors. Preterm birth. London: RCOG Press; 2004. p. 28-60.

[6] Romero R, Dey SK, Fisher SJ. Preterm labor: one syndrome, many causes. Science 2014; 345 (6198):760-65.

[7] Dodd JM, Jones L, Flenady V, Cincotta R, Crowther CA. Prenatal administration of progesterone for preventing preterm birth in women considered to be at risk of preterm birth. Cochrane Database Syst Rev. 2013;7:CD004947.

[8] Alfirevic Z, Stampalija T, Roberts D, Jorgensen AL. Cervical stitch (cerclage) for preventing preterm birth in singleton pregnancy. Cochrane Database Syst Rev. 2012; 4: CD008991.

[9] Kenyon SL, Taylor DJ, Tarnow-Mordi W, ORACLE Collaborative Group. Broad-spectrum antibiotics for preterm, prelabour rupture of fetal membranes: the ORACLE I randomised trial. ORACLE Collaborative Group. Lancet. 2001;357(9261):979-88.

[10] Kenyon S, Pike K, Jones DR, Brocklehurst P, Marlow N, Salt A, Taylor DJ. Childhood outcomes after prescription of antibiotics to pregnant women with spontaneous preterm labour: 7-year follow-up of the ORACLE II trial. Lancet. 2008;372(9646):1319-27.

[11] Perinatal Management of Extreme Preterm Birth before 27 weeks of gestation: A British Association of Perinatal Medicine (BAPM) Framework for Practice 2019.

第 34 章　先露异常

Malpresentation

Angela Yulia　Kasia Maksym　Nicola Lack　著

余怡冰　译　　徐铭军　校

一、定义

- 胎产式是指胎儿长轴与母亲长轴之间的关系[1]。长轴可以是纵向的、横向的或倾斜的（图34-1）。
- 胎先露取决于胎儿的哪个解剖部位处于领先位置，即哪个部位最靠近产道的骨盆入口。因此，先露可以是头（头先露）、臀（臀先露）、肩（手臂、肩部或躯干）、复合（当任何其他部位与胎儿头部同时出现时）（图34-2）。
- 先露异常是指除头先露以外的任何先露（图34-2和表34-1）。

二、先露异常的一般管理

- 先露异常增加分娩并发症，如脐带脱垂和围生期发病率。臀先露发生分娩并发症的风险为1%，而横产式、斜产式或不稳定产式（胎儿在子宫内的位置不断变化）的风险高达20%[2]。
- 英国皇家妇产科医师学会（RCOG）建议，妊娠37周左右入院时，应与胎儿横产式、倾斜产式或不稳定产式的产妇协商[3]。
- 根据分娩阶段的不同，剖宫产是除复合先露和臀先露以外的任何先露异常的推荐分娩方式（分娩时臀先露的女性并不总是建议剖宫产）。

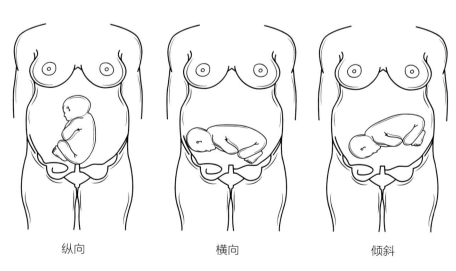

纵向　　　　　　横向　　　　　　倾斜

▲ 图 34-1　胎儿产式类型

面先露 额先露 肩先露 脐带先露 复合先露

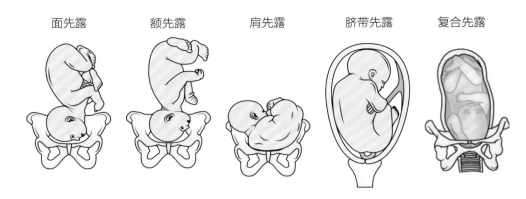

▲ 图 34-2 先露异常类型

表 34-1　先露异常类型 [3]	
先露异常	足月发生率
臀	（3～4）∶100
面	1∶500
额	1∶1000
肩	1∶300
复合 a	1∶1000
脐带	（1～6）∶1000

a. 复合先露是指胎儿肢体与胎儿最靠近产道的其他部位同时出现。最常见的复合先露是胎儿手或手臂与胎儿头部共同先露

三、臀先露

• 最常见先露异常是臀先露。

• 臀位的发生率随着妊娠的推进而变化。妊娠 28 周时，约有 20% 的胎儿为臀位。但到了足月，发生率下降到 3%～4%[4]。

• 足月各种先露的发生率和臀先露类型见图 34-3。

• 表 34-2 总结了臀先露发生的相关因素。

• 无论何种分娩方式，臀先露足月儿在新生儿发病率方面都比头先露足月儿差。

• 英国目前的做法是为臀先露女性提供外倒转术（ECV），将胎儿从臀位转为头位，或者选择性剖宫产（见第 14 章）[4, 6]。

• 足月臀位试验（term breech trial）发布后，臀位经阴道分娩率下降，该试验表明，如果进行择期剖宫产术，围生期死亡率会略有下降。因此，阴道臀位分娩，尤其是在初产女性中，现在并不常见 [7]。

• 计划实施剖宫产术时应仔细权衡手术本身潜在的风险，因此，应就所有 3 种选择（ECV、选择性剖宫产或计划阴道臀位分娩）向女性提供充分咨询。

不可避免地，一些臀位婴儿将通过阴道分娩，一方面可能是母亲的选择，另一方面是由于他们在进入产程时仍然没有被诊断出来，而剖宫产并不是最安全的选择时。在这种情况下，管理应关注以下几点 [4]。

• 产程。

• 分娩进展。

• 产妇和胎儿健康。

• 存在可能增加并发症风险的因素。表 34-3 总结了不利于阴道臀位分娩的情况。

• 分娩时高级产科医师应在场，以改善结局 [7]。

• 第二产程中不常规实施剖宫产。如果可能，应超声评估胎儿腿部和头部的位置，并估计胎儿体重。

• 应向产妇提供计划阴道臀位分娩的咨询。

四、阴道臀位分娩

当计划阴道臀位分娩时，应采取如下措施 [4]。

• 应避免引产术（IOL）。

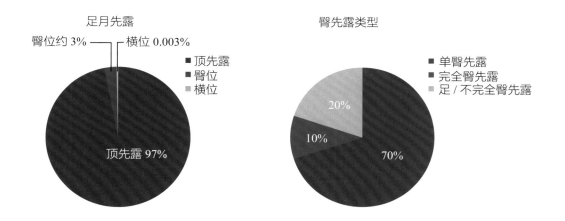

▲ 图 34-3 足月先露发生率及臀先露类型

表 34-2 发生臀先露相关因素	

产科因素	• 羊水过多（羊水指数升高）
	• 多胎妊娠（如双胞胎、三胞胎）
	• 胎盘异常前置胎盘
	• 多次妊娠腹部和子宫肌肉松弛
	• 子宫异常，如双角子宫、单角子宫、双子宫、纵隔子宫、弓状子宫、子宫肌瘤 [a]、盆腔肿块
	• 再次妊娠时复发。臀位复发的相对风险
	  – 第二次妊娠 =3.2（95%CI 2.8～3.6）
	  – 第三次连续妊娠 =13.9（95%CI 8.8～22.1）[5]

胎儿因素	• 胎儿异常，如中枢神经系统畸形（无脑、脑积水 [b]）、颈部肿块、骶尾部肿瘤和非整倍体。17% 的臀位早产和 9% 的足月臀位分娩中观察到胎儿异常 • 早产儿

a. 双角 – 心形子宫或双角子宫、单角子宫 – 单侧子宫，在成像系统上有典型的香蕉形，双子宫，可能有双子宫颈和阴道纵隔，纵隔子宫 – 子宫隔或分隔，弓状子宫 – 子宫形状轻微变异，纤维瘤子宫 – 子宫肌瘤；b. 无脑畸形：大脑、颅骨和头皮大部分缺失。脑积水：大脑中存在过量液体，非整倍体 – 细胞中染色体数量异常

表 34-3 臀位阴道分娩的不利因素	
产科因素	• 临床上骨盆容量不足 • 足或膝臀先露 • 剖宫产史 • 阴道分娩的其他禁忌证（如前置胎盘、非临产情况下的脐带脱垂） • 没有接受过阴道臀位分娩临床培训的医师在场
胎儿因素	• 胎儿较大（>3800g） • 胎儿宫内生长受限（<2000g）或先天性异常 • 临产时胎儿颈部过伸

- 可以提供催产素增强，但实际上并不是常见的做法。

- 产程进展缓慢提示胎儿头盆不称，应非常谨慎地决定延长产程。

- 持续胎儿监护可改善新生儿结局。

- 半卧位和手膝位均可用于臀位分娩。

- 由于臀位分娩时脐带明显受压，因此，如果存在以下情况，需要辅助分娩。

　　– 从臀部到头部的分娩延迟超过 5min。

　　– 从脐带到头部的分娩延迟超过 3min。

　　用于辅助臀位分娩的技术包括如下几方面[4,8]。

- 轻轻旋转，无须牵引，以确保婴儿背部保持在前方，并通过将手指插入肘部并在胸部弯曲手臂来分娩。

- 头部通过莫 – 斯 – 韦三联手法（Mauriceau-Smellie-Veit manoeuvre）或产钳辅助分娩。

- 如果因颈部延长而延迟，耻骨上加压将有助于头部屈曲。

　　对于早产臀位自然分娩，不应常规建议剖宫产；如果由于母体或胎儿的损害而计划进行未足月臀位分娩，则应实施剖宫产。计划阴道分娩的紧急剖宫产率为 29%~45%[4]。

　　必要时，应行会阴切开术以促进分娩。没有证据表明臀位分娩的会阴切开术与头位分娩的建议有不同[4]。阴道臀位分娩与阴道头位分娩相比，

产后出血的发生率没有显著增加。

五、臀先露的麻醉管理

- 绝大多数被诊断为臀先露的产妇将被安排进行择期剖宫产（见第 5 章）。

- 第 14 章介绍了 ECV 的麻醉管理。

- 计划阴道臀位分娩的产妇应在医务人员在场的情况下在产房分娩。随着产科干预和剖宫产需求的增加，麻醉医师应尽早对这些患者进行评估。

- 不应常规建议硬膜外镇痛。然而，产妇在臀位分娩和分娩期间应该有镇痛的选择[4,9]。

- 应告知产妇，硬膜外镇痛对有助于成功阴道臀位分娩的影响尚不清楚，但可能增加产科干预和阴道助产风险。如果母亲能够有效地用力，阴道臀位分娩通常会更容易，而硬膜外镇痛可能会对此产生干扰。

　　当在剖宫产过程中分娩胎儿头部有困难时。

- 麻醉科医师可以给予舒张子宫平滑肌药物，如 250μg 特布他林皮下注射或硝酸甘油（GTN）口腔喷雾剂[10]。

- 手术中，产科医生可以尝试使用莫 – 斯 – 韦三联手法或产钳协助分娩胎儿头部。如果这些方法失败，则子宫切口应延伸至 J 形或 T 形以分娩臀部。应注意避免胎儿颈部过度伸展。

参考文献

[1] Pilliod RA, Caughey AB. Fetal malpresentation and malposition: diagnosis and management. Obstet Gynecol Clin North Am. 2017;44:631-43.

[2] Chebsey CS, Fox R; TJ Draycott, Siassakos D, Winter C on behalf of the Royal College of Obstetricians and Gynaecologists. Umbilical Cord Prolapse. Green-top guideline No. 50. London: RCOG; 2014.

[3] Szaboova R, Sankaran S, Harding K, et al. PLD.23 Management of transverse and unstable lie at term. Archives of Disease in Childhood - Fetal and Neonatal Edition 2014;99:A112-3.

[4] Impey LWM, Murphy DJ, Griffiths M, Penna LK on behalf

of the Royal College of Obstetricians and Gynaecologists. Management of Breech Presentation. Green-top guideline No. 20b. BJOG. 2017; 124:e151-77.

[5] Ford J, Roberts C, Nassar N, Giles W, Morris J. Recurrence of breech presentation in consecutive pregnancies. BJOG. 2010;117:830-6.

[6] Impey LWM, Murphy DJ, Griffiths M, Penna LK on behalf of the Royal College of Obstetricians and Gynaecologists. External Cephalic Version and Reducing the Incidence of Term Breech Presentation. Green-top guideline 20a. BJOG 2017; 124: e178-92.

[7] Hannah ME, Hannah WJ, Hewson SA, Hodnett ED, Saigal

S, Willan AR, et al. Planned caesarean section versus planned vaginal birth for breech presentation at term: a randomised multicentre trial. Term Breech Trial Collaborative Group. Lancet. 2000;356 (9239):1375-83.

[8] Patterson-Brown S, Howell C. Managing Obstetric Emergencies and Trauma (MOET), The MOET Course Manual 2016, 3rd Edition. Breech delivery and external cephalic version. Chapter 34: pp 401-414. Cambridge University Press.

[9] Bohren MA, Hofmeyr GJ, Sakala C, Fukuzawa RK, Cuthbert A. Continuous support for women during childbirth. Cochrane Database Syst Rev 2017;(7):CD003766.

[10] Smith GN, Brien JF. Use of nitroglycerin for uterine relaxation. Obstet Gynecol Surv. 1998;53(9):559-65.

第35章　前置胎盘
Placenta Praevia

Nadir Sharawi　Julie Whittington　Pervez Sultan　著
王　俊　译　　胡　涵　校

一、定义

前置胎盘是指胎盘全部或部分附着在子宫下段[1]。

胎盘可以附着在子宫的各种部位（图 35-1），包括子宫前壁、后壁、宫底及子宫下段。

二、医学分级

按照胎盘下缘与宫颈内口的关系，将前置胎盘分为如下 4 级。

• Ⅰ级：低置胎盘（图 35-2）：胎盘附着于子宫下段，但是胎盘下缘未达宫颈内口（胎盘下缘距宫颈内口距离 0.5～5cm）

• Ⅱ级：边缘性前置胎盘（图 35-3）：胎盘下缘达到宫颈内口，但未超越宫颈内口。

• Ⅲ级：部分性前置胎盘（图 35-4）：胎盘组织覆盖部分宫颈内口。

• Ⅳ级：完全性前置胎盘（图 35-5）：胎盘组织完全覆盖宫颈内口。

有时候，Ⅰ级和Ⅱ级胎盘被称为"轻型"或"部分性"前置胎盘，而Ⅲ级和Ⅳ级胎盘被称为"重型"前置胎盘。

三、发病率

• 前置胎盘总的发病率为 0.5%。

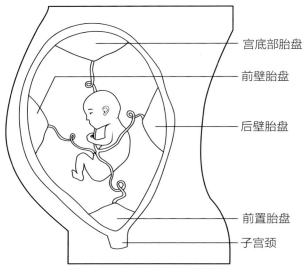

宫底部胎盘
前壁胎盘
后壁胎盘
前置胎盘
子宫颈

▲ 图 35-1　胎盘附着部位

• 完全性前置胎盘的发病率为 0.1%。

四、高危因素

• 既往子宫手术史（3 次剖宫产术后前置胎盘发病风险会显著增加）。

• 前置胎盘的存在增加了胎盘植入的风险（见第 36 章）。

• 高龄孕妇。

• 既往有前置胎盘病史。

• 多孕产次。

低置胎盘

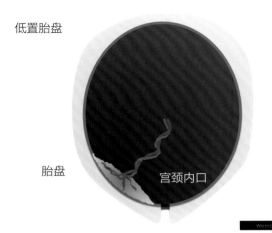

胎盘

宫颈内口

▲ 图 35-2　低置胎盘
经许可转载，引自 Dr. Yuranga Weerakkody,Radiopaedia.org,
rID: 13502.

边缘性前置胎盘

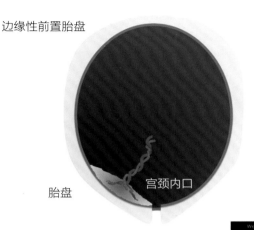

胎盘

宫颈内口

▲ 图 35-3　边缘性前置胎盘
经许可转载，引自 Dr. Yuranga Weerakkody, Radiopaedia.org,
rID: 13502.

部分性前置胎盘

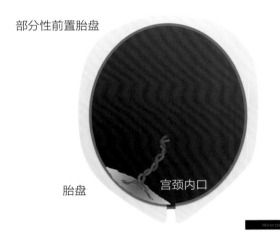

胎盘

宫颈内口

▲ 图 35-4　部分性前置胎盘
经许可转载，引自 Dr. Yuranga Weerakkody, Radiopaedia.org,
rID: 13502.

完全性前置胎盘

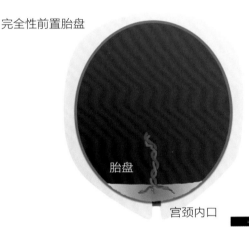

胎盘

宫颈内口

▲ 图 35-5　完全性前置胎盘
经许可转载，引自 Dr. Yuranga Weerakkody, Radiopaedia.org,
rID: 13502.

五、临床表现

- 无症状，在常规超声检查中偶然发现。
- 典型临床表现为无痛性阴道出血，通常在妊娠 28 周后由于宫缩或宫颈扩张导致。性交后可能诱发出血。危及生命的大出血情况很少见。
- 存在早产风险。
- 不管既往影像学检查报告的胎盘位置如何，胎先露高浮或异常的阴道出血应怀疑前置胎盘的可能性。

与胎盘早剥进行鉴别诊断，胎盘早剥典型症状为腹痛，阴道出血和子宫压痛。与前置胎盘相关的并发症列于表 35-1。

六、诊断

所有孕妇在妊娠 20 周彩超胎儿畸形筛查时就可以确定异常的胎盘位置，如果经腹部超声检查发现胎盘位置低，应行经阴道超声检查确定诊断。

- 可疑完全性前置胎盘（图 35-6）或胎盘植入

表 35-1　妊娠合并症	
与前置胎盘相关的妊娠合并症[2]	
母体方面	• 妊娠高血压 • 妊娠糖尿病
产科方面	• 未足月胎膜早破 • 早产 • 羊水过少 • 产前阴道出血 • 胎盘早剥

（见第 36 章）的孕妇应该在妊娠 32 周随访检查再次确定胎盘位置并且制订分娩预案。

• 可疑边缘性前置胎盘或低置胎盘（分级 Ⅰ~Ⅱ级）（图 35-7）的孕妇可以待妊娠 36 周时进一步检查明确胎盘位置。

• 既往剖宫产史的孕妇需要提高警惕，因为有两种诊断需要排除，包括前置胎盘和胎盘植入。

七、处理

• 分娩方式应结合基于超声检查的胎盘类型及孕妇的意愿做出临床判断。

• 妊娠晚期胎盘下缘距宫颈内口距离 <2cm 的孕妇可能需要行剖宫产术终止妊娠。然而，一项回顾性研究，纳入了 34 例胎盘下缘距宫颈内口 1~2cm 有阴道试产意愿的孕妇，其中 76.5% 成功阴道分娩[3]。

• 如果妊娠晚期经阴道超声检查提示胎头已衔接且胎先露低于胎盘下缘可以考虑阴道试产。

• 英国皇家妇产科医师学会建议，为减少新生儿发病率，一般在妊娠 38~39 周计划终止妊娠。如果有产前出血的情况，终止妊娠的时机需要提前。推荐在妊娠 36~39 周终止妊娠，不同地区终止妊娠的时间存在差异。

• 凡是患有前置胎盘的孕妇及其家属都应在产前知晓分娩相关风险，输血和紧急子宫切除术可能。

• 稀有血型的孕妇作为极高危人群需要提前与血库联系备血。

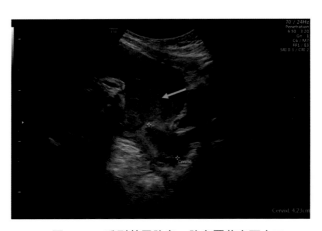

▲ 图 35-6　重型前置胎盘。胎盘覆盖宫颈内口
黄色标尺 . 宫颈横截面；橙箭 . 胎盘组织
经许可转载，引自 the University of Arkansas for Medical Sciences, Arkansas, Little Rock, USA.

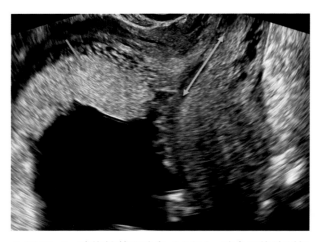

▲ 图 35-7　边缘性前置胎盘（Ⅱ级）。胎盘下缘达到但未覆盖宫颈内口
橙箭 . 胎盘组织；黄色区域 . 宫颈管
经许可转载，引自 the University of Arkansas for Medical Sciences, Arkansas, Little Rock, USA.

八、麻醉注意事项

前置胎盘剖宫产分娩有产科大出血和子宫切除的风险，因此该手术应该在有血库和加强监护病房的机构进行。在一项系统回顾中，前置胎盘剖宫产术中的出血率为 22.3%[4]。

• 产科医师和麻醉科医师应随时做好抢救准备[5]。

• 如果发生产科大出血，应立即开始复苏并启动大量出血方案，在这种情况下，紧急剖宫产术可能需要在全身麻醉（GA）下进行。

- 预估术中大出血风险高，术前需使用大口径Ⅳ号套管建立 2 条静脉通路，交叉配血做好输血准备。

- 其他抢救措施包括有创血压监测，快速输液器、液体加温仪、充气加温和自体血液回输装置。

- 麻醉方式的选择取决于医生的偏好及对母儿状况和前置胎盘潜在出血风险的评估，尤其是前壁的前置胎盘。

- 在需要剖宫产分娩的情况下硬膜外麻醉可能获得比较满意的麻醉效果。

- 剖宫产分娩可以选择全身麻醉或椎管内麻醉。

- 与单次蛛网膜下腔麻醉相比，腰硬联合麻醉或硬膜外麻醉可延长阻滞时间。

- 可能需要早期预防性应用宫缩剂、B-lynch缝合术（一种控制产后出血或宫缩乏力的外科手术），或者宫腔球囊填塞止血。

- 如果上述方法无效，可考虑子宫切除术。

参考文献

[1] Jauniaux ERM, Alfirevic Z, Bhide AG, Belfort MA, Burton GJ, Collins SL, Dornan S, Jurkovic D, Kayem G, Kingdom J, Silver R, Sentilhes L on behalf of the Royal College of Obstetricians and Gynaecologists. Placenta Praevia and Placenta Accreta: Diagnosis and Management. Green-top Guideline No. 27a. BJOG 2018

[2] Baumfeld Y, Herskovitz R, Niv ZB, Mastrolia SA, Weintraub AY. Placenta associated pregnancy complications in pregnancies complicated with placenta previa. Taiwan J Obstet Gynecol. 2017;56(3):331-5.

[3] Bronsteen R, Valice R, Lee W, Blackwell S, Balasubramaniam M, Comstock C. Effect of a low-lying placenta on delivery outcome. Ultrasound Obstet Gynecol. 2009;33(2):204-8.

[4] Fan D, Xia Q, Liu L, Wu S, Tian G, Wang W, et al. The incidence of postpartum hemorrhage in pregnant women with placenta previa: a systematic review and meta-analysis. PLoS ONE. 2017;12(1):e0170194.

[5] Placenta praevia after previous lower-caesarean section segment care bundle in Safer Practice in Intrapartum Care Project: Care Bundles. Royal College of Obstetricians and Gynaecologists 2010. https://www.rcog.org.uk/globalassets/documents/guidelines/carebundlesreport.pdf. Last accessed 7th September 2021.

第 36 章　胎盘植入性疾病
Placenta Accreta Spectrum

Nadir Sharawi　Julie Whittington　Pervez Sultan　Shalini Chawla　**著**

王路阳　**译**　　周依露　**校**

一、定义

胎盘植入性疾病（placenta accreta spectrum，PAS）是胎盘植入在既往的子宫瘢痕上（如剖宫产或子宫手术后的遗留瘢痕）的一类疾病。异常附着的胎盘不同程度地穿透基底蜕膜和子宫肌层，导致胎盘在分娩后无法与子宫分离，可导致大出血。

根据植入程度，将其分为 3 组（表 36-1 和图 36-1）。

为了便于描述，将用胎盘植入性疾病这一术语来描述所有此类疾病。

二、发病率

- 1∶2500。
- 由于剖宫产数量的增加，发病率正在上升。
- 在有前置胎盘和 2 次剖宫产术史的患者中，

胎盘粘连的发生率为 40%。如有前置胎盘和 3 次以上剖宫产史，发生率增加达 60% 以上[1]。

三、危险因素

- 剖宫产史或子宫手术（如子宫肌瘤切除术）史。
- 前置胎盘。
- 孕龄＞35 岁（表 36-2）。

四、并发症

- 晚期产后出血和凝血功能障碍。
- 损伤周围结构，特别是膀胱和输尿管。

五、诊断

- 超声检查［经腹部和（或）经阴道］是产前诊断胎盘粘连的主要影像学方法。三维能量多普勒超声具有 100% 的敏感性、85% 的特异性和

术　语	定　义
胎盘粘连	胎盘穿透子宫内膜层，附着于子宫肌层
胎盘植入	胎盘深入到子宫肌层中
穿透性胎盘植入	胎盘突破子宫肌层，侵入浆膜组织层（子宫外层），有时也侵入邻近器官，如膀胱、盆腔侧壁或直肠

表 36-1　胎盘植入性疾病（PAS）的分类

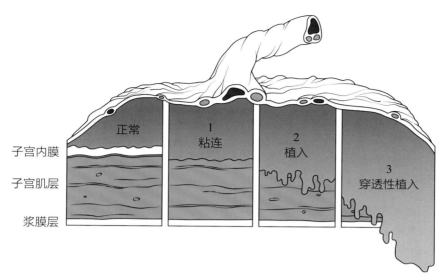

正常　　1 粘连　　2 植入　　3 穿透性植入

子宫内膜
子宫肌层
浆膜层

▲ 图 36-1 胎盘植入性疾病（PAS）示意

表 36-2 以往剖宫产次数与胎盘粘连、前置胎盘和子宫切除风险之间的关系 [1]			
剖宫产次数	胎盘粘连（%）	前置胎盘合并胎盘粘连的风险（%）	产妇需行子宫切除术（%）
0	0.24	3	0.65
1	0.31	11	0.42
2	0.57	40	0.9
3	2.13	61	2.4
4	2.33	67	3.49
5	6.74	67	8.99

88% 的阳性预测值 [2]。

• 并非所有的胎盘粘连患者都可在产前诊断，部分患者是在术中意外发现的。

• 应在妊娠 32 周进行影像学检查以明确诊断，并为妊娠后 3 个月的管理、进一步的影像学检查和分娩做计划。

• 磁共振成像可能对显示不清的患者有益，以确定诊断。

• 只有在术中才能明确诊断（图 36-2）。

六、处理

有剖宫产史的产妇，在妊娠 32 周时存在前置胎盘或此次胎盘附着在前次剖宫产术遗留的子宫瘢痕下，发生胎盘粘连的风险增加。此类产妇应像患有胎盘粘连的产妇一样进行产科管理，并为手术治疗做适当准备。

• 对于疑似胎盘粘连的产妇，建议在妊娠 36～37 周时行选择剖宫产（产前类固醇治疗以促进胎儿肺部成熟）。剖宫产的时机应随妊娠期推进，产妇发生危及生命的大出血的风险和早产对胎儿的风险之间进行权衡（见 33 章）。

• 对怀疑胎盘植入性疾病的患者的护理方案（框 36-1）适用于所有前置胎盘和具有剖宫产史或前置的胎盘附着于剖宫产瘢痕的患者。

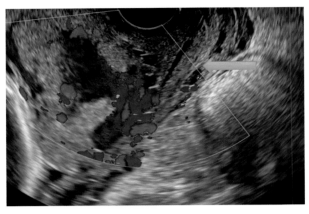

▲ 图 36-2　胎盘异常附着的超声检查

橙箭 . 子宫颈
血管增加并存在裂隙的胎盘组织覆盖子宫颈，与异常侵入的胎盘组织一致（经许可转载，引自 University of Arkansas for Medical Sciences, Arkansas, Little Rock, USA.）

- 如果患者需要剖宫产，应尽快通知未在岗的高年资医师。
- 因缺乏设备或患者拒绝输血导致护理方案（见下文）无法实施，应考虑将患者转移到三级产科护理中心。

> **框 36-1　胎盘植入性疾病的护理方案** [3]
>
> 胎盘粘连护理方案
> - 高年资产科医师参与分娩计划并监督分娩过程
> - 高年资麻醉科医师参与围术期管理计划
> - 备血
> - 多学科参与术前规划
> - 讨论并获得患者的知情同意，包括可能的干预措施（如子宫切除、不剥离胎盘、血液回收和介入放射学）
> - 加强监护病房预留床位

七、术前管理

- 开放两条外周大静脉或中心静脉置管。
- 有创血压监测和准备血管活性药物。
- 快速输液设备。
- 术前准备血制品和血液回收装置。
- 为患者提供术中切除子宫和输血的相关咨询。

- 可能需要术前即刻超声，以确定胎盘侵犯的程度并决定手术暴露所需的腹部和子宫切口类型。
- 通过介入放射学进行预防性导管置入，为后续的球囊置入或药物栓塞做准备，此部分存在地域差异（有效性仍需评估）。
- 通过球囊阻塞主动脉、髂内动脉或其他供应子宫血流的血管。
  - 在拒绝输血的产妇中可考虑使用。
  - 如果患者血流动力学稳定，可在紧急情况下使用球囊导管。
  - 然而，紧急插入球囊导管可能会增加并发症发生风险，如出血、血栓形成和动脉瘤形成。

八、术中管理

- 全身麻醉或椎管内麻醉。
- 尽早启动大出血处理流程。
- 保温（输液加温，床垫或空气加热装置）。
- 药物（见第 21 和第 22 章）。
- 如有条件，使用诸如 ROTEM® 等设备进行黏弹性止血试验，用于指导抢救工作并帮助纠正凝血功能异常（见第 21 章）。

手术考虑因素
- 腹部中线垂直切口可改善术中暴露情况。
- 子宫切口应远离胎盘，以便在不影响胎盘的情况下分娩胎儿，同时为后续的保守治疗或子宫切除创造条件。
- 分娩后子宫下段可能收缩不良从而导致出血，可能需要额外追加子宫收缩药。
- 如果胎盘剥离失败，可以采取以下措施 [4]。
  - 缝合子宫，保留胎盘。
  - 缝合子宫，进行子宫切除术。
  - 与剥离胎盘相比，这些方法使出血量更少。
- 如果胎盘部分剥离 [4]。
  - 娩出剥离的部分，并警惕大出血的发生。
  - 不剥离粘连部分，但可能会致失血量

更多。

- 保守处理。
  - 包括不剥离胎盘，等待胎盘复旧。
  - 其他措施，如肌内注射甲氨蝶呤治疗［1mg/(kg·96h)，共3次］或通过手术进行髂内动脉结扎。
  - 对保留重要生育能力可能有益。
  - 并发症仍然可能发生，如延迟出血、败血症和延迟切除子宫的情况。
- 控制出血的其他方法包括如下几个方面。
  - 宫腔内球囊填塞（如Bakri球囊）。
  - 子宫压迫缝合（如B-Lynch缝合）。
  - 血管造影动脉栓塞术（患者足够稳定的前提下，介入放射学可作为治疗术中出血的一个选择）。
  - 结扎双侧子宫动脉。
  - 人工压迫主动脉，或者将主动脉压向椎体方向，血管外科医师间断夹闭主动脉或使用主动脉球囊阻断。
  - 子宫切除术——控制大出血的决定性治疗。

九、术后管理

- 纠正凝血功能障碍、贫血和电解质紊乱。
- 维持产妇正常体温。

- 在拔掉硬膜外导管之前，检查凝血功能和血小板参数。
- 患者硬膜外自控镇痛或腹壁神经阻滞作为多模式镇痛的一部分，可提供良好的镇痛效果。

十、麻醉方式的选择

- 选择椎管内麻醉或全身麻醉，将取决于预期失血的严重程度、对患者气道的评估，以及医师和患者的偏好[5]。
- 大量输血可能加重气道水肿的风险，使气管内插管更具挑战性。
- 当预计产妇有困难气道时，最好采用全身麻醉，这样可避免术中控制气道。
- 如果选择椎管内麻醉，硬膜外麻醉或腰硬联合（CSE）麻醉是长时间手术的首选。
- 如果行腹部垂直切口，要求较高的感觉阻滞平面，以避免患者的不适。
- 30%的椎管内麻醉会转为全身麻醉[5]，原因是如下。
  - 保护血流动力学异常患者的气道。
  - 患者意识改变。
  - 继发于肺水肿或输血相关性急性肺损伤（transfusion related acute lung injury，TRALI）的氧合功能受损。

参考文献

[1] Silver RM, Landon MB, Rouse DJ et al. National Institute of Child Health and Human Development Maternal-Fetal Medicine Units Network: Maternal morbidity associated with multiple repeat cesarean deliveries. Obstet Gynecol. 2006;107:1226-32.

[2] Shih JC, Palacios JM, Su YN, Shyu MK, Lin CH, Lin SY, et al. Role of three-dimensional power Doppler in the antenatal diagnosis of placenta accreta: comparison with gray-scale and color Doppler techniques. Ultrasound Obstet Gynecol. 2009;33:193-203.

[3] Knight M, Kenyon S, Brocklehurst P, Neilson J, Shakespeare J, Kurinczuk JJ. Saving Lives, Improving Mothers' Care; Lessons learned to inform future maternity care from the UK and Ireland Confidential Enquiries

into Maternal Deaths and Morbidity 2009-2012. https://www. npeu. ox.ac.uk/assets/downloads/mbrrace-uk/reports/Saving%20Lives%20Improving% 20Mothers%20Care%20report%202014%20Full.pdf. Last accessed 11th September 2021.

[4] Jauniaux ERM, Alfirevic Z, Bhide AG, Belfort MA, Burton GJ, Collins SL, Dornan S, Jurkovic D, Kayem G, Kingdom J, Silver R, Sentilhes L on behalf of the Royal College of Obstetricians and Gynaecologists. Placenta Praevia and Placenta Accreta: Diagnosis and Management. Green-top Guideline No. 27a. BJOG 2018

[5] Lilker SJ, Meyer RA, Downey KN, Macarthur AJ. Anesthetic considerations for placenta accreta. Int J Obstet Anesth. 2011;20:288-92.

第 37 章　胎儿生长受限
Intrauterine Growth Restriction

Julie Whittington　Everett F. Magann　Nadir Sharawi　著
宋玉洁　译　徐铭军　校

一、背景

胎儿生长受限（intrauterine growth restriction，IUGR）与围生期疾病包括脐带血低 pH、脑室内出血、呼吸窘迫和脓毒症相关 [1]。由于产前监测引发的担忧，生长受限的胎儿通常在较早的妊娠周时分娩。生长受限的胎儿其围生期死亡的风险也会增加，尤其是那些估计胎儿体重低于胎龄第 3 百分位的胎儿。因此 IUGR 成为产科医师非常关注的问题，因为对这些胎儿进行最佳治疗是非常重要的。表 37-1 回顾了相关危险因素。

二、定义

估计胎儿体重＜第 10 百分位 [2]。

部分产科医师会使用腹围＜第 5 或第 10 百分位 [3,4]。

胎儿生长受限的诊断依赖于根据产科指南准确估计胎龄（妊娠 20 周前的超声）。

三、发生率

首次妊娠的发生率为 12.4%。

发病率会随着后续妊娠的进行而降低，但如果之前的妊娠受到影响再次发生的风险为 20% [2]。

四、产前检查

产前胎儿测试通过胎动计数、无应激试验 /

生物物理特征，以及羊水量评估来完成的。分娩前，每 2～4 周进行 1 次生长超声检查，并对羊水进行评估。多普勒超声也被用作产前胎儿测试的辅助手段。

胎动计数，母亲应每天进行胎动计数，她应该在 1h 内感到 10 次胎儿踢动，时间可以放宽到 2h 内。如果胎动次数没有达标，患者可以打电话寻求建议，向她的医生就诊或去医院做进一步的评估。

无应激试验（non-stress test，NST），无应激试验通常在临床环境中进行，包括胎儿心电监护，并同时监测宫缩。无应激试验的结果为有反应或无反应。反应性 NST 是指 20min 内包含 2 次或 2 次以上胎儿胎心率加速。

胎儿生物物理评分（biophysical profile，BPP），使用超声进行生物物理评分，可能需要 30min 才能完成该测试 [3]。满分为 10 分，8 分或 10 分说明胎儿情况良好。生物物理剖面的组成部分见表 37-2。

脐动脉（umbilical artery，UA）多普勒，多普勒超声有助于进一步风险分层，是降低生长受限胎儿发病率和死亡率的主要监测方法。在正常的胎儿胎盘中，由于胎盘是一个低阻力器官，因此在舒张期，脐带血流应保留向前流动。典型的 UA 多普勒波形如图 37-1 至图 37-3 所示。用

表 37-1 危险因素

母体因素	• 高龄产妇（胎儿出生时＞35 岁） • 高血压（包括子痫前期） • 糖尿病 • 甲状腺功能亢进 • 系统性红斑狼疮（SLE）和其他自身免疫性疾病 • 心脏疾病 • 抗磷脂综合征 • 营养状况不佳 • 药物暴露（抗高血压药、类固醇、华法林、抗癫痫药） • 药物滥用（烟草、可卡因、酒精）
胎儿因素	• 感染（巨细胞病毒、弓形虫病、风疹） • 异常（心脏、肾脏或脑部畸形） • 染色体异常（21- 三体、18- 三体 和 13- 三体） • 多胎 • 体质（身材矮小的父母）
胎盘因素	• 胎盘嵌合体（异常胎盘细胞、正常胎儿染色体） • 单脐动脉 • 帆状胎盘（偏心插入，脐血管在插入部位附近不受华通胶保护） • 双叶胎盘 • 胎盘小于正常妊娠周的大小

表 37-2 生物物理评分

	正常（2 分）	异常（0 分）
胎儿呼吸	≥1 次持续至少 30s 的胎儿呼吸	没有持续至少 30s 的胎儿呼吸
胎动	≥3 次胎动	≤ 2 次胎动
胎儿肌张力	≥1 次胎儿手的主动伸展和弯曲或张开和合拢	没有手的主动伸展和弯曲或张开和合拢
羊水量	羊水最大深度≥2cm	羊水最大深度<2cm
无应激试验	有反应	无反应

于描述各种 UA 多普勒指数的术语包括收缩压：舒张压比（systolic：diastolic，S：D）、搏动指数（pulsatility index，PI）和阻力指数（resistance index，RI）。

大脑中动脉（middle cerebral artery，MCA）多普勒，胎儿生长受限时也会进行 MCA 多普勒，以进一步对胎儿风险进行分层。在 MCA 检查中，生长受限的胎儿中可以看到脑血流阻力降低和胎盘血流阻力的增加，从而保障脑保护。英国皇家妇产科医师学会（RCOG）使用 MCA 搏动指数来指导分娩时间。

静脉导管（ductus venosus，DV）多普勒，静脉导管多普勒已用于胎儿生长受限。静脉导管具有典型的三相血流模式，在整个心动周期内向前流动。周期内出现 "a" 波反向，提示胎儿在 1 周内死亡的风险很高，需要住院并考虑终止妊娠[2]。

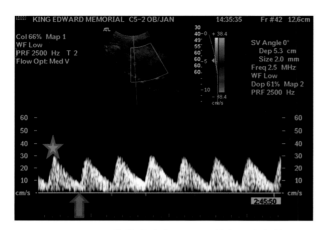

▲ 图 37-1 正常的脐动脉（UA）前向血流多普勒

星号 . 收缩期血流峰值；蓝箭 . 舒张期血流

经许可转载，图片由 EF Magann 博士提供

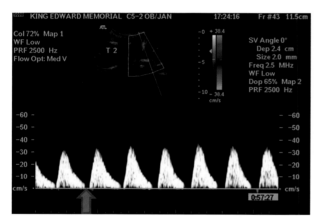

▲ 图 37-2 异常脐动脉（UA）多普勒。脐动脉多普勒血流缺失

蓝箭 . 舒张期血流缺失

经许可转载，图片由 EF Magann 博士提供

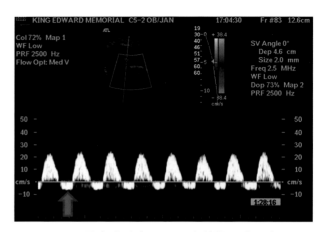

▲ 图 37-3 异常脐动脉（UA）多普勒。脐动脉（UA）多普勒逆向血流

蓝箭 . 舒张期逆向血流

经许可转载，图片由 EF Magann 博士提供

五、分娩时间

分娩时间取决于上述产前检查结果和羊水状况（表 37-3）[2]。

六、分娩方式

分娩方式取决于通常的产科指征。脐动脉多普勒正常或升高的胎儿生长受限，胎儿可能更易耐受阴道分娩。脐动脉多普勒血流缺失或逆向血流的胎儿可能无法提供令人放心的胎儿监测胎心异常，因此可能需要进行剖宫产术。但必须明确的是，生长受限本身并不是剖宫产的手术指征[3]。

表 37-3 根据超声检查结果决定分娩时间		
	美国妇产科医师学会（ACOG）	英国皇家妇产科医师学会（RCOG）
逆向血流，UA 多普勒	32 周分娩	30～32 周分娩
血流缺失，UA 多普勒	34 周分娩	在糖皮质激素使用后的 32 周分娩
• ACOG，S∶D>第95 百分位或 EFW<第5 百分位 • RCOG，MCA 多普勒 PI 或 RI>高于平均值 2SD	37 周分娩	37 周分娩
EFW<第10 百分位且多普勒检查正常，检测可靠	39 周分娩	37 周分娩

S∶D. 收缩压∶舒张压比；PI. 搏动指数；RI. 阻力指数；EFW. 估计胎儿体重；MCA. 大脑中动脉；UA. 脐动脉；SD. 标准差

参考文献

[1] McIntire DD, Bloom SL, Casey BM, Leveno KJ. Birth weight in relation to morbidity and mortality among newborn infants. N Engl J Med. 1999;340:1234-8.

[2] Copel JA, Bahtiyar MO. A practical approach to fetal growth restriction. Obstet Gynecol. 2014;123:1057-69.

[3] Fetal growth restriction. Practice Bulletin No. 134. American College of Obstetricians and Gynecologists. Obstet Gynecol. 2013;121:1122-33.

[4] Royal College of Obstetricians and Gynaecologists. The Investigation and Management of the Small-for-Gestational-Age Fetus. Green Top Guideline No. 31. 2nd Edition. 2014. RCOG Press.

第 38 章　多胎妊娠
Multiple Gestation

Umar Mushtaq　Sikha Shastham Valappil　著
王　娜　译　王　石　校

双胞胎、三胞胎或更多胞胎（四个或更多的胎儿）的妊娠，称为多胎妊娠。

一、发生率

在英国，多胎妊娠的发生率从 20 世纪 80 年代的 10/1000 增加到 2009 年的 16/1000。这主要是由于孕产妇的年龄增大和辅助生殖技术（ART）的使用[1]。

二、胎盘类型

• 双卵双胎，两个独立的卵子与两个独立的精子受精后，形成两个独立的胎盘和妊娠囊（图 38-1）。

• 单卵双胎，由一个受精胚胎分裂而来。根据分裂阶段的不同，会产生不同类型的双胎妊娠（见下文）。

- 双绒毛膜双羊膜囊（dichorionic diamniotic，DCDA），每个胎儿都有自己的胎盘、外膜（称为"绒毛膜"）和羊膜囊。

- 单绒毛膜单羊膜囊（monochorionic monoamniotic，MCMA），两个胎儿共享一个胎盘和一个妊娠囊。

- 单绒毛膜双羊膜囊（monochorionic diamniotic twins，MCDA），两个胎儿共享一个胎盘，但有自己的妊娠囊。

• 单绒毛膜双胞胎依赖于一个共用的胎盘，这可能导致双胎输血综合征（twin to twin transfusion syndrome，TTTS）。TTTS 是由于胎盘血管吻合，导致供体胎儿血液输注给受体胎儿。供体胎儿会出现低血容量、贫血，并发展为生长受限和羊水过少。受体胎儿会出现高血容量，红细胞增多症及羊水过多。这可能表现为母亲腹部突然增大或呼吸困难。

• 单绒毛膜单羊膜囊，双胎脐带缠绕会阻碍胎儿运动和发育，并使分娩复杂化。建议妊娠达 32 周，并使用糖皮质激素促进胎儿肺成熟后，进行分娩。

三、解剖变化

• 妊娠期子宫更大。
• 羊水量更多。
• 宫颈长度更短（与单胎妊娠相比），母亲更容易早产（见第 33 章）。
• 产妇体重增加高达 25kg。

四、生理变化

（一）循环系统

• 与单胎母亲相比，多胎母亲心输出量增加 20%。这是由于每搏输出量增加 25%～30% 和心率增加 15%～20% 导致的。

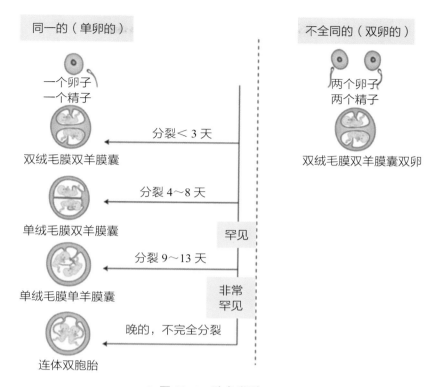

一个卵子
一个精子

两个卵子
两个精子

分裂＜ 3 天

双绒毛膜双羊膜囊

双绒毛膜双羊膜囊双卵

分裂 4～8 天

单绒毛膜双羊膜囊

罕见

分裂 9～13 天

单绒毛膜单羊膜囊

非常罕见

晚的，不完全分裂

连体双胞胎

▲ 图 38-1　胎盘类型

经许可转载，引自 Prematurity, multiple gestation and abnormal presentation. Keag O, Cooper ES. In Oxford Textbook of Obstetric Anaesthesia. Eds. Clark V, Van de Velde M, Fernando R. Oxford University Press 2016.

- 由于胎儿体重增加和羊水量增加，多胎妊娠使母亲容易发生腹主动脉 – 下腔静脉受压，进而发展为仰卧位低血压综合征。

- 子痫前期和妊娠高血压在多胎妊娠中更为常见。

（二）呼吸系统

- 多胎妊娠（尤其是妊娠晚期）导致膈肌抬高，引起功能残气量（functional residual capacity，FRC）、肺总量（total lung capacity，TLC）、残气量（residual volume，RV）和补呼气量（expiratory reserve volume，ERV）降低。这些变化会通过肋骨的张开、胸廓前后径和横径的增加而得到代偿。

- 激素变化和二氧化碳产生增加使得通气量增加。孕酮水平大幅增加，导致呼吸中枢对动脉血二氧化碳（$PaCO_2$）水平，呼吸中枢直接呼吸刺激剂的敏感性增加。这些变化导致孕妇处于过度换气状态。由于静息分钟通气量、肺泡通气量（70%）和潮气量（45%）的增加，妊娠期呼吸频

率保持不变。

（三）中枢神经系统

尽管没有证据支持，但蛛网膜下腔麻醉药物可能扩散得更广。这可能是因为腔静脉受压和硬膜外静脉丛充血，压迫蛛网膜下腔，导致局部麻醉药向头侧扩散更明显。

（四）消化系统

- 孕酮水平升高会导致胃蠕动减少和食管下括约肌张力降低。增大的妊娠子宫使胃向上移位，将食管的腹内段移入胸腔。这些因素增加了全身麻醉期间误吸的风险。妊娠期胃排空时间没有变化，但在分娩母亲或接受任何形式阿片类药物镇痛的母亲中可能会延长（例如，通过全身或椎管内途径）。在妊娠期间频繁使用孕酮注射剂或栓剂会导致腹部肿胀、胃炎、便秘或乳房不适等症。

- HELLP 综合征（溶血、肝酶升高、血小板减少症）和急性脂肪肝在三胞胎妊娠中比双胞胎妊

娠更常见。

（五）血液系统

双胎妊娠时血浆容量增加 750ml。这可能导致严重的稀释性血小板减少症和相对贫血。

五、产前保健

- 使用手持超声设备评估难辨的胎心音。
- 需要频繁进行超声扫描以评估胎儿（包括胎儿生长和胎盘）（表 38-1）

六、麻醉注意事项

- 由于功能残气量降低和耗氧（VO_2）增加，全身麻醉期间存在困难气道和潜在的快速氧饱和下降。
- 腹主动脉 - 下腔静脉受压、仰卧位低血压综合征发生率增加。
- 椎管内阻滞期间局部麻醉药扩散更广。
- 贫血和血小板减少症。
- 宫缩乏力和产后出血（PPH）的风险增加。
- 静脉血栓栓塞（VTE）的风险增加。

七、分娩方式

- 对于三胞胎和更多胞胎（四个或以上胎儿）

的妊娠，许多产科医师更喜欢剖宫产。

- 双胎妊娠的分娩方式取决于胎儿[2]的先露位置和胎位。
- 在双胎妊娠中，30%～50% 的胎儿都是头先露，25%～40% 的胎儿是头 / 臀位组合。
- 大多数产科医师更喜欢在两个胎儿都处于头先露时进行试产。
- 如果双胞胎 A 出现臀位或肩关节先露，一些产科医师更倾向于剖宫产，但如果双胞胎 A 出现头先露而双胞胎 B 有非头先露位置，如何处理仍存在争议。

八、计划分娩试验 / 正常阴道分娩

- 早期硬膜外分娩镇痛可以使产妇放松以避免早产，实现臀位分娩，还可以延伸为紧急剖宫产的麻醉。
- 在双胞胎分娩时，麻醉科医师应该立即到场。例如，在足位内倒转术（这里胎儿在子宫内翻转，使一只脚或双脚通过子宫颈，以便臀位分娩）、器械分娩、B 胎头位外倒转术（ECV）中，利用预先存在的硬膜外分娩镇痛导管提供硬膜外麻醉。
- 在分娩双胞胎 B 时，如果需要可使用硝酸甘

表 38-1 多胎妊娠的并发症	
母体并发症	**胎儿并发症**
• 早产（PTL） • 胎膜早破（PROM） • 妊娠高血压 • 妊娠糖尿病 • 产程延长 • 胎盘早剥 • 宫缩乏力 • 产科创伤 -oasis（产科肛门括约肌损伤）[4] • 产妇出血 • 弥散性血管内凝血（DIC） • 器械分娩 • 剖宫产率较高 • 因频繁入院和住院时间延长而引起的医院感染	• 早产 • 先天性畸形 • 子宫内生长受限（IUGR） • 羊水过多 • 先露异常 • 双胎输血综合征 • 脐带绕颈 • 脐带脱垂 • 死亡率增加

油（每次 2~400μg）使子宫松弛。目前还没有强有力的证据支持硝酸甘油的使用。

九、计划剖宫产

剖宫产可选择椎管内麻醉（见第 6 章和第 7 章）或全身麻醉（第 8 章），但最好采用椎管内麻醉。

与单胎妊娠相比，双胎妊娠可能会发生腹主动脉 – 下腔静脉过度受压、低血压和局部麻醉药向头侧扩散增加。但大多数麻醉医师会使用与单胎妊娠相同的标准剂量的脊髓局部麻醉药。一项研究表明，与单胎妊娠相比，在蛛网膜下腔麻醉下剖宫产期间的多胎妊娠，并没有严重的血流动力学不稳定或更多血管活性药物的使用 [3]。

十、非计划剖宫产

在双胞胎分娩时，应有麻醉医师在场。若需要紧急剖宫产时，能够保证已放置的硬膜外分娩镇痛导管用于硬膜外麻醉。另外，也可以根据个别的临床情况，使用蛛网膜下腔麻醉、腰硬联合（CSE）或全身麻醉。

致 谢 Dr. Khaled Zaedi, Senior Consultant in Obstetrics and Gynaecology, The Women's Wellness and Research Centre, Hamad Medical Corporation, Doha, Qatar. 我们感谢 Dr. Khaled Zaedi 对本章的批判性评论。

参考文献

[1] National Institute for Health and Care Excellence, Clinical Guideline 137 (NG 137). Twin and triplet pregnancy. Septembert 2019. https://www.nice.org.uk/guidance/ng137. Last accessed 19th September 2021.

[2] Kilby MD, Bricker L on behalf of the Royal College of Obstetricians and Gynaecologists. Management of monochorionic twin pregnancy. BJOG 2016; 124:e1-45

[3] Ngan Kee WD, Khaw KS, Ng FF, Karmakar MK, Critchley LA, Gin T. A prospective comparison of vasopressor requirement and hemodynamic changes during spinal anesthesia for cesarean delivery in patients with multiple gestation versus singleton pregnancy. Anesth Analg. 2007; 104: 407-11.

[4] Royal College of Obstetricians and Gynaecologists. The management of third and fourth degrees perineal tears. Green-top Guideline No. 29. London: RCOG Press; 2015.

第 39 章 子痫前期与 HELLP 综合征
Pre-eclampsia and HELLP Syndrome

Elizabeth Combeer　　Namita Sharma　著
李辉婷 译　　林 蓉 校

一、定义

子痫前期是一种累及多系统的妊娠高血压。诊断依据为妊娠 20 周后新发高血压伴蛋白尿或至少一个其他器官系统受累[1, 2]。英国国家卫生与服务优化研究院（NICE）及美国妇产科医师学会（American College of Obstetricians and Gynecologists，ACOG）将其高血压标准定义如下。

• 两次血压测量间隔 4h，收缩压≥140mmHg或舒张压≥90mmHg。

• 单次测量收缩压≥160mmHg 或舒张压≥110mmHg（达到 NICE 及 ACOG 识别"重度高血压"的标准），也满足 ACOG 的诊断标准，有助于严重受影响的孕妇尽早开始抗高血压药物治疗。

诊断标准中除了需要满足新发高血压外，还必须出现蛋白尿或累及其他一个至多个特定器官系统表现。NICE 和 ACOG 指南的具体诊断标准略有不同（表 39-1）。虽然蛋白尿通常被视为子痫前期的一大特征，但不再是诊断子痫前期的必要条件。

ACOG 指南将重度子痫前期定义为重度高血压，伴表 39-1 中任意一项 ACOG 诊断标准，或者以下任意一项症状。

• 右上腹持续性重度疼痛。

• 上腹部疼痛，药物无法缓解，且不能归因于其他疾病[2]。

NICE 指南将重度子痫前期定义为子痫前期，伴严重高血压且对任何治疗无反应，或者伴有以下任意一项症状。

• 持续或反复出现的严重头痛。

• 视觉盲点。

• 恶心或呕吐。

• 上腹部疼痛。

• 少尿。

• 实验室血液检查指标逐渐恶化，如肌酐或肝转氨酶升高、血小板计数下降。

• 胎儿生长受限或多普勒检查异常[1]。

子痫是在子痫前期的基础上出现抽搐。也可以是之前未确诊的子痫前期目前呈现的特征性表现。

二、病理生理学

• 子痫前期确切的病理生理学机制尚不明确，可能与免疫适应不良有关。

• 滋养细胞侵袭损伤造成螺旋动脉无法扩张，引起胎盘低灌注、缺血再灌注损伤。

• 胎盘释放细胞因子和炎症因子进入母体循环，导致内皮功能障碍（包括增加血管反应性和通透性）和凝血级联反应，进而导致多系统器官功能障碍[3]。

表 39-1　子痫前期器官系统受累确诊的诊断标准		
	英国国家卫生与服务优化研究院 [1]	美国妇产科医师学会 [2]
蛋白尿（满足以下任意一项）	• 尿蛋白，肌酐比值≥30mg/mmol • 白蛋白，肌酐比值≥8mg/mmol • 尿液浸片试验<1g/L（2+）	• 24h 尿蛋白定量≥300mg（或从单次定量中推算） • 尿蛋白，肌酐比值≥0.3mg/dl • 尿液浸片读数 2+（仅在其他定量方法不可用时）
肾功能不全	• 肌酐≥90μmol/L • ≥1.02mg/100ml	• 血清肌酐浓度>1.1mg/dl • 无其他肾脏疾病的前提下，血清肌酐浓度翻倍
肝脏受累	转氨酶升高，谷丙转氨酶（ALT）或谷草转氨酶（AST）>40IU/L ± 右上腹或上腹部疼痛	转氨酶升高至正常值的 2 倍
神经系统受累	• 子痫 • 神志改变 • 失明 • 脑卒中 • 痉挛 • 严重头痛 • 持续存在视觉盲点	• 新发头痛，不能被药物缓解，且不能归因于其他疾病 • 视觉症状
血液系统受累	• 血小板减少症，且血小板计数<150×10⁹/L 弥散性血管内凝血（DIC） • 溶血	血小板减少症，且血小板计数<100×10⁹/L
呼吸系统受累		肺水肿
子宫胎盘受累	• 胎儿生长受限 • 脐动脉多普勒波形分析异常 • 死产	

三、气道

• 咽喉部水肿。

四、呼吸系统

• 肺水肿。

五、心血管系统

• 高血压。
• 对内源性和外源性儿茶酚胺的敏感性增加。
• 全身血管阻力（SVR）升高。
• 循环血量减少。

六、神经系统

• 视觉障碍。

• 头痛。
• 反射亢进。
• 脑血管水肿及出血。
• 子痫。

七、血液系统

• 血小板减少症。
• 高凝状态 [4]。
• DIC。
• 溶血。

八、肾脏

• 肾内血管痉挛导致肾小球滤过率（glomerular filtration rate，GFR）降低、少尿。

- 肾小球对大分子的通透性增加，导致蛋白尿。
- 高尿酸血症。正常情况下，尿酸水平会随着妊娠升高，但子痫前期的孕产妇往往尿酸更高[2]。但目前并没有普遍认可的可作为诊断子痫前期的标准，尿酸水平对母婴不良结局的预测性也较差[5]。

九、肝脏

- 肝功能检查异常，是由于肝缺血及肝组织坏死所导致，进一步影响凝血因子的合成导致凝血异常。
  - 肝被膜下出血。
  - 肝破裂。

十、胎儿

- 胎儿生长受限（IUGR）（见第 37 章）。
- 羊水过少。
- 胎盘缺血和胎盘梗死。
- 胎盘早剥。
- 早产（见第 33 章）。

HELLP 综合征

HELLP 与子痫前期有关，可不伴随高血压及蛋白尿。HELLP 与子痫前期的症状及病理类似，通常认为两者为同一疾病谱。

诊断依据如下。

- 溶血（乳酸脱氢酶＞600U/L，总胆红素＞20μmol/L，或者血涂片异常）。溶血通常是最后出现的症状。
- 肝酶升高［AST、ALT 或 γ-谷氨酰转移酶（GGT）＞70U/L］。
- 血小板减少（＜100×10⁹/L）。
- 由于微血管病性溶血性贫血、血小板消耗和肝缺血伴门静脉周围出血，生化和血液学发生变化。
- 病情恶化迅速，孕产妇死亡风险高是 HELLP 综合征的特点[6]。

十一、子痫前期的管理

胎盘娩出是治疗子痫前期和 HELLP 综合征的最终方案。然而在分娩后、开始恢复前，疾病过程都有可能出现恶化（首次出现症状）。要依据疾病的严重程度来决定分娩的时机。一般来说，妊娠 37 周为一个分界点。在权衡母体及胎儿风险后，妊娠 37 周前倾向于保胎治疗，而妊娠 37 周后则倾向于分娩[1,2]。分娩方式可由产科按常规考虑[1,2]。

预防

NICE 指南建议对于存在 1 个高危因素或 2 个中危因素的孕产妇，从妊娠 12 周开始直至分娩，每天服用 75～150mg 阿司匹林（ACOG 指南建议为 81mg，为美国的片剂剂量）（表 39-2）。

ACOG 指南将多胎妊娠归为高危因素而非中危因素。ACOG 的中危因素与 NICE 的不同在于年龄≥35 岁、BMI≥30kg/m²，以及下列因素。

- 社会人口学特征（如非裔美国人种族和社会经济地位低）。
- 个人病史（如低出生体重、小于胎龄、既往不良妊娠史）[2]。

十二、血压管理

- 血压应当控制在 135/85mmHg 以下[1]。
- 首选口服拉贝洛尔，初始剂量为 200mg，每日 2～3 次。也可选择口服硝苯地平或甲基多巴[1]。
- 重度高血压时可以考虑静脉注射拉贝洛尔（每 10 分钟静脉注射 5～10mg）或肼屈嗪（静脉注射 5mg，最大剂量可加至 20mg）。可能需要持续静脉输注。静脉注射建议进行有创监测及高度

表 39-2　NICE 子痫前期中、高危因素	
高危因素	中危因素
• 妊娠高血压 • 慢性肾病 • 自身免疫性疾病 • 1 型或 2 型糖尿病 • 慢性高血压	• 初产妇 • 年龄≥40 岁 • 妊娠间隔≥10 年 • 初诊时 BMI≥35kg/m² • 子痫前期家族史 • 多胎妊娠

BMI. 身体质量指数

依赖护理（2级护理）[7]。

十三、惊厥

• 计划 24h 内分娩的重度子痫前期产妇可以静脉注射硫酸镁预防和治疗子痫，推荐在加强监护病房进行注射 [1, 8]。

• 在 5～15min 给予 4～5g 硫酸镁负荷量，然后以 1g/h 的速度输注 24h。惊厥发作后或分娩后应继续输注 24h [1, 2]，以较迟发生的事件为准 [2]。

• 复发性惊厥可以单次给予 2～4g 硫酸镁治疗 [1]。

• 注意监测患者可能出现的镁中毒症状（膝跳反射减弱、因呼吸抑制造成缺氧）。如果出现症状，应尽快查血清镁浓度（镁离子＞3.5mmol/L 时可出现不良反应）[2]。镁离子主要经肾脏排泄，少尿可显著影响血镁浓度 [2]。

十四、液体管理

• 限制重度子痫前期患者的液体摄入量［摄入量控制在 1ml/（kg·h），最多 80ml/h，包括口服和静脉注射的所有药物入量］可降低发生肺、脑水肿的发生风险 [1]，推荐。

• 如果出现出血或静脉注射肼屈嗪（可能会导致严重的低血压及胎儿受累），可以适当超出补液限制量 [1]。

• 治疗肺水肿的方法，包括吸氧、限制液体入量、使用利尿药（如呋塞米 20～60mg 静脉推注）、紧急分娩。

• 如果药物治疗无法纠正肺水肿，或者存在明显的低氧血症、酸中毒、呼吸窘迫，则应考虑无创通气（如通过面罩持续气道正压通气），更严重的患者可能需要进行气管插管。

十五、子痫前期患者的镇痛和麻醉

分娩镇痛

• 首选硬膜外麻醉，可以舒张血管、减少子宫收缩相关的血压波动，在需要紧急剖宫产时可快速完成麻醉。

• 美国产科麻醉与围产医学会（The Society for Obstetric Anesthesia and Perinatology，SOAP）建议在没有潜在出血性疾病及凝血障碍临床表现的情况下，以血小板计数 70×10⁹/L 作为椎管内操作的安全下限 [9]。大不列颠和爱尔兰麻醉医师协会（The Association of Anaesthetists of Great Britain and Ireland，AAGBI）和 SOAP 都强调风险是持续存在的。考虑进行椎管内操作时应当充分考虑特定情况下的包括全身麻醉引起的其他风险。与硬膜外麻醉相比，更推荐蛛网膜下腔麻醉（蛛网膜下腔麻醉针更细，出血可能性更小）[9, 10]。

• 血小板计数和椎管内技术的关系取决于子痫前期的严重程度、疾病进展（HELLP综合征发生时血小板计数下降可能更迅速），以及疾病的总体趋势。实施椎管内麻醉前应当参考最近一次的血小板计数，最好是 6h 内的结果 [10]。

• 如果血小板计数＜100×10⁹/L，有必要进行一次凝血功能筛查 [10]。

• 当血小板计数＜70×10⁹/L 时，可以参考血栓弹力图（TEG）或旋转式血栓弹力图（ROTEM）的结果实施椎管内麻醉（见第 21 章）。

• 如果存在血小板计数低、介入性出血或有其他迹象表明产妇状况恶化，应在拔除硬膜外导管前检查血小板计数。

十六、剖宫产麻醉

（一）椎管内麻醉

• 在没有禁忌证的前提下，硬膜外麻醉和蛛网膜下腔麻醉是子痫前期剖宫产的首选麻醉方式 [2]。

• 子痫前期的产妇不太容易发生蛛网膜下腔麻醉后低血压，血管升压药的作用反而会被放大 [11]。

• 应当依据有创监测或微创心输出量监测的结果来指导使用血管升压药。

• 术后镇痛要完善。对于子痫前期的产妇而言，非甾体抗炎药（NSAID）优于阿片类药物 [2]，但急性肾损伤或急性肾损伤高风险的患者应避免使用 [12]。

• 应考虑提高护理水平。

（二）全身麻醉

- 全身麻醉的风险包括气管插管时的高血压反应和喉部水肿造成困难气道。

- 如果存在不受控制的癫痫发作、肺水肿、凝血障碍或血小板减少症，优先考虑 GA。

- 若喉部水肿，需要使用小一号的气管导管。可以考虑间接喉镜检查或清醒下纤支镜引导下气管插管。

- 倾斜位（即躯干和头部抬高伴随颈部轻微伸展，使耳屏与胸骨上切迹处于同一水平线）有助于氧合及插管，同时减少反流误吸的风险。该体位也会导致下肢静脉血液淤积，进而导致麻醉后低血压。

- 抑制喉反射可选择的药物包括静脉注射瑞芬太尼（1µg/kg）、利多卡因（1.5mg/kg）、艾司洛尔（1mg/kg）和阿芬太尼（诱导前 1min，10～20µg/kg）[13-15]。

- 若术前使用过硫酸镁，可能导致在给予琥珀酰胆碱后没有肌束颤，并可能延长非去极化类肌松药（如罗库溴铵）的作用时间[2]。

- 拔管前应充分镇痛，避免产妇对疼痛产生高血压反应。

- 拔管前应确认气囊放气之后呼吸回路存在漏气，没有漏气出现代表气道严重水肿。

- 术后应考虑提高护理等级水平[1]。

- 如果术后静脉血栓栓塞（VTE）风险评估提示存在风险，应在手术后进行 VTE 药物预防，除非存在血小板计数低或出血等禁忌证。

参考文献

[1] National Institute for Health and Care Excellence, Clinical Guideline 133 (NG 133). June 2019. https://www.nice.org.uk/guidance/ng133. Last accessed 19th September 2021.

[2] American College of Obstetricians and Gynecologists. Gestational hypertension and preeclampsia. ACOG practice bulletin summary, Number 222. Obstet Gynecol. 2020;135 (6):1492-5.

[3] Craici I, Wagner S, Weissgerber T, Grande J, Garovic V. Advances in the pathophysiology of pre eclampsia and related podocyte injury. Kidney Int. 2014;86(2):275-85.

[4] Letsky EA. Coagulation defects. In: de Swiet M, editor. Medical Disorders in Obstetric Practice- 4th Edition. Oxford: Blackwell Science; 2002. p. 63-82.

[5] Thangaratinum S, Ismail KMK, Sharp S, Coomarasamy A, Khan KS. Accuracy of serum uric acid in predicting complications of pre eclampsia: a systematic review. BJOG. 2006;113 (4):369-78.

[6] Abildgaard U, Heimdal K. Pathogenesis of the syndrome of hemolysis, elevated liver enzymes and low platelet count (HELLP): a review. Eur J Obstet Gynecol Reprod Biol. 2013;166(2):117-23.

[7] Regitz-Zagrosek V, Roos-Hesselink W, Bauersachs J, et al. 2018 European Society of Cardiology Guidelines on the management of cardiovascular diseases during pregnancy. Eur Heart J. 2018;39:3165-241.

[8] Magpie Trial Collaborative Group. Do women with pre-eclampsia, and their babies, benefit from magnesium sulphate? The Magpie Trial: a randomised placebo-controlled trial. Lancet. 2002;359(9321):1877-90.

[9] Bauer M, Arendt K, Beilin Y et al. The Society for Obstetric Anesthesia and Perinatology Interdisciplinary Consensus Statement on Neuraxial Procedures in Obstetric Patients with Thrombocytopenia. Anesth Analg. 2021;132:1531-44.

[10] Association of Anaesthetists of Great Britain and Ireland. AAGBI guidelines: the use of blood components and their alternatives 2016. Anaesthesia. 2016;71:829-42.

[11] Aya AGM, Mangin R, Vialles N, et al. Patients with severe preeclampsia experience less hypotension during spinal anaesthesia for cesearean delivery than healthy parturients: a prospective cohort comparison. Anesth Analg. 2003;97:867-72.

[12] Viteri OA, England JA, Alrais MA, Lash KA, Villegas MI, Ashimi Balogun OA, Chauhan SP, Sibai BM. Association of nonsteroidal anti inflammatory drugs and postpartum hypertension in women with preeclampsia with severe features. Obstet Gynecol. 2017;130 (4):830-5.

[13] Yoo KY, Kang DH, Jeong H et al. A dose-response study of remifentanil for attenuation of the hypertensive response to laryngoscopy and tracheal intubation in severely preeclamptic women undergoing caesarean delivery under general anaesthesia. Int J Obstet Anesth. 2013; 22(1):10-8.

[14] Bansal S, Pawar M. Haemodynamic responses to laryngoscopy and intubation in patients with pregnancy-induced hypertension: effect of intravenous esmolol with or without lidocaine. Int J Obstet Anesth. 2002;11(1):4-8.

[15] Maguire AM, Kumar N, Parker JL, Rowbotham DJ, Thompson JP. Comparison of effects of remifentanil and alfentanil on cardiovascular response to tracheal intubation in hypertensive patients. Br J Anaesth. 2001;86(1):90-3.

第 40 章 妊娠胆汁淤积
Cholestasis of Pregnancy

Diana Neely Lisa Long Oliver Long 著
陆 燕 译 徐铭军 校

一、病理生理学

（一）定义

妊娠肝内胆汁淤积（产科胆汁淤积症）是一种妊娠特异性肝病，表现为母体瘙痒伴肝转氨酶紊乱和（或）血清胆汁酸升高[1, 2]（>10μmol/L）[3]。通常出现在妊娠中期或晚期[2, 3]。

（二）发病率

英国产妇的发病率为 0.7%[1, 2]，其中每10 000 例产妇中有 9.2 例被归类为严重的产科胆汁淤积症（胆汁酸>40μmol/L）[2]。然而，种族对发病率也有影响，南美人群的发病率可能达到4%[3]，而亚洲人群的发病率可能是其 2 倍[1]。

（三）发病机制

发病机制尚不明确，但可能是由于雌激素和（或）孕酮在肝脏的代谢增加所致[4]。对动物和人体组织样本的研究表明，胆汁酸可能对子宫肌层收缩性[2]、催产素受体表达[3]和敏感性[2, 3]、胎盘血管收缩[3]、胎儿结肠运动[2]、胎儿心肌细胞（易发生心律失常）[2, 3]和伴有炎症的胎儿肺不张产生影响[2]。

（四）症状

瘙痒（无皮疹）部位常见于手掌和脚底，通常发生在夜间[1]。多胎妊娠可能较早出现症状[2]。

（五）调查

肝功能检查（liver function test，LFT）高于正常妊娠范围和（或）无其他原因的胆汁酸升高，这两种情况在分娩后都会消失[1]。肝功能指标与血清胆汁酸的关系并不准确[2]。在某些情况下，脂肪泻（脂肪含量过多的苍白粪便）会导致维生素 K 吸收减少和凝血酶原时间（PT）延长。

（六）预后

母体表现为严重瘙痒并导致睡眠不足[1]，尽管母体预后通常良好。LFT 最初可能会在产后 10天内升高[1]，但在分娩后会完全消退[2]。诊断病情的严重程度与相关的孕产妇发病率和围生期发病率和死亡率增加有关。

• 胎儿窘迫发生率增加（病因不明，但血清胆汁酸浓度较高似乎会增加风险）。

• 早产发生率增加两倍；有些患者是由于产科决定加快分娩。

• 羊水胎粪污染的发生率增加，这与出生时较低的阿普加评分、较低的脐带血 pH，以及因吸入胎粪而进入新生儿加强监护病房的人数增加有关。

• 死产率增加（围生期死亡率，每 1 000 例新生儿中有 18 例）。死产更常见于妊娠后期（>40 周）。

• 继发于肠道对维生素 K 吸收不良导致胎儿颅内出血（fetal intracranial haemorrhage，ICH）和产妇产后出血（PPH）的风险增加[2, 3]。

产妇症状的严重程度和肝功能检查的异常程度与产科结果无关。不良结局的风险与胆汁酸水平有关，在胆汁酸水平<40μmol/L 时发生不良结局的风险较低。在以后的妊娠中复发的概率很高（60%～100%），并且与未来的肝胆疾病有关。

二、管理

产科管理内容如下。

- 妊娠肝内胆汁淤积症是种排除性诊断，必须寻找妊娠期瘙痒和肝功能障碍的其他原因[1]。肝脏超声排除肝外梗阻，肝炎筛查（这包括筛查甲型、乙型、丙型病毒性肝炎、EB 病毒和巨细胞病毒血清学），以及排除预先存在的肝病的自身抗体筛查。

- 建议每周进行 LFT[1] 密切监测并监测血清胆汁酸。

- 口服熊去氧胆酸治疗可减少瘙痒[1-3]、降低血清胆汁酸和延长妊娠期[3]，但对胎儿的益处尚未得到证实[1-5]。

- 对于凝血酶原时间延长，从妊娠 34 周开始给予口服维生素 K 治疗[1]。

- 鉴于新生儿不良结局的风险增加，产科医师倾向于从妊娠 37 周开始提前分娩[1]。

麻醉注意事项如下。

- 产妇可能由于生化指标的恶化需行择期或紧急剖宫产。

- 产妇可能会因妊娠胆汁淤积进行引产后要求接受硬膜外麻醉。

- 虽然肠道对口服维生素 K 的吸收减少[7]，但现有数据显示凝血障碍的风险很低[6]。

- 建议在任何椎管内操作之前进行凝血筛查，由于凝血障碍短时内不会迅速恶化，因此 24h 内 INR ≤ 1.4 是可以接受的[7]。

- 现有资料显示 PPH 与胆汁酸浓度不相关[3]，并且报告的发病率各不相同，从凝血筛查正常的人风险没有增加[6]到凝血时间延长的人的风险增加[1]。

- 考虑到潜在的凝血功能障碍，在剖宫产和出血管理过程中，床旁检测可能会发挥作用。

参考文献

[1] Royal College of Obstetricians and Gynaecologists. Obstetric Cholestasis. Green-top Guideline No. 43. London: RCOG Press; 2011. https://www.rcog.org.uk/globalassets/documents/guidelines/gtg_43.pdf. Last accessed 20th September 2021.

[2] Geenes V, Chappell LC, Seed PT, Steer PJ, Knight M, Williamson C. Association of severe intrahepatic cholestasis of pregnancy with adverse pregnancy outcomes: a prospective population-based case-control study. Hepatology. 2014;59:1482-91.

[3] Brouwers L, Koster MPH, Page-Christiaens GCML, et al. Intrahepatic cholestasis of pregnancy: maternal and fetal outcomes associated with elevated bile acid levels. Am J Obstet Gynecol. 2015;212:100:e1-7.

[4] DeLeon A, De Oliveira GS, Kalayil M, Narang S, McCarthy RJ, Wong CA. The incidence of coagulopathy in pregnant patients with intrahepatic cholestasis: should we delay or avoid neuraxial analgesia? J Clin Anaesth. 2014;26:623-7.

[5] Working Party: Association of Anaesthetists of Great Britain & Ireland; Obstetric Anaesthetists' Association; Regional Anaesthesia UK. Regional anaesthesia and patients with abnormalities of coagulation: the Association of Anaesthetists of Great Britain & Ireland The Obstetric Anaesthetists' Association Regional Anaesthesia UK. Anaesthesia. 2013; 68(9): 966-72.

[6] Geenes V, Williamson C, Chappell LC. Intrahepatic cholestasis of pregnancy. Obstet & Gynaecol. 2016;18: 273-81.

[7] Chappell LC Bell JL Smith A et al. Ursodeoxycholic acid versus placebo in women with intrahepatic cholestasis of pregnancy (PITCHES): a randomised controlled trial. Lancet. 2019;394(10201):849-60.

第 41 章　妊娠糖尿病
Gestational Diabetes

Vanessa Cowie　著

胡雅楠　译　　王　石　校

一、简介

众所周知，糖尿病会影响母儿健康（表 41-1）。在妊娠期严格控制血糖对改善妊娠结局十分重要。

妊娠期患有糖尿病的女性可分为如下 3 种。

- 妊娠糖尿病（gestational diabetes mellitus，GDM）指在妊娠期出现或首次确诊的不同程度的葡萄糖耐受不良。

  - 诊断标准：空腹血糖≥5.6mmol/L（≥100mg/dl）或葡萄糖耐量试验 2h 血糖≥7.8mmol/L（≥140mg/dl）[2]。

  - 通过控制饮食、口服降糖药物或注射胰岛素管理血糖。

- 1 型糖尿病，由于胰腺只产生少量胰岛素或不产生胰岛素导致的一种慢性病。

  - 患者很有可能在妊娠前就已经确诊，并且接受胰岛素治疗。

  - 由于胰岛素需求增加，可能需要调整治疗方案。

- 2 型糖尿病，身体无法对胰岛素的作用做出适当的应答。

  - 患者可能在妊娠前就已经患病，可以通过控制饮食、口服降糖药物或注射胰岛素治疗。

  - 这些患者在妊娠期通常需要口服降糖药物。由于有致畸风险，需要更换除了二甲双胍及格列本脲以外的所有降糖药。有些人可能需要开始使用胰岛素。

二、流行病学

在英国，有 5% 的女性患有妊娠前糖尿病或妊娠糖尿病。

妊娠期患有糖尿病的女性情况如下。

- 87.5% 为妊娠糖尿病（GDM）。

- 7.5% 为 1 型糖尿病。

- 5% 为 2 型糖尿病。

1 型糖尿病和 2 型糖尿病的患病率仍在上升，后者升高更明显。由于肥胖的发病率升高及孕妇年龄增加，妊娠糖尿病的发病率也在增加。

三、妊娠糖尿病的管理

血糖管理的目的是达到或接近正常血糖水平以防止不良围生期结局。

（一）筛查

- 为至少有一个危险因素的患者进行妊娠糖尿病筛查。

  - 身体质量指数（BMI）>30kg/m²。

  - 既往分娩胎儿出生体重>4.5kg。

  - 既往有妊娠糖尿病病史。

表 41-1 糖尿病对孕妇及胎儿的继发风险	
对孕妇的影响	对胎儿的影响
流产 子病前期 早产 糖尿病并发症 • 糖尿病酮症酸中毒 • 高渗高血糖状态 • 增加感染风险（如泌尿系统感染） • 更严重的并发症 　– 视网膜病变 / 糖尿病肾病 　– 神经系统病变 　– 微血管 / 大血管病变 　– 低血糖	死产 先天畸形 [a] 巨大儿（出生体重＞4kg） 产伤（继发于巨大儿） 围生期死亡率（2 倍风险） 突发不明原因的胎死宫内

a. 如骶骨发育不全、内脏转位、双输尿管、心脏异常 [1]

– 一个或多个兄弟姐妹患有糖尿病。

– 家族来源，如南亚、非洲 – 加勒比或中东。

• 妊娠 24～28 周进行口服葡萄糖耐量试验（GTT）。

（二）产前监测

• 建议所有患有糖尿病的孕妇将毛细血管血糖（CBG）控制在下述目标以内。

– 空腹血糖 5.3mmol/L（95mg/dl）。

– 餐后 1h 血糖 7.8mmol/L（140mg/dl）。

– 餐后 2h 血糖 6.4mmol/L（115mg/dl）[2]。

• 建议对所有伴有肥胖或自主神经功能障碍等并发症的糖尿病孕妇在妊娠晚期进行麻醉评估。

• 妊娠糖尿病的治疗 [3]。

• 1 型和 2 型糖尿病通常由内分泌和产科团队联合管理。包括为了防止发生胎儿畸形风险，停用除二甲双胍（或格列本脲）以外的所有的口服降糖药。胰岛素治疗方案通常包括每天多次个体化皮下注射。

• 妊娠糖尿病的管理包括饮食和运动联合控制血糖。如这些措施不能控制血糖就加用药物治疗。

• 70%～80% 诊断为妊娠糖尿病的患者可以通过改变生活方式控制血糖 [4, 5]。

• 初始血糖水平较高的患者可能需要早期开始药物治疗。

• 由于口服格列本脲会增加新生儿低血糖和巨大儿的风险，更推荐皮下注射胰岛素或口服二甲双胍 [6, 7]。

• 二甲双胍可以减少产妇发生低血糖及减少妊娠期体重增长。如果它能成功控制高血糖，二甲双胍是比皮下注射胰岛素更好的选择 [8]。

• 必须告知患者发生低血糖的风险及处理办法。

（三）分娩时机

• 建议没有母儿并发症的妊娠前糖尿病患者在妊娠 37～38^+6 周择期终止妊娠（引产或剖宫产）。如果有并发症则需要更早终止妊娠。

• 没有母儿并发症的妊娠糖尿病患者分娩时间不应晚于妊娠 40^+6 周。如未临产可进行引产，有剖宫产指征，可剖宫产终止妊娠。如果有母儿并发症，应在妊娠 40^+6 周之前择期终止妊娠。

（四）产时管理

• 产程中每小时监测血糖，将血糖控制在 4～7mmol/L（75～125mg/dl）。因为产妇高血糖可能导致新生儿低血糖[9]。

• 所有患有 1 型糖尿病及血糖不能控制在 4～7mmol/L（75～125mg/dl）的女性，在产程发动开始就应该考虑使用输液泵可变速率静脉输注胰岛素（variable rate intravenous insulin infusion，VRIII）。

－ 典型的可变速率静脉输注胰岛素（表 41-2）[10] 为 50U 可溶性人胰岛素加入 49.5ml 的 0.9% 生理盐水中（1U/ml）。将其标记并注入静脉输液（5% 葡萄糖）管中。根据血糖水平调节输液速度。

－ 患者在使用胰岛素时，需同时注射 5% 葡萄糖。至少每天 1 次监测血尿素氮及血电解质水平；并根据血钾水平补钾。因为胰岛素会引起细胞内钾离子运动，使用可变速率静脉输注胰岛素的患者有发生低钾血症的风险。

－ 接受类固醇激素治疗（如早产促胎肺成熟）的患者有血糖控制恶化的风险。她们的可变速率静脉输注胰岛素需要相应调整。

• 自主神经病变可以使妊娠前糖尿病（DM）恶化并伴发不典型症状，如恶心、呕吐、头晕等。

（五）产后管理：产妇的血糖控制、药物及母乳喂养

• 应用胰岛素治疗的妊娠前糖尿病患者：产后立即减少胰岛素用量，同时应严格监测血糖水平以确定适当的胰岛素用量。

• 妊娠糖尿病患者：产后立即停止降糖治疗。

• 妊娠前 2 型糖尿病患者：可以恢复常规药物治疗，要考虑对母乳喂养的影响及增加低血糖风险。

表 41-2　产时使用的可变速率静脉输注胰岛素示例（用注射器将 50U 的 Actrapid® 或 Humulin® S 胰岛素注入 49.5ml 0.9% 生理盐水），由英国糖尿病协会 / 糖尿病英国批准出版

算　法	剂量算法		
	1	2	3
	大多数女性	算法 1 没能有效控制血糖或每天需要超过 80U 胰岛素的女性	咨询专家建议后使用算法 2 仍没能有效控制血糖的女性
血糖水平（mmol/L）	输液速度（U/h=ml/h）		
<4	停用胰岛素 20min 按照指南治疗低血糖（10min 复测血糖）		
4.0～5.5	0.2	0.5	1.0
5.6～7.0	0.5	1.0	2.0
7.1～8.5	1.0	1.5	3.0
8.6～11.0	1.5	2.0	4.0
11.1～14.0	2.0	2.5	5.0
14.1～17.0	2.5	3.0	6.0
17.1～20.0	3.0	4.0	7.0
>20.1	4.0	6.0	8.0

（续表）

算法指导
• 所有糖尿病女性在进入产程后都要每小时监测毛细血管血糖，计划引产或择期剖宫产患者至少监测1次毛细血管血糖
• 1型糖尿病患者在血糖超过目标值或进入产程后开始使用 VRIII 及补液
算法 1 大多数女性由此开始
算法 2 可能需要更多胰岛素的女性使用这个算法（如在使用类固醇激素治疗、妊娠期胰岛素用量＞80U，或者用算法 1 不能达到目标血糖水平的女性）
算法 3 使用算法 2 没能达到目标血糖的女性（没有糖尿病或病史的患者不会用到这个算法）
如果使用了上述所有算法患者血糖仍未达到目标，应与糖尿病专家团队联系
目标血糖为 4～7mmol/L
使用可变速率静脉输注胰岛素时每小时测血糖，麻醉状态下每半小时测血糖
如果血糖水平大于目标值且居高不下则换为更高级的算法
如果血糖＜4.0mmol/L 或下降过快，换为低级的算法

VRIII. 可变速率静脉输注胰岛素

四、糖尿病治疗的最新进展

一小部分孕妇正在使用微型胰岛素泵（输入皮下注射胰岛素）（图 41-1）。有些泵内安装了传感器，可以自动调节泵入胰岛素的剂量。但是大多数泵都需要患者自测血糖后手动更改设置。有些泵可以持续输入大剂量的药物。如果需要手术且皮下置管在术野范围内，可以调整皮下置管的位置。尽管目前证据有限，但这种泵在严格控制血糖方面功效更好[11]。

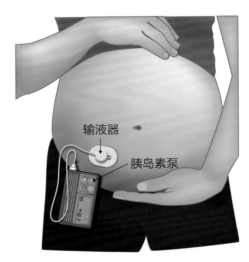

输液器

胰岛素泵

▲ 图 41-1　微型胰岛素泵注射皮下胰岛素

参考文献

[1] Mills JL, Baker L, Goldman AS. Malformations in infants of diabetic mothers occur before the seventh gestational week. Implications for treatment. Diabetes. 1979;28(4):292-3.

[2] National Institute for Health and Care Excellence, Clinical Guideline 3 (NG3). Diabetes in pregnancy: management from preconception to the postnatal period. December 2020. https://www.nice.org.uk/guidance/ng3. Last accessed 21st

September 2021.

[3] Management of Diabetes in Pregnancy: Diabetes Care 2016;39 (suppl. 1):S94-S98.

[4] Bain E, Crane M, Tieu J, Han S, Crowther CA, Middleton P. Diet and Exercise interventions for preventing gestational diabetes mellitus. Cochrane Database Syst rev 2015;(4): CD010443.

[5] Kiovusalo SB, Rönö K, Klemetti MM, et al. Gestational diabetes mellitus can be prevented by lifestyle intervention: the Finnish Gestational Diabetes Prevention Study (RADIEL): a randomised controlled trial. Diabetes Care. 2016;39:24-30.

[6] Rowan JA, Hague WM, Gao W, Battin MR, Peter Moore M; MiG Trial Investigators. Metformin versus insulin for treatment of gestational diabetes. N Engl J Med 2008;358 (19):2003-15

[7] Langer O, Conway DL, Berkus MD, Xenakis EM, Gonzales O. A comparison of glyburide and insulin in women with gestational diabetes mellitus. N Engl J Med 2000; 343 (16):1134-38.

[8] Balsells M, Garcia-Patterson A, Sola I, Roque M, Gich I, Corcoy R. Gliblenclamide, metformin, and insulin for the treatment of gestational diabetes: a systematic review and meta-analysis. BMJ 2015;350:h102.

[9] Iafusco D, Stoppolini F, Salvia G, Vernetti G, Passaro P, Petrovski G, et al. Use of real time continuous glucose monitoring and intravenous insulin in type 1 diabetic mothers to prevent respiratory distress and hypoglycaemia in infants. BMC Pregnancy Childbirth. 2008;8:23.

[10] Management of glycaemic control in pregnant women with diabetes on obstetric wards and delivery units. Joint British Diabetes Societies for inpatient care. 2017. www. diabetologistsabcd. org.uk/JBDS/JBDS_Pregnancy_ final_18082017.pdf. Last accessed 21st September 2021.

[11] Wollitzer AD, Zisser H, Jovanovic L. Insulin pumps and their use in pregnancy. Diabetes Technol Ther 2010; 12 Suppl 1: S33-6.

第 42 章 产科静脉血栓栓塞
Obstetric Venous Thromboembolism

Matthew Samuel　Sarah Armstrong　著
王　石 译　林　蓉 校

一、背景

• 在英国，静脉血栓栓塞（VTE）仍然是导致产妇直接死亡（即由妊娠期产科并发症引起）的主要原因 [1]。

• 孕产妇肺栓塞（pulmonary embolism，PE）的死亡率在过去 20 年中有所下降 [2]，这归因于更好地筛查高危人群，以及合理应用血栓预防措施。

• 与同龄非妊娠女性相比，妊娠期 VTE 的相对风险增加了 4~5 倍 [3, 4]。

• 孕产妇的 VTE 发生率为 1/1000 [5]。

• 致命性 VTE 可能发生在产前或产后的任何时候。但相对风险随着胎龄的增加而上升，并且在产后早期达到最大 [5]。

• 大多数死于 PE 的妊娠或近期妊娠的女性都有可识别的风险因素 [6]。

• 因此，VTE 评估对于识别那些能从血栓预防中获益的高危女性而言非常重要。

• 关于血栓预防和 VTE 治疗的决定应由产科医师、麻醉医师和血液科医师组成的多学科团队共同做出。

二、预防

• VTE 评估应在妊娠前或妊娠早期进行，并且应在入院时、任何并发症的发展期及产后再次进行评估。

• 许多医院在患者入院时有一个在线强制性 VTE 评估流程，该流程与医院的电子健康记录（the hospitals electronic health record，EHR）系统相关联。

• 风险因素可分为孕产妇风险因素和与分娩前后事件相关的其他风险因素（表 42-1）。

• 产前和产后阶段对这些风险因素的识别可将其分为低、中和高风险组（表 42-2 和表 42-3）。

三、要点

• 分娩后尽快给予产后第一剂低分子肝素（LMWH）。

• 产后出血（PPH）时应仔细考虑血栓预防需求，谨记 PPH 本身就是 VTE 的危险因素。

• 椎管内麻醉后血栓预防的适当时间间隔详见表 42-4。

• 所有产程中剖宫产的产妇和接受择期剖宫产并有一个或多个其他危险因素的产妇都属于中风险，因此应接受产后血栓预防治疗。

• 有出血高风险（除了高血栓形成风险）的女性应使用抗血栓弹力袜和间歇性气动加压装置进行血栓预防，还应考虑使用普通肝素（unfractionated heparin，UFH）预防血栓。

• 患有 VTE 相关的血栓形成高风险疾病的女

表 42-1　在孕时或孕前与母体相关的风险因素分类，及与围生期事件相关的其他风险因素	
母体风险因素	**其他围生期或产后风险因素**
• 既往 VTE 史 • 年龄＞35 岁 • 肥胖（BMI≥30kg/m²） • 经产妇（＞2） • 吸烟 • 内科疾病（如镰状细胞贫血、心脏病、SLE） • 静脉曲张 • 制动 • 子痫前期 • 剧吐 • 辅助生殖技术 • 多胎妊娠（双胞胎、三胞胎）	• 早产（＜37 周） • 死婴 • 产前出血 • 剖宫产 • 产后出血 • 产后感染 • 输血

SLE. 系统性红斑狼疮；VTE. 静脉血栓栓塞；BMI. 身体质量指数

表 42-2　根据相关风险划分风险因素的产前评估 [2]	
• 高风险：右侧任何风险因素 • 方案：产前给予 LMWH（尽可能早）	任何 VTE 史，除与大手术相关的单独事件 • 任何产前住院 • 大手术后单次 VTE 史 • 高危易栓症 + 无 VTE • 并发症，如癌症、心力衰竭、SLE • 任何外科手术史 • 卵巢过度刺激综合征（OHSS）
• 中风险：右侧任何风险因素 • 方案：考虑使用 LMWH 进行产前血栓预防	
• 中风险：右侧风险因素中的 4 个或更多 • 方案：从妊娠早期开始使用 LMWH 预防血栓形成 • 中风险：右侧风险因素中的 3 个 • 方案：从妊娠 28 周开始进行 LMWH 血栓预防	• BMI＞30kg/m² • 年龄＞35 岁 • 胎次≥3 • 吸烟 • 静脉曲张 • 并发子痫前期 • 制动
• 低风险：少于右侧风险因素中的 3 个 • 方案：鼓励运动、避免脱水	• 无故发生 VTE 的家族史 • 低危血栓形成倾向 • 多胎妊娠 • 辅助生殖技术

VTE. 静脉血栓栓塞；LMWH. 低分子肝素；BMI. 身体质量指数；SLE. 系统性红斑狼疮
经许可转载，引自 Green-top Guideline No. 37a（附录 I）；降低妊娠和产褥期静脉血栓栓塞的风险

表 42-3 根据相关风险划分的产后评估及风险因素 [2]	
• 高风险：右侧任何一项风险因素 • 方案：至少 6 周，产后 LMWH 预防血栓形成	• VTE 史 • 产前使用 LMWH • 高危易栓症 • 低危易栓症 + 家族史
• 中度风险：右侧任何一项风险因素 • 方案：最少 10 天，产后 LMWH 预防血栓形成	• 产程中剖宫产 • BMI＞40kg/m² • 产褥期再入院或延长住院时间 • 任何产褥期外科手术，除了会阴修复术 • 并发症，例如癌症，心力衰竭，SLE
• 中度风险：右侧风险因素中的 2 个或更多 • 方案：最少 10 天，产后低分子肝素预防血栓形成	• 年龄＞35 岁 • BMI＞30kg/m² • 胎次≥3 • 吸烟 • 无故发生 VTE 的家族史 • 低危血栓形成倾向 • 静脉曲张 • 并存的全身感染 • 制动 • 并发子痫前期 • 多胎妊娠 • 早产 • 死产 • 手术分娩 • 长时间分娩＞24h • PPH＞1L 或输血
• 低度风险：右侧风险因素中的 1 个 • 方案：鼓励运动、避免脱水	

VTE. 静脉血栓栓塞；LMWH. 低分子肝素；PPH. 产后出血；BMI. 身体质量指数
经许可转载，引自 Green-top Guideline No. 37a（附录 I）；降低妊娠和产褥期静脉血栓栓塞的风险

性。例如，抗凝血酶缺乏症、抗磷脂综合征，通常需在高级血液学专家的专业指导下通过更高剂量的血栓预防药物来控制。

四、药物

（一）低分子肝素

• LMWH 是产前和产后血栓预防的首选药物。

• 使用剂量基于产前门诊评估的体重。LMWH 无须凝血监测，建议女性持续自行使用直到分娩。

• LMWH 给药和椎管内麻醉之间的推荐间隔时间详见表 42-4。

（二）普通肝素 UFH

• 对于血栓形成和出血风险较高的患者，可优先使用 UFH 而非 LMWH。

• 与 LMWH 相比，UFH 的作用持续时间较短。因此 UFH 给椎管内麻醉的时间安排提供了更大的灵活性，并降低了出血的风险。

• UFH 给药和椎管内麻醉之间的推荐间隔时间详见表 42-5。

（三）华法林（维生素 K 拮抗药）

• 应告知产妇长期服用华法林对胎儿的致畸风险，并建议一旦确认妊娠立即更换为 LMWH。

• 华法林在母乳喂养中是安全的，因此这些女

表 42-4　与 LMWH 和椎管内阻麻醉相关的推荐间隔时间 [7]		
	药物使用后可接受的麻醉间隔时间	椎管内麻醉或硬膜外导管拔除后 LMWH 再次给药的可接受的间隔时间
LMWH 皮下注射 预防性用药	12h	4h
LMWH 皮下注射 治疗性用药	24h	4h

LMWH. 低分子肝素

表 42-5　与 UFH 和椎管内麻醉相关的推荐间隔时间 [7]		
	药物使用后可接受的麻醉间隔时间	椎管内麻醉或硬膜外导管拔除后 UFH 再次给药的可接受的间隔时间
UFH 皮下注射 预防性用药	4h	1h
UFH 皮下注射 治疗性用药	4h	4h

UFH. 普通肝素

性可以在产后早期恢复使用华法林。

（四）其他药物

• 抗凝血酶依赖的 Xa 因子抑制药。例如，达那肝素和黄达肝葵钠可用于肝素不耐受者，包括过敏或高年资血液学专家提供建议的肝素诱导的血小板减少症患者。

• 新型口服抗凝药（novel oral anticoagulants，NOAC）。例如，利划沙班、达比加群、阿哌沙班等，妊娠期应避免使用，同时也不建议母乳喂养期间使用。

五、产科 VTE 的检查和诊断（表 42-6）

参见图 42-1。

六、产科 VTE 的治疗

• 面罩吸氧及气道、呼吸、循环评估。

表 42-6　静脉血栓栓塞的临床体征和症状		
DVT	PE	两者并发
• 腿部疼痛及水肿 • 下腹部疼痛	• 呼吸困难 • 胸痛 • 咯血 • 心血管衰竭	• 低热 • 白细胞增多症

DVT. 深静脉血栓；PE. 肺栓塞

• 给予治疗剂量 LMWH。

• 对有心血管损害的大量 PE 患者，UFH 是首选药物。

• 高年资临床医师（产科医师、麻醉科医师和加强监护病房专家）共同参与治疗。

• 如果血流动力学受损，应行紧急床边超声心动图或 CT 肺动脉造影（computed tomography

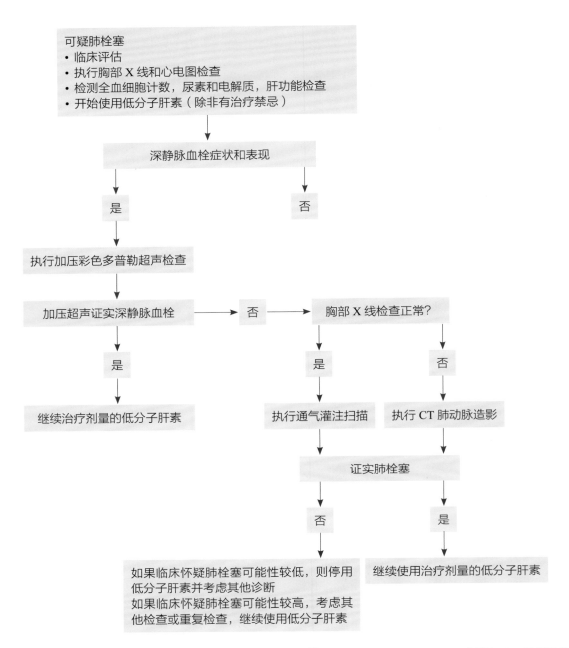

▲ 图 42-1 妊娠及产褥期疑似肺栓塞的检查和初步管理方案 [3]。**Green-top Guideline 37b**（附录 1）。**妊娠及产褥期血栓栓塞性疾病：急性管理**

经许可转载，引自 the Royal College of Obstetricians and Gynaecologists UK（RCOG）.

pulmonary angiogram，CTPA）术。

• 在确诊大面积 PE，并伴血流动力学受损时，应考虑溶栓治疗（包括链激酶、尿激酶和阿替普酶）。

• 妊娠期剩余时间到产后至少 6 周，或者总共 3 个月疗程完成前（在妊娠期剩余时间恢复为预防剂量之前）应维持治疗剂量 LMWH。

• LMWH 治疗剂量后 24h 内椎管内麻醉是禁忌。因此应考虑替代镇痛治疗和麻醉方案。例如，在剖宫产时使用患者自控静脉输注瑞芬太尼镇痛泵和全身麻醉方案。

参考文献

[1] Knight M, Nair M, Tuffnell D, Kenyon S, Shakespeare J, Brocklehurst P, Kurinczuk JJ, editors. On behalf of MMBRACEUK.Saving Lives, Improving Mothers' Care—Surveillance of maternal deaths in UK 2012-14 and lessons learned to informmaternity care from the UK and Ireland Confidential Enquires into Maternal Deaths and Morbidity 2009-14. Oxford: National Perinatal Epidemiology Unit, University of Oxford 2016.

[2] Royal College of Obstetricians & Gynaecologists. Reducing the Risk of Venous Thromboembolism during Pregnancy and the Puerperium. Green-top Guideline No. 37a. London: RCOG Press; 2015.

[3] Royal College of Obstetricians and Gynaecologists. Thromboembolic Disease in Pregnancy and the Puerperium: Acute Management. Green-top Guideline No. 37b. London: RCOG Press; 2015.

[4] Heit JA, Kobbervig CE, James AH, Petterson TM, Bailey KR, Melton LJ 3rd. Trends in the incidence of venousthromboembolism during pregnancy or postpartum: a 30-year population-based study. Ann Intern Med. 2005;143:697-706.

[5] Pomp ER, Lenselink AM, Rosendaal FR, Doggen CJM. Pregnancy, the postpartum period and prothrombotic defects: risk ofvenous thrombosis in the MEGA study. J Thromb Haemost. 2008;6:632-7.

[6] Jacobsen AF, Skjeldestad FE, Sandset PM. Ante- and postnatal risk factors of venous thrombosis: a hospital-based case-control study. J Thromb Haemost. 2008;6:905-12.

[7] Association of Anaesthetists of Great Britain and Ireland, Obstetric Anaesthetists' Association and Regional Anaesthesia UK. Regional anaesthesia and patients with abnormalities of coagulation. Anaesthesia 2013;68:966-72.

第43章 肥 胖
Obesity

Sarah Armstrong 著

张玥琪 译　徐铭军 校

根据身体质量指数（BMI），肥胖可分如下几级。

- Ⅰ级，BMI≥30kg/m²。
- Ⅱ级，BMI≥35kg/m²。
- Ⅲ级，BMI≥40kg/m²。

世界范围内约 64% 的育龄女性超重，约 20% 的产前人群肥胖[1]。

一、产科影响

由于存在相关并发症，而这些并发症在肥胖患者中发病率增加，因此肥胖增加了产科管理的复杂性[2]（表 43-1）。

表 43-1　相关并发症的影响

妊娠相关并发症	• 妊娠糖尿病（GDM） • 妊娠期高血压 • 子痫前期 • 巨大儿 • 死产
分娩并发症	• 引产 / 催产的需求 • 较高的剖宫产率
监测	• CTG 可能更具挑战性 • 母体监测（如 NIBP）
胎儿并发症	• 宫内胎儿异常诊断（超声检查），可能存在技术上的挑战性 • 巨大儿和肩难产的风险增加
剖宫产	• 发生率增加 　– 术中失血量 　– 手术时间 　– 术后伤口感染 / 子宫内膜炎 　– 古典剖宫产的需要 　– 1/2 类剖宫产从决定至分娩的时间间隔

NIBP. 无创血压；CTG. 胎心监护

二、麻醉影响（表 43-2）

	表 43-2 麻醉影响
气道	• 插管困难可能性增加（1∶300） 　– 颈部背侧的脂肪垫 　– 颈部软组织增加 　– 大乳房 • 误吸风险增加
呼吸系统	• 阻塞性睡眠呼吸暂停 • 仰卧位时功能残气量（FRC）和脱氧饱和度降低
心血管系统	• 发生率增加 　– 高血压 　– 高脂血症 　– 缺血性心脏病 　– 心力衰竭 • 腹主动脉 – 下腔静脉压迫可能更为明显
血栓栓塞	• 静脉和肺血栓栓塞的风险增加 • 抗凝血药（治疗性 / 预防性）影响椎管内阻滞

三、麻醉管理

所有 BMI≥40kg/m² 的女性均应在产前由经验丰富的产科麻醉医师进行评估。下列措施应早期实施。

• 全身麻醉气道评估。
• 识别可能影响获取某些设备的后勤问题：
　– 加长版（≥11cm）硬膜外 / 蛛网膜下腔麻醉 /CSE 穿刺针（图 43-1）。
　– 加大尺寸的无创血压（non-invasive blood pressure，NIBP）袖带或有创血压监测。
　– 限重更大的手术台。
　– 气垫床垫（如 HoverMatt®）以预防压疮（图 43-2）和方便移动患者（如从床移至手术台）。
　– 移动麻醉状态下患者的升降设备。
　– 困难气道工具［短柄喉镜，Oxford HELP® 插管枕头（图 43-3 至图 43-5）］，可视喉镜（图 43-6），Proseal® 喉罩（图 43-7），预给氧用的经鼻氧疗输送系统（如 Optiflow

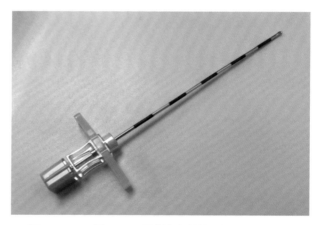

▲ 图 43-1　一根 11cm 硬膜外穿刺针（Smiths Medical）
经许可转载，引自 Smiths Medical, Plymouth, MN, USA.

THRIVE®）。

• 与产妇就早期硬膜外置管和分娩计划进行讨论。

　倘若需要进行手术

• 应给予预防性抗酸治疗（如术前口服奥美拉唑 40mg，入手术室后口服枸橼酸钠 0.3mol/L）。

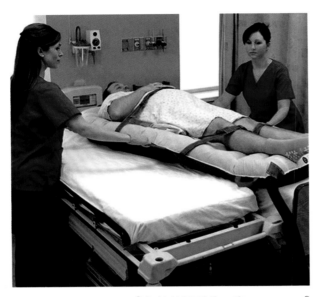

▲ 图 43-2　HoverMatt® 气垫转运系统。将 HoverMatt® 放置于患者身体下方，随后持续充注空气。如此，患者可以无须工作人员抬升或拉拽而从一张床转移至另一张床
经许可转载，引自 HoverTech International, Pennsylvania, USA.

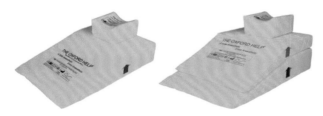

▲ 图 43-3　Oxford HELP 套装 A，包含一个 Oxford 基枕和一个 Oxford 头枕
A. Oxford HELP 套装 A+ 包含一个 Oxford HELP+ 枕头，它被置于 Oxford HELP 套装 A（基枕和头枕）的顶部，以增加头部的抬升高度，进一步改善喉镜暴露视野；B. 推荐用于 BMI ＞ 50kg/m² 的患者（经许可转载，引自 Alma Medical, UK.）

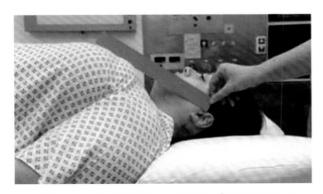

▲ 图 43-4　患者使用 Oxford HELP® 枕头前的体位
经许可转载，引自 Alma Medical, UK.

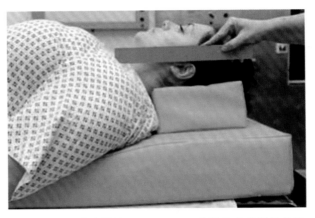

▲ 图 43-5　患者使用 Oxford HELP® 枕头定位后的体位
经许可转载，引自 Alma Medical, UK.

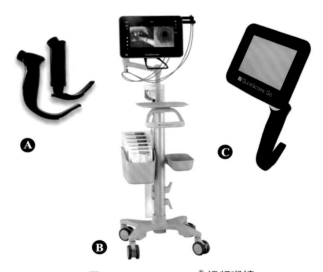

▲ 图 43-6　GlideScope® 视频喉镜
一次性使用视频喉镜片（A）可以与 GlideScope® 视频喉镜中央显示器或更便携的 GlideScope® 手持系统（C）一起使用
经许可转载，引自 Verathon Inc., Washington, USA.

• 必须谨慎对待治疗性或预防性血栓预防的时机（尤其是肥胖患者）和后续的椎管内麻醉。确保术后给予适当的静脉血栓预防措施（详见第 46 章）

• 注意出血风险的增加，并确保及时进行有效的血型和抗体筛查。如果条件允许，可以考虑自体血回收。

• 若条件允许，与产科团队讨论他们首选的促进子宫收缩方案（例如，有产后出血的风险他们可以选择使用卡贝缩宫素 100mg 单次静脉推注或

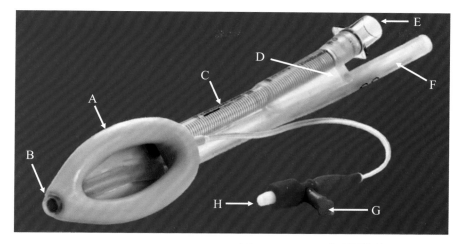

A= 口咽密封
B= 食管密封
C= 钢丝加强型导气管
D= 牙垫
E=15mm 麻醉环路连接口
F= 食管引流管
G= 手动排气口
H= 喉罩单向充气阀

▲ 图 43-7　Proseal® 喉罩的特写

缩宫素 3～5U 静脉推注，继之以合成缩宫素以每小时 10U 的速度于术后输注 4h)。

• 如果上臂 NIBP 袖带绑缚困难，可能需要有创动脉血压监测。

• 在为肥胖患者行椎管内麻醉时将手术台朝麻醉科医师方向倾斜以抵消患者腰椎前凸的影响，可能使操作更容易实施。

• 在长时间手术的情况下，腰硬联合麻醉具有延长蛛网膜下腔麻醉的优势。此外，在使用单间隙针内针技术时，首先定位硬膜外间隙可以帮助蛛网膜下腔麻醉针穿刺到蛛网膜下腔(见第 2 章)。

• 倘若需要全身麻醉则需要进行如下操作。

－（如可能的话）确保配备高年资麻醉科医师 /"第二个人"。

－ 应配备困难气道工具（见上文）。

－ 应与所有工作人员沟通关于万一插管失败时应采取的措施［遵照英国产科麻醉医师协会 / 困难气道协会（OAA/DAS）产科困难气道指南[3]］。

－ 采用头高"倾斜"体位进行预给氧和插管，以维持功能残气量（FRC），延长氧饱和度下降的时间。

－ 使用合适的根据体重配置剂量的诱导药和肌肉松弛药。

－ 对有阻塞性睡眠呼吸暂停和（或）肥胖低通气综合征病史的患者，考虑启用术后无创通气和高度依赖病房（HDU）护理。术前进行 STOP-BANG 问卷调查可能有用（图 43-8）。

STOP-BANG 睡眠呼吸暂停问卷

STOP		
你打鼾声大吗（比说话声音大，或者足以透过紧闭的门被听到）？	是	否
你在白天是否经常感到疲倦、疲劳或困倦？	是	否
是否有人曾看到你在睡眠时呼吸停止？	是	否
你是否患有高血压或正在接受高血压治疗？	是	否
BANG		
BMI 是否超过 35kg/m² ？	是	否
年龄是否超过 50 岁？	是	否
颈围是否 >16 英寸（40cm）？	是	否
性别：男？	是	否
总分		

OSA 高风险：是 5～8
OSA 中风险：是 3～4
OSA 低风险：是 0～2

▲ 图 43-8　STOP-BANG 问卷

经许可转载，引自 Chung Fetal Anesthesiology 2008 and BJA 2012.

参考文献

[1] World Health Organisation. Obesity: preventing and managing the global epidemic: report of a WHO consultation. WHO 1170 Technical Report Series. Geneva: WHO 2000.

[2] Ranasinghe JS, Penning DH. Morbid Obesity in Shnider and Levinson's Anesthesia for Obstetrics, 5th Edition. Editors: Suresh MS, Segal BS, Preston R, Fernando R, La Toya Mason C. Lippincott Williams and Wilkins 2012.

[3] Mushambi MC, Kinsella SM, Popat M, Swales H, Ramaswamy KK, Winton AL, Quinn AC; Obstetric Anaesthetists' Association; Difficult Airway Society. Obstetric Anaesthetists' Association and Difficult Airway Society guidelines for the management of difficult and failed tracheal intubation in obstetrics. Anaesthesia. 2015;70:1286–306. https://www.ncbi.nlm. nih.gov/pmc/articles/PMC4606761/pdf/anae0070-1286.pdf. Last accessed 2nd October 2021.

第 44 章　围生期心肌病
Peri-Partum Cardiomyopathy

Ranil Soysa　Daryl Dob　著
车　昊　译　王　石　校

一、定义和患病率

围生期心肌病（peripartum cardiomyopathy，PPCM），是一种罕见但可能致命的疾病。表现为妊娠最后 1 个月至产后 5 个月，在既往无心脏病的情况下，发生心力衰竭。在全球范围内，围生期心肌病的患病率通常在 1/1000～1/4000[1]，但海地和北尼日利亚等地区的患病率高达 1%[2]；不同地区死亡率差异较大，最高达 50%[3]（表44-1）。

二、病理生理学

存在 3 种主要的机制，但均未得到决定性的证明。

• 营养机制。由于铁缺乏引起贫血和心力衰竭，同时伴随硒缺乏，导致心脏保护酶的减少。

• 激素机制。垂体分泌的催乳素诱导心脏内皮细胞凋亡，导致心肌细胞缺血和心室收缩功能障碍。研究显示，溴隐亭作为一种催乳素拮抗药，被尝试口服应用治疗围生期心肌病，但治疗效果结论不一。另有研究显示，围生期心肌病患者 Fms 样酪氨酸激酶 -1（Fms-like tyrosine kinase-1，sFlt1）水平降低[5]，而 sFlt1 是一种胎盘激素，可阻断血管内皮生长因子（vascular endothelial growth factor，VEGF），可减少血管生成，引起心肌细胞功能障碍，导致心力衰竭。

表 44-1　围生期心肌病的危险因素 [a]	
人口特征	• 孕产妇年龄（年龄＞30 岁） • 种族（更可能出现在非洲裔女性中） • 较低的社会经济阶层（在欧洲以外）[4]
产科特征	• 经产妇 • 多胎妊娠 • 子痫前期
母体特征	• 肥胖 • 吸烟 • 糖尿病 • 高血压 • 家族史

a. 90% 的患者出现在产后

• 母体机制。妊娠引起的循环变化可导致心脏应激反应。然而，这些变化通常发生在妊娠早期。

三、症状和体征

预先存在的心脏疾病应被排除在外（可应用超声心动图检查），如心肌病（特异性、特发性和家族性）、传导阻滞、瓣膜病变、高血压病、心肌梗死和先天性心脏病。

四、管理

围生期心肌病的治疗原则与其他系统性心力衰竭（如充血性心力衰竭、缺血性心肌病等）治

表 44-2 围生期心肌病的临床表现	
症 状	体 征
端坐呼吸	窦性心动过速
呼吸困难	颈静脉压升高
疲劳 / 萎靡不振	水肿
由心源性血栓引起的神经症状 [a]	左心室位移
	肺水肿

a. 由于射血分数降低，围生期心肌病患者可能出现左心室血栓。血栓可能进入脑循环，导致缺血性脑卒中

疗原则相同。

可选用的药物治疗受到胎儿致畸风险和母乳喂养风险的限制。

妊娠期应避免使用血管紧张素转换酶抑制药（angiotensin converting enzyme inhibitors，ACEI）（如依那普利、雷米普利、赖诺普利等）和血管紧张素受体拮抗药（angiotensin receptor blockers，ARB）（如坎地沙坦、厄贝沙坦、氯沙坦等）。因为它们不仅可导致低血压和胎儿肾血流量减少，还可能引起胎儿肾病。ACEI 类药仅被用于治疗产后进行性心力衰竭。

具体治疗如下。

• 呋塞米，作为一种襻利尿药，通过清除肾脏中的游离水，减少血浆容量。

• β 受体拮抗药（如美托洛尔）也是安全的。它们能逆转心肌重构，减慢心率以增加充盈时间，防止心律失常，并降低后负荷和前负荷。由于它具有负性肌力作用，当射血分数低于 50% 时，需谨慎使用。

五、并发症

血栓栓塞和心律失常是围生期心肌病的两个主要并发症。

抗凝治疗用于降低血栓栓塞的风险。目前已知，华法林可在妊娠早期（前 3 个月）导致多种先天性畸形，且与自然流产和死产有关。华法林可在妊娠晚期（后 3 个月）谨慎使用。而大多数临床医生倾向于给予治疗剂量的低分子肝素（LMWH），因为其不透过胎盘。

目前没有试验支持，孕产妇可使用新型口服抗凝药，如利划沙班。此类药物由于存在出血风险和透过胎盘风险，为妊娠禁用。

在围生期心肌病患者中，潜在的致命性快速心律失常（如心室颤动等）占死亡率的 25%。发生此类心律失常的孕产妇需要放置置入型心律转复除颤器（implantable cardioverter defibrillator，ICD）。还可能发生的心律失常包括室上性心动过速和心房颤动。

对于严重心力衰竭（医疗干预后无效，射血分数仍低于 40%）的孕产妇，在等待心脏移植期间，可能需要心室辅助装置，如主动脉内球囊反搏（intra-aortic balloon pump，IABP）、左心室辅助装置或体外膜氧合（ECMO）。与其他心肌病相比，围生期心肌病患者的心脏移植死亡率更高。原因在于虽然心脏移植患者术后大多数可恢复正常心脏功能，但是年轻母亲的器官排斥发生率更高。

围生期心肌病患者再次妊娠有心力衰竭复发风险和死亡风险 [6-8]。

六、麻醉关注点

合并心脏病孕产妇的分娩和管理需要多学科合作，包括产科医师、麻醉科医师、心脏专科医师和儿科医师。

（一）待产

应根据风险对产妇进行适当监测。对于心律失常风险较高的患者，需进行持续心电图监测（ECG），定期血压和氧饱和度监测，并避免主动脉瓣受迫。

建议早期硬膜外麻醉，以减少交感神经反应，降低血浆儿茶酚胺浓度，并降低全身血管阻力。对于接受抗凝治疗的患者，需要考虑硬膜外导管留置和拔除的时间。硬膜外操作前，需进行动脉穿刺置管，连续监测有创动脉血压。

为了准确评估心功能，当分娩期间出现症状

变化或血流动力学参数变化时，应及时进行超声心动图检查。

（二）阴道分娩

在低剂量硬膜外麻醉下，经阴道分娩是安全的。硬膜外麻醉可减轻分娩对心血管系统的压力。通过早期低剂量硬膜外麻醉和出口产钳助产分娩，将第二产程缩短至 30min 以内，可使分娩期间心血管系统紧张度降至最低。

有创动脉血压监测或微创心输出量监测（如 LidCO™、LidCO™）有助于及时应用血管收缩药和强心药。

剖宫产的麻醉方式，可采用低剂量递增式椎管内麻醉（如腰硬联合麻醉或硬膜外麻醉），这种剂量逐渐增量技术可以降低心血管系统的不稳定性。如果需要全身麻醉，在诱导麻醉前进行有创血压监测是必要的。应选择对血流动力学影响小的麻醉药物，并避免气管插管引起的高血压反应。由于产后存在体液再分布和容量过负荷的原因，需要将患者转诊至加强监护病房进行术后监测管理。

七、麻醉管理目标

- 保持窦性心律，避免心动过速和心律失常。
- 避免低血压。
- 优化心输出量。
- 保持前负荷，避免容量过负荷（目标是正常血容量）。

- 维持心脏收缩力。
- 避免后负荷（如 SVR）增加。

子宫收缩剂

合并心脏病的孕产妇发生大出血的风险较高，必要时给予子宫收缩药很重要。

缩宫素和麦角新碱等子宫收缩剂有显著的心血管不良反应。市售的缩宫素含有防腐剂三氯叔丁醇（一种负性肌力作用物质），应当减低剂量并以低注射速度缓慢输注。麦角新碱，并不降低血压，因此可能是有益的。但由于其会导致后负荷增加以及冠状动脉和肺血管收缩，因此应谨慎使用。前列腺素 F_{2a}（卡前列素），可引起肺水肿和支气管痉挛。卡贝托星是缩宫素的改进版本，半衰期更长，较少引起恶心和呕吐。但对心血管系统影响与缩宫素类似，也应缓慢弹丸式注射给药。

八、结论

- 围生期心肌病在妊娠期间较为罕见。
- 围生期心肌病有严格的诊断标准。
- 心力衰竭和心律失常是围生期心肌病的常见并发症。
- 需要多学科团队合作方式。
- 需要标准的心力衰竭治疗（如 β 受体拮抗药和利尿药）。
- 应当向既往有围生期心肌病病史的女性提供产前辅导。

参考文献

[1] Arany Z, Elkayam U. Peripartum Cardiomyopathy. Circulation. 2016;133:1397-409.
[2] Isezuo SA, Abubakar SA. Epidemiologic profile of peripartum cardiomyopathy in a tertiary care hospital. Ethn Dis. 2007;17(2):228-33.
[3] Schaufelberger M. Cardiomyopathy and pregnancy. Heart 2019;105:1543-51.
[4] Gupta D, Weger NK. Peripartum cardiomyopathy: Status 2018. Clin Cardiol. 2018;41(2): 217-9.
[5] Mebazaa A, Seronde MF, Gayat E et al. Imbalanced Angiogenesis in Peripartum Cardiomyopathy-Diagnostic Value of Placenta Growth Factor. Circ J. 2017;81(11): 1654-61.
[6] Johnson-Coyle L, Jensen L, Sobey A; American College of Cardiology Foundation; American Heart Association. Peripartum cardiomyopathy: review and practice guidelines. Am J Crit Care. 2012;21:89-98.
[7] Ruys TPE Roos-Hesselink JW, Hall R et al. Heart failure in

pregnant women with cardiac disease: data from the ROPAC. Heart 2014;100:231-8.

[8] Sliwa K, Hilfiker-Kleiner D, Petrie MC, et al. Heart Failure Association of the European Society of Cardiology Working Group on Peripartum Cardiomyopathy. Current state of knowledge on aetiology, diagnosis, management, and therapy of peripartum cardiomyopathy: a position statement from the Heart Failure Association of the European Society of Cardiology Working Group on peripartum cardiomyopathy. Eur J Heart Fail. 2010;12(8):767-78.

第 45 章 复杂的先天性心脏病和妊娠
Complex Congenital Heart Disease and Pregnancy

Daryl Dob Clare Ivermee 著

王 石 译 林 蓉 校

受先天性心脏病影响的婴儿占存活婴儿的 0.8%。它比唐氏综合征（0.11%）和唇腭裂（0.14%）更常见。即便患有复杂和单心室心脏病的新生儿，现今能有 86% 的概率存活到成年[1]。

妊娠和分娩的生理变化可能会对先天性心脏病患者血液循环造成重大压力。患有先天性心脏病的女性，妊娠期死亡风险为 1/200；而心脏解剖结构正常的母亲，死亡风险为 1/14 000。

处理复杂先天性心脏病的关键是了解正常血液循环。它可以分为 7 个生理特征（图 45-1）。

• 静脉 - 心房连接一致，即从体循环中引流静脉血的上腔静脉和下腔静脉与右心房相连。四条肺静脉与左心房相连。

• 没有房间隔缺损（atrial septal defect，ASD），并且心房位置（或腔室的位置）正确，即左心房在左侧，右心房在右侧。

• 房室连接一致，即右心房与右心室相连；左心房与左心室相连。

• 心房与心室之间无瓣膜异常。

• 没有室间隔缺损（ventricular septal defect，VSD）。

• 心室 - 动脉连接一致，即右心室位于与肺动脉干相连，左心室与主动脉相连。

• 没有半月瓣异常。例如，主动脉瓣狭窄或肺动脉闭锁；大血管（即肺动脉和主动脉）之间没有连接，如动脉导管未闭。

有了这层认识，就可以表述和理解任意一种复杂先天性心脏病了（表 45-1）。

一、产前护理和分娩策略

患有复杂先天性心脏病的母亲应在专科中心接受多学科护理。妊娠期心输出量增加达 40%，并在妊娠 20～24 周达到峰值直至分娩。可能会发生心室衰竭（右心室、左心室或合并的单心室）。由于新生儿通常小于胎龄或早产，所以首选自然阴道分娩或器械辅助分娩缩短第二产程，以避免时采用 Valsalva 动作用力。

对于非常高危的妊娠。例如，合并有严重肺动脉高压，通常选择择期剖宫产，以便召集各学科专家参与。

二、麻醉方案

• 阴道分娩。早期低剂量腰硬联合（combined spinal epidural，CSE）麻醉或硬膜外麻醉可降低交感神经对疼痛的反应和对循环的应激刺激。有创动脉监测或微创心输出量监测是有用的，但并非必不可少。脉搏血氧仪和心电图监测很有必要。

• 剖宫产。缓慢增量的腰硬联合或硬膜外麻醉，以及有创动脉监测可提供循环稳定的麻醉。

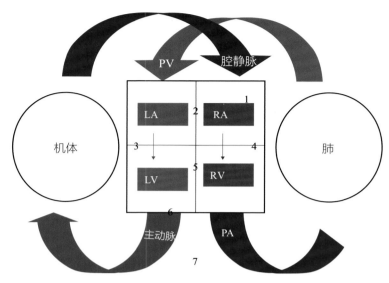

▲ 图 45-1　正常循环

LA. 左心房；RA. 右心房；LV. 左心室；RV. 右心室；PV. 肺静脉；PA. 肺动脉

表 45-1　先天性心脏病相关的特征缺陷	
异常生理特征	先天性心脏缺陷
1	肺静脉异常引流
2	房间隔缺损、卵圆孔未闭、内脏逆位
3	先天性纠正大动脉转位
4	二尖瓣或三尖瓣疾病，三尖瓣闭锁
5	巨大室间隔缺损、单心室、心室发育不全
6	大动脉转位，左心室或右心室双出口，先天性纠正大动脉转位
7	主动脉或肺动脉瓣疾病，动脉导管未闭

通常不使用中心静脉通路，因为难以解释所获取的信息，而且留置导管通常不可避免感染和心律失常的风险。

• 以往使用大剂量阿片类药物的全身麻醉是接受手术的复杂心脏病患者的常用麻醉方案，但现在使用频率要低得多。

• 缩宫素和卡贝缩宫素均与显著的负性肌力作用和血管舒张有关，应小心缓慢地推注或输注。

三、重要的复杂先天性心脏病的循环和修复术

（一）大动脉转位（图 45-2）

存在心室和动脉连接不一致，主动脉错误地连接到右心室，肺动脉错误地连接到左心室。大动脉调转术（Jatene 术）可恢复正常解剖结构。但妊娠期间仍可能发生左心室衰竭，尽管这种情况很少见。低剂量硬膜外分娩镇痛及无创监测是有用的[2]。

心房调转术（Mustard 或 Senning）可在心房水平转移血流并使氧合恢复正常，但缺点是右心室仍连接于主动脉上，患者容易出现心室衰竭和肺水肿。

（二）单心室生理学和全腔静脉 - 肺动脉连接——现代 Fontan 修复术

如今全腔静脉 - 肺动脉连接（total cavo-pulmonary connection，TCPC）适用于任何具有单一功能心室且无法转换回双心室循环的心脏病。此类患者通常有非常大的室间隔缺损，导致单心室中含氧和脱氧血液的自由混合。这种含氧量低的血液被泵入主动脉和肺动脉（图 45-3）。

TCPC 通过将全身静脉回流直接转移到肺动

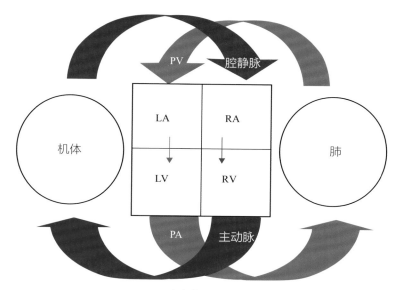

房室协调，心室动脉不一致

▲ 图 45-2 大动脉转位简易图

LA. 左心房；RA. 右心房，LV. 左心室；RV. 右心室；PA. 肺动脉；PV. 肺静脉

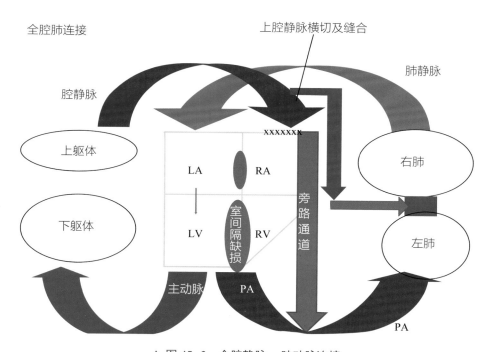

▲ 图 45-3 全腔静脉 – 肺动脉连接

LA. 左心房；RA. 右心房；LV. 左心室；RV. 右心室；PA. 肺动脉；VC. 腔静脉

脉汇合处来将含氧血液与脱氧血液分离，从而防止其在单心室中混合。流经肺部的血流的动力依赖于单心室泵出血液的剩余动能，以及自主呼吸时的胸腔内负压的吸引。在肺流出道被缝合后，含氧血液返回单心室，并通过主动脉返回身体 [3, 4]。

（三）肺动脉高压和艾森门格综合征

左向右分流的高血流量可能导致肺动脉高

压。如果分流足够严重，可能使脱氧血液在进入肺循环前已经流入体循环，从而出现发绀。妊娠合并肺动脉高压的死亡率为 35%。如果继续妊娠，通常会在全身麻醉下进行分娩，并进行有创监测，保证体外循环随时待命。也可使用缓慢阶梯给药式腰硬联合麻醉技术。例如，低剂量蛛网膜下腔麻醉辅以随后增加的硬膜外补充剂量。据称，与用于剖宫产的标准蛛网膜下腔麻醉技术相比，这种技术可提供更大的心血管稳定性（表 45-2）。

四、总结

越来越多患有复杂先天性心脏病的孕妇面临分娩。正常血液循环的知识为理解任意一种先天性心脏循环提供了一个模板，从而可以针对个体选择合适的麻醉方案。

表 45-2 先天性心脏病和分娩麻醉

循环类型	阴道分娩镇痛方案	剖宫产麻醉方案
大动脉调转术（Jatene）	早期低剂量硬膜外分娩镇痛、无创血压监测	标准蛛网膜下腔麻醉。如果左心室功能良好，可行无创血压监测或微创心输出量监测
心房调转术（Mustard 或 Senning）	早期低剂量硬膜外分娩镇痛、有创动脉血压监测	缓慢阶梯给药式腰硬联合麻醉、有创动脉血压监测。存在右心室衰竭的风险
全腔静脉-肺动脉连接	早期低剂量硬膜外分娩镇痛、无创血压监测	缓慢阶梯给药式腰硬联合麻醉、有创动脉血压监测。尽可能保持自主呼吸并避免间歇正压通气
艾森门格综合征	通常不尝试阴道分娩	全身麻醉或缓慢阶梯给药式腰硬联合麻醉。可使用有创监测。必要时体外循环

参考文献

[1] Dob DP, Naguib MA, Gatzoulis MA. A functional understanding of moderate to complex congenital heart disease and the impact of pregnancy. Part I: The transposition complexes. Int J Obstet Anesth. 2010;19:298-306.

[2] Naguib MA, Dob DP, Gatzoulis MA. A functional understanding of moderate to complex congenital heart disease and the impact of pregnancy. Part II: Tetralogy of Fallot, Eisenmeger's Syndrome, and the Fontan operation. Int J Obstet Anesth. 2010;19:306-12.

[3] Monteiro RS, Dob DP, Cauldwell MR, Gatzoulis MA. Anaesthetic management of parturients with univentricular congenital heart disease and the Fontan operation. Int J Obstet Anesth. 2016;28:83-91.

[4] Dob DP, Pickering EA, Gatzoulis MA. Congenital heart disease in pregnancy. In: Clark V, Van de Velde M, Fernando R, editors. The Oxford Textbook of Obstetric Anaesthesia. Oxford University Press. 2017. p.621-36.

第 46 章 易栓症

Thrombophilias

Roulhac D. Toledano　Lisa Leffert　著

周依露　译　　徐铭军　校

易栓症是抑制凝血级联的遗传性或获得性蛋白质缺陷病。此类疾病易致患者发生血液高凝状态（超过妊娠期的生理性高凝状态），占妊娠期血栓栓塞并发症的 50%[1]。总体而言，目前尚缺乏足够的文献资料证明大多数易栓症与复发性流产、死产、子痫前期、胎儿生长受限和胎盘早剥之间的关系 [2]。

一、常见的遗传性和获得性血栓疾病

（一）凝血因子 V Leiden 突变

由于凝血因子 V Leiden 突变导致抵抗活化蛋白 C 的抗凝作用，凝血因子 V Leiden 突变血栓病是最常见的遗传性易栓症。

异常的凝血因子 V 保留其促凝活性，使患者易于形成血栓。杂合型占妊娠血栓栓塞并发症的一部分（高达 40%），特别是在有静脉血栓栓塞的个人和（或）家族史的情况下。对于不太常见的纯合型（<1% 的人口），有血栓形成家族史和（或）个人史的孕妇在妊娠期间发生静脉血栓栓塞的风险为 17%[2]。

（二）蛋白 S 缺乏症

血液循环中抗凝剂缺乏影响凝血级联中因子 V a 和Ⅷ a 的失活。妊娠期间游离蛋白、功能性蛋白和总蛋白 S 水平的生理性下降可致血栓疾病诊断复杂化。蛋白 S 缺乏症的女性发生血栓事件的风险很低（6%～7%）[2]，且通常不需要预防血栓的治疗。然而，缺乏蛋白 S 或蛋白 C 的纯合子型新生儿（见下文）有发生新生儿暴发性紫癜的风险（一种罕见且危及生命的疾病，其特征是弥散性血管内凝血和坏死性皮肤病变）。

（三）凝血酶原基因突变

凝血酶原 G20210A 突变致血液中凝血酶原增加，并产生更多的凝血酶。在不伴有个人或家族静脉血栓栓塞史的情况下，这种突变的杂合型携带者在妊娠期间发生血栓栓塞症的风险较低。而伴有血栓形成个人和（或）家族史的纯合子型产妇及同时具有凝血酶原突变和因子 V Leiden 血栓形成倾向的产妇具有高血栓栓塞风险。

（四）蛋白 C 缺乏症

蛋白 C 与蛋白 S 共同通过抑制 V a 和Ⅷ a 因子调控凝血酶的产生，抑制纤溶酶原激活物抑制剂 1 的合成；特别是在个人和（或）家族血栓栓塞史的情况下，蛋白 C 缺乏会导致妊娠期静脉血栓栓塞的风险增加。导致蛋白 C 缺乏的许多突变的表型表达是高度可变的。因此，并非患有蛋白 C 缺乏症的患者都有发生血栓栓塞事件的风险。

（五）抗磷脂综合征

抗磷脂综合征（antiphospholipid syndrome, APS）的特点是存在抗磷脂抗体，其与动静脉血栓形成、自身免疫性血小板减少症、胎盘功能不全、子痫前期、胎儿生长受限、早产和胎儿死亡有关。妊娠期间,APS 患者的静脉血栓形成（APS

患者血栓形成事件的主要原因）风险显著增加。动脉血栓形成较少见，其可发生在指动脉、颅内动脉、视网膜动脉和冠状动脉。血小板减少症发生在 40%～50% 的 APS 患者中，其临床表现与免疫性血小板减少症（immune thrombocytopenia，ITP）相似[3]。与 APS 高度相关的抗体包括狼疮抗凝剂（即血栓形成前体）、抗心磷脂抗体和抗 β_2 糖蛋白抗体。与抗磷脂抗体相关的疾病包括系统性红斑狼疮（SLE）、自身免疫性溶血性贫血、横贯性脊髓炎和妊娠舞蹈病。

二、发病率

一些易栓症相对较常见。凝血因子 V Leiden 血栓形成的杂合型存在于高达 15% 的人群中，而纯合型变异存在不到 1% 的人群中。相比之下，抗凝血酶Ⅲ缺乏（活性＜60%）、蛋白 C 缺乏症（活性＜50%）或蛋白 S 缺乏症（活性＜55%）的发生率较低（0.02%～0.4%）。

三、临床意义

• 患有易栓症的孕妇发生血液高凝状态和血栓栓塞事件的风险增加。

– 文献中尚缺乏足够的证据以确定大多数血栓形成倾向（抗磷脂综合征除外）与胎盘介导的并发症（如子痫前期和胎盘早剥）之间的联系。

• 根据国家相关指南，应在妊娠早期开始使用低、中或高剂量的低分子肝素（LMWH）进行抗凝，具体取决于疾病的严重程度、家族史和个人静脉血栓栓塞史。低剂量、短效普通肝素（UFH）有时会在妊娠后期被替代，以减少推迟实施分娩镇痛或剖宫产时椎管内阻滞的风险。

– 通常在分娩开始时或在引产时或计划剖宫产前停用抗凝药，以减少出血并发症的风险。

• APS 患者使用的狼疮抗凝剂尽管在体内具有促凝作用，但在体外会导致凝血时间延长。尽管停用肝素，APTT 仍可能持续延长，因此可能无助于评估凝血状态。

• 根据美国产科麻醉和围产医学会（SOAP）共识声明[4]和麻醉医师协会[5]中概述的建议，高危患者术后可恢复低剂量抗凝治疗。

四、椎管内镇痛或麻醉的时机（见第 49 章）

• 最佳的围生期计划包括尽量减少因临产或需剖宫产的产妇最近一次使用抗凝药的机会。

– 应考虑最后一剂抗凝药物的时间，以确定硬膜外导管放置或拔除的最佳时间（参见 SOAP 共识声明[4]美国麻醉医师协会的具体建议）[5]。

– 接受 UFH 超过 4～5 天的患者（罕见）有发生肝素诱导的血小板减少症（heparin-induced thrombocytopenia，HIT）的风险。

– 血小板减少症也可导致 APS 患者的麻醉管理复杂化。

参考文献

[1] Marik PE, Plante LA. Venous thromboembolic disease and pregnancy. N Engl J Med. 2008;359(19):2025-33.

[2] American College of Obstetricians and Gynecologists Women's Health Care Physicians. ACOG Practice Bulletin No. 138: Inherited thrombophilias in pregnancy. Obstet Gynecol. 2013;122(3):706-17.

[3] Committee on Practice Bulletins—Obstetrics, American College of Obstetricians and Gynecologists. Practice Bulletin No. 132: Antiphospholipid syndrome. Obstet Gynecol. 2012;120(6):1514-21.

[4] Leffert L, Butwick A, Carvalho B, et al. The Society for Obstetric Anesthesia and Perinatology consensus statement on the anesthetic management of pregnant and postpartum women receiving thromboprophylaxis or higher dose anticoagulants. Anesth Analg. 2018;126:928-44.

[5] Working Party: Association of Anaesthetists of Great Britain & Ireland; Obstetric Anaesthetists' Association; Regional Anaesthesia UK. Regional anaesthesia and patients with abnormalities of coagulation: the Association of Anaesthetists of Great Britain & Ireland The Obstetric Anaesthetists' Association Regional Anaesthesia UK. Anaesthesia. 2013; 68: 966-72.

第 47 章　血友病

Haemophilias

Roulhac D. Toledano　Lisa Leffert　著

黄雪娇　译　　胡丽娟　校

血友病是遗传性疾病，或者为罕见获得性疾病，由于控制凝血的蛋白质缺陷导致。A 型血友病和 B 型血友病分别为缺乏凝血因子Ⅷ和Ⅸ的 X 连锁隐性遗传病。男性发病不成比例且发生严重出血并发症的风险更高，而女性携带者、女性遗传性血友病患者和女性获得性血友病患者的出血倾向可能不尽相同。凝血因子Ⅺ缺乏症（即 C 型血友病）是一种常染色体隐性遗传病，常见于犹太人，会导致女性发生相当高概率的出血并发症。

尽管妊娠期间凝血因子Ⅷ和Ⅸ的生理性升高降低了出血并发症的发生，但血友病仍是严重产科出血的原因之一。

一、遗传机制

A 型血友病和 B 型血友病是 X 连锁隐性遗传病。女性携带者的男性后代患病的概率为 50%，女性后代成为携带者的概率为 50%（图 47-1）。由于基因表达的多样性，携带者的出血风险各不相同，但通常风险较低。在极少数情况下，由于基因突变，一条 X 染色体异常，或者遗传了父母的突变基因，女性会表现为重度 A 型血友病或 B 型血友病。患 A 型血友病或 B 型血友病的女性，她们的男性后代会患病，女性后代会成为携带者。夫妻双方均患有 C 型血友病，他们的子女会

成为携带者。

二、获得性血友病

血友病也可自发性，或者随着凝血因子抗体的产生而发病，最常见于凝血因子替代疗法后或见于潜在的自身免疫性疾病并发症。在妊娠期和产后可能会发展为获得性凝血因子缺乏症[1]。

三、发病率

A 型血友病比 B 型血友病更常见，分别为每 5000 例活产男婴中有 1 例发病和每 30 000 例活产男婴中有 1 例发病。

四、实验室检查

A 型血友病和 B 型血友病患者的活化部分凝血活酶时间（APTT）延长，表明内源性凝血途径异常。而在轻型患者中，APTT 可正常。血小板计数和凝血酶原时间（PT）正常。凝血因子的水平（Ⅷ和Ⅸ）通常小于正常值的 40%。

五、临床意义

（一）病理生理学

• 患 A 型血友病或 B 型血友病的男性可能会发生关节和肌肉、口咽部、泌尿生殖道和罕见的脑部自发性出血。外伤和外科（或其他侵入性）手

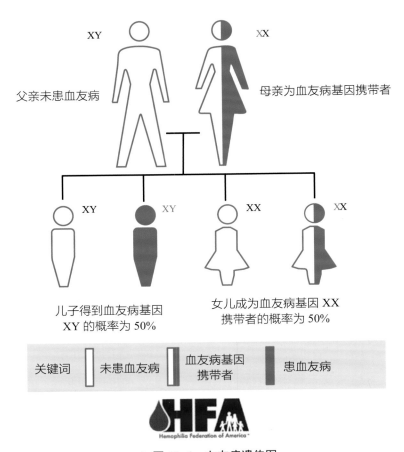

XY　父亲未患血友病

XX　母亲为血友病基因携带者

XY

XY

XX

XX

儿子得到血友病基因
XY 的概率为 50%

女儿成为血友病基因 XX
携带者的概率为 50%

| 关键词 | 未患血友病 | 血友病基因携带者 | 患血友病 |

▲ 图 47-1　血友病遗传图
经许可转载，引自 the Hemophilia Federation of America.

术后可能也会发生严重的出血。

　　– 患血友病的男婴行包皮环扎术后可能会发生持久的出血。

　　• 女性携带者有足够的凝血因子活性水平以预防临床出血（即正常水平的 50%，正常范围为 50%~150%）。一般来说，出血的风险与凝血因子Ⅷ或Ⅸ的水平直接相关；凝血因子水平低于10%~20% 的产妇可能会在剖宫产或经阴道分娩期间、静脉内置管、气管插管、硬膜外导管置入或拔除的过程中发生出血并发症。

　　• 胎盘介导的并发症，如流产，可能与原发性疾病或并存的自身免疫性疾病有关，如系统性红斑狼疮（SLE）。

　　• 患有凝血因子Ⅷ缺乏症的患者应进行血管性血友病因子抗原检测以排除血管性血友病（见第48 章）。

（二）治疗

　　几种治疗方法可以减轻与血友病相关的出血并发症。

　　• 对于轻度 A 型血友病患者，给予去氨加压素（desmopressin，DDAVP）可提高凝血因子Ⅷ的水平。

　　• 当凝血因子Ⅷ的水平降到 10% 以下，或者凝血因子Ⅷ的水平高于 10% 的分娩前和分娩期间的孕产妇，建议给予凝血因子Ⅷ（血浆浓缩物或重组产物）。

　　• 人凝血酶原复合物（prothrombin complex concentrate，PCC）或凝血因子Ⅸ（血浆浓缩物或重组产物）对患有 B 型血友病的产妇可能是必要的。

　　• 使用氨甲环酸（tranexamic acid，TXA）进行抗纤溶治疗已成功用于治疗患有出血性疾病的女性的产后出血（PPH），尤其可能对延迟 PPH 高风险的患者特别有效 [2]。抗纤溶药物不应与 PCC 同时使用，因为会增加血栓栓塞的风险。

• 反复使用凝血因子浓缩物后产生的抑制剂（或中和同种抗体）会显著地削弱治疗的成功率。

（三）产科管理

• 应监测凝血因子Ⅷ的水平，对于顺产的产妇应使其保持在＞50%，剖宫产的产妇应保持在＞80%。由于文献中没有充分的证据确定最佳分娩方式，因此应告知产妇顺产和剖宫产的风险和益处。对怀有臀位胎儿且胎儿有患血友病风险的产妇，建议行剖宫产；对怀有男性胎儿的女性携带者，应提供剖宫产的选择。

• 应尽量避免对凝血因子Ⅷ和Ⅸ水平严重降低的产妇进行器械助产。应尽量避免会阴撕裂和侧切。

• 如果有其他选择，应尽量避免在分娩期间放置胎儿头皮电极。

• 患有获得性血友病的产妇可能会发展为严重出血，这种出血可能会延迟出现。

（四）麻醉管理

• 患有血友病的产妇应咨询血液科专家，测定凝血因子水平和凝血指标，并全面评估出血倾向。
  – 对于既往发生过无法解释的 PPH 但无出血性疾病史的女性来说，低怀疑指数，以及及时的诊断和治疗是必不可少的。

• 椎管内技术或许可用于凝血因子水平正常的携带者，但最好避免用于未经治疗的血友病患者或凝血因子持续缺乏者 [3]。根据血液科的意见进行凝血因子置换。

• 由于担心形成硬膜外血肿，因此抗凝药的使用可能会使椎管内阻滞的时机和可行性复杂化。
  – 应评估神经功能，只有在患者凝血功能改善后才能拔出硬膜外导管。

• 如剖宫产需全身麻醉，应避免在气道操作过程中造成损伤。

• 应做好顺产或剖宫产产后出血的准备，包括大口径静脉输液管路、血液制品和凝血因子替代治疗。

• 避免肌内注射。

参考文献

[1] Shobeiri SA, West EC, Kahn MJ, Nolan TE. Postpartum acquired hemophilia (factor VIII inhibitors): a case report and review of the literature. Obstet Gynecol Surv. 2000;55: 729-37.

[2] Hawke L, Grabell J, Sim W, et al. Obstetric bleeding among women with inherited bleeding disorders: a retrospective study. Haemophilia. 2016;22:906-11.

[3] Dhar P, Abramovitz S, DiMichele D, et al. Management of pregnancy in a patient with severe haemophilia A. Br J Anaesth. 2003;91:432-5.

第 48 章 血管性血友病
Von Willebrand Disease

David J. Combs　Lisa Leffert　著

王程昱　译　　邬其玮　校

血管性血友病（VWD）是最常见的遗传性出血性疾病。男女发病率相同，总患病率为 1%[1]。许多患者可能没有症状，但受影响的个体会存在出血发作的个人或家族史，如月经量过多、围术期出血或产后出血（PPH）等。

一、病理生理学

VWD 是由血管性血友病因子（vWF）的生成或功能受损引起[1, 2]。vWF 由血管内皮细胞和巨核细胞（血小板前体）组成。vWF 通过两种方式促进止血：第一，组织损伤时 vWF 促使暴露的血小板和内皮下分子之间形成稳定的交联；第二，vWF 可作为凝血因子Ⅷ的载体蛋白，增高该因子的半衰期和浓度（图 48-1）。

VWD 可分为 3 种类型，2 型又可分为 4 个亚型（表 48-1）。

大多数 VWD 患者的凝血酶原时间（PT）正常，血小板计数正常（2B 型除外，其血小板计数可能降低），活化部分凝血活酶时间（APTT）随凝血因子Ⅷ的水平维持正常或延长。VWD 的实验室检测指标还包括血浆 vWF 抗原水平和血浆 vWF 活性（利托菌素辅因子活性）。vWF 抗原或活性处于低水平（<30U/dl）可确认诊断，进一步检测可确定 VWD 的类型。

VWD 也可能是由抗体介导的 vWF 减少（通常发生在肿瘤或自身免疫过程中）、高剪切应力下的蛋白质分解（如狭窄性血管病变、梗阻性肥厚型心肌病、体外膜氧合和左心室辅助装置）和其他过程引起的获得性疾病，但这些情况极为罕见。

二、妊娠和血管性血友病

• VWD 女性在妊娠中期和晚期 vWF 水平通常会升高 2～3 倍[2-5]。

　　– 在大多数 1 型 VWD 患者中，妊娠晚期女性的 vWF 水平将处于正常范围内。

　　– vWF 质量缺陷（2 型 VWD）将持续存在。

• 1 型 VWD 且伴随有 vWF 水平未恢复正常的孕妇，有严重出血史的孕妇，2 型、3 型 VWD 孕妇，应由具有高危产科专业知识的多学科团队对产前护理和分娩进行个案管理。

• 血液学专家参与诊治至关重要。

• 去氨加压素（DDAVP）通常被认为对母亲和胎儿是安全的，可按指征使用。

　　– 如若存在缩宫素的频繁使用和大容量静脉容量复苏，需警惕严重的低钠血症[3]。

• 在胎儿 VWD 状态未知时，尽量避免使用器械辅助阴道分娩。

• 剖宫产应严格遵守产科相关指征。

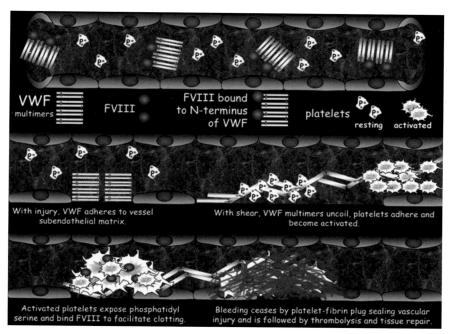

▲ 图 48-1　摘自 **NHLBI 2007** 年《血管性血友病的诊断、评估和管理》。上图为显示血栓形成阶段的血管横截面。在正常状态下，**vWF** 不与血小板或血管内皮相互作用。中图为血管损伤，暴露了内皮下基质，使得 **vWF** 结合。剪切力作用在结合的 **vWF** 上，使 **vWF** 解构，使血小板活化并黏附。下图为激活的血小板结合凝血因子，使纤维蛋白沉积并形成血小板－纤维蛋白栓，以封闭血管损伤部位

经许可转载，引自 Robert R Montgomery MD, Wisconsin, USA.

表 48-1　血管性血友病 1～3 型的特征

类　型	遗　传	占比（%）	vWF 缺陷	出血程度
1 型	常染色体显性	75	数量部分缺失	轻度至重度
2A 型	常染色体显性	10～20	主要是质量异常；蛋白结合能力受损	中度至重度
2B 型	常染色体显性	5	质量异常；对血小板亲和力上升	中度至重度
2M 型	常染色体显性	<5	质量异常；血小板黏附力下降	中度至重度
2N 型	常染色体显性	<5	质量异常；与Ⅷ因子结合能力受损	类似血友病 A；关节、软组织、泌尿系统出血
3 型	常染色体隐性	<5	完全缺失	重度

三、治疗

VWD 患者的治疗，某种程度上取决于 VWD 的类型和凝血因子的基线水平。

- 去氨加压素（DDAVP）。
  - 触发内皮细胞内 WPB 小体（Weibel-Palade bodies）释放 vWF [1, 2, 4]。
  - 对 1 型和典型的 2 型 VWD 反应较好。
- DDAVP 不应用于 2B 型 VWD，因为它会加重血小板减少。
  - 对 3 型 VWD 无效。
  - 理想情况下，应首先在选择性条件下试用

DDAVP 的反应性。常见的 DDAVP 方案包括如下几个方面。

- 0.3μg/kg（最大剂量为 20～30μg）20～30min 内输注完成，30～60min 后 vWF 和Ⅷ因子水平可增加 3～5 倍。

- 药效持续时间为 6～12h。

- 如果需要，可在 8～12h 给予第二剂，并额外治疗 1～3 天。

- 重复给药可出现快速耐受和低钠血症。

- 抗纤维蛋白溶解药。

  - 氨甲环酸（TXA）和 ε- 氨基己酸可有效治疗 VWD 患者的轻度出血。

  - 不增加 vWF 或凝血因子Ⅷ水平。

  - 被视为二线用药。

- vWF 置换疗法。

  - 可用于择期手术或大出血，病情严重或其他治疗失败的患者[1, 2, 4]。

  - 现有的因子替代产品在其纯度 / 效力、因子Ⅷ的活性量，以及在不同国家的可用性方面都有所不同。

  - VWD 的治疗已经从血浆来源的 vWF/F Ⅷ浓缩物发展到了重组 vWF[6]。不同的因子替代产品，其治疗时使用的剂量和频率，以及是否需单独补充凝血因子Ⅷ各不相同；同时应考虑到患者的出血部位和出血程度。

  - vWF 水平目标范围通常为 50%～100%。

  - 对于高度纯化的 vWF 产品（如重组 vWF），可能还需要结合使用重组因子Ⅷ。

  - 在缺乏 vWF 制剂的情况下，通常也可以使用几个单位的冷沉淀（如 10U 或两个 5U

剂量，每个 U 体积为 100ml）。

四、椎管内麻醉

在分娩前请血液科会诊，行相关的查体和实验室检查，有助于麻醉科医师做出椎管内麻醉的相关决策。

- 一般认为，1 型 VWD 孕妇，在其他凝血指标正常，且 vWF 和Ⅷ因子水平≥50U/dl，可以安全进行椎管内麻醉[1, 6]。

- 有文献报道 2 型 VWD 患者可安全接受椎管内麻醉[7-9]。

  - vWF 质量缺陷难以评估椎管内穿刺后的止血情况。

- 对于患有 3 型 VWD 的患者，通常避免使用椎管内麻醉。

- 硬膜外导管拔除最好在分娩后立即进行，因为因子水平会迅速下降。

  - 如果需留置硬膜外导管，在拔除时应再次行实验室检查，并及时纠正异常因子水平。

  - 硬脊膜穿破后头痛（PDPH）时进行硬膜外血补丁时，需参考上一建议。

五、产科大出血

- 在 VWD 患者中，16%～29% 的女性会在分娩后 24h 内发生产后出血（PPH），20%～29% 的女性会发生迟发性出血[2, 4]。

- 除了积极采取措施纠正未经治疗的凝血功能障碍外，VWD 患者的产科大出血治疗与无 VWD 患者相似。

参考文献

[1] Katz D, Beilin Y. Disorders of coagulation in pregnancy. Br J Anaesth. 2015;115(Suppl 2): ii75-88.

[2] Pacheco LD, Costantine MM, Saade GR, Mucowski S, Hankins GD, Sciscione AC. von Willebrand disease and pregnancy: a practical approach for the diagnosis and treatment. Am J Obstet Gynecol. 2010;203(3):194-200.

[3] James AH, Manco-Johnson MJ, Yawn BP, Dietrich JE, Nichols WL. Von Willebrand disease: key points from the 2008 National Heart, Lung, and Blood Institute guidelines. Obstet Gynecol. 2009;114(3):674-8.

[4] Kujovich JL. von Willebrand disease and pregnancy. J Thromb Haemost. 2005;3(2):246-53.

[5] Committee on Adolescent Health Care; Committee on Gynecologic Practice. Committee Opinion No.580: von Willebrand disease in women. Obstet Gynecol. 2013; 122(6):1368-73.

[6] Peyvandi F, Kouides P, Turecek PL, Dow E, Berntorp E. Evolution of replacement therapy for von Willebrand disease: from plasma fraction to recombinant von Willebrand factor. Blood Rev. 2019:100572.

[7] Choi S, Brull R. Neuraxial techniques in obstetric and non-obstetric patients with common bleeding diatheses. Anesth Analg. 2009;109(2):648-60.

[8] Kadir RA, Lee CA, Sabin CA, Pollard D, Economides DL. Pregnancy in women with von Willebrand's disease or factor XI deficiency. Br J Obstet Gynaecol. 1998;105:314-21.

[9] Varughese J, Cohen AJ. Experience with epidural anesthesia in pregnant women with von Willebrand disease. Haemophilia. 2007;13:730-3.

第49章 低分子肝素，普通肝素和椎管内麻醉
Low Molecular Weight Heparin, Unfractionated Heparin and Neuraxial Anaesthesia

David J. Combs　Lisa Leffert　著

方　昕　译　　徐铭军　校

在妊娠期和产褥期，血小板聚集增强，部分凝血因子水平升高，蛋白 C 和蛋白 S 减少。这些因素会增加静脉血栓栓塞（VTE）的风险。低分子肝素（LMWH）或某些情况下普通肝素（UFH）用于妊娠期 VTE 的预防和治疗。UFH 是多糖的聚合物，而 LMWH 制剂主要包含的成分链长较短。这两种类型的肝素都结合并激活抗凝血酶（anti-thrombin，AT），从而增强 AT 介导的活化凝血因子 X 的抑制（图 49-1）。然而，凝血酶的抑制需要较高分子量的肝素，而 LMWH 中不存在这样的肝素。与华法林不同，LMWH 和 UFH 均不易穿过胎盘或致畸。

LMWH 和 UFH 之间主要的区别如下。

- LMWH。
  - 更好的生物利用度和安全性。
  - 更易于管理。
  - 更可预测的剂量。
  - 降低肝素诱导的血小板减少症（HIT）和骨质疏松的风险。
- UFH。
  - 半衰期更短。
  - 作用可被鱼精蛋白逆转，尽管鱼精蛋白给药会带来潜在的不良反应，包括低血压、严重肺动脉低压、肺水肿和过敏反应。

一、肝素剂量

描述 UFH 和 LMWH 剂量的术语没有标准化。例如，UFH 血栓预防剂量建议在 5000～10 000U，每日 2 次，具体取决于指南和妊娠时期。LMWH 血栓预防可能基于体重。表 49-1 和表 49-2 分别介绍了美国和英国常用的剂量方案。

"中间剂量"是指比预防剂量更高的剂量（例如，达肝素 5000U，每日 2 次，皮下注射，而不是作为预防剂量的 5000U，每日 1 次）。由于妊娠期药代动力学和药效动力学的差异、较高的分布容积和不同的肾清除率以及体重的增加，可能给予中间剂量，所有的这些都需要改变剂量以达到期望的抗凝效果。

妊娠期生理改变了肝素的药理学。

- 由于母体血浆容量的增加，分布容积增加。
- 由于肾血流量和肾小球滤过率的增加，清除率增加。
- 关于妊娠期抗凝血药的有限药代动力学数据表明，对于给定的低剂量 UFH 或 LMWH，妊娠期反映抗凝作用的指标（如 APTT）低于非妊娠女性[4, 5]。

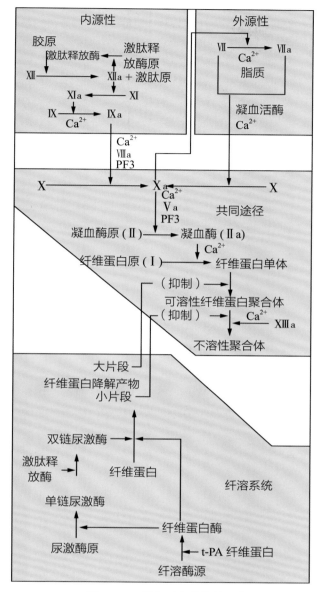

▲ 图 49-1　凝血反应的简化示意

二、妊娠期使用肝素的适应证

各大专业组织在对 VTE 血栓预防的建议中，有关哪些患者应接受抗凝血药及其剂量的内容不尽相同。对于 VTE 血栓预防，LMWH 具有前文所列出的几项优点，尽管缺乏高质量的证据来证明 LMWH 优于 UFH[6]。

产前抗凝治疗的常见适应证包括以下几方面。

（一）高剂量

• 急性静脉血栓栓塞（VTE）。

– 深静脉血栓（deep venous thrombosis，DVT）。

– 肺栓塞（PE）。

• VTE 长期抗凝史。

• 颅内静脉窦血栓形成（cerebral sinus thrombosis，CVT）。

• 心房颤动 / 扑动（atrial fibrillation/flutter，AF）。

• 人工机械心脏瓣膜。

（二）低 / 中剂量

• VTE 病史。

• 抗磷脂综合征（APS）。

• 镰状细胞贫血（sickle cell disease，SCD）。

• 凝血因子 V 莱顿突变（factor V Leiden，FVL）。

• 凝血酶原基因突变（prothrombin gene mutation，PGM）。

• 蛋白 C 缺乏。

• 蛋白 S 缺乏。

三、椎管内麻醉相关的肝素给药剂量和时机

接受抗凝治疗产科患者的最佳护理需要多学科沟通，以及正式、标准化的方案来管理给药剂量，产科手术和分娩的协调。建议有并发症或接受高剂量抗凝治疗的患者进行产前麻醉咨询。

为了最大限度地减少脊髓硬膜外血肿的风险，国际麻醉专业组织已经发布了有关使用肝素的患者椎管内麻醉的建议（表 49-3 和表 49-4）[7-10]。对于产科患者，全身麻醉的风险可能超过脊髓硬膜外血肿的风险。英国三个重要麻醉组织的工作小组发布了关于凝血异常患者管理的联合指南[7]。最近，美国产科麻醉和围产医学会（SOAP）发布了一项多学科共识声明，以指导识别、准备和管理产前、产时和产后期妊娠女性[8]。这些声明包括在计划手术、胎膜破裂、阴道出血或分娩时停用肝素的指南。在美国，一些使用 LMWH 的孕妇可能会在近预产期或某些情况下更早期（例如，产科并发症、早产风险高或紧急剖宫产）改用 UFH，以利于椎管内麻醉。

使用 UFH 超过 4 天的患者应监测血小板计

表 49-1 UFH 和 LMWH 的替代剂量：美国胸科医师协会（American College of Chest Physicians, ACCP）；美国妇产科医师学会（ACOG）[1, 2]

肝　素	预防剂量	中间剂量	高剂量
UFH	• 妊娠早期：5000～7500U，SQ，Q12 • 妊娠中期：7500～10 000U，SQ，Q12 • 妊娠晚期：≥10 000U，SQ，Q12		调整 IV 剂量使 APTT 在 6h 比对照值或基础值高 1.5～2.5 倍。也可以 SQ 给药
依诺肝素	• 40mg，SQ，QD • 30mg，SQ，Q12	40mg，SQ，Q12	• 1mg/kg，SQ，Q12 • 1.5mg/kg，SQ，QD
达肝素	5000U，SQ，QD	5000U，SQ，Q12	• 200U/kg，SQ，QD • 100U/kg，SQ，Q12
亭扎肝素	4500U，SQ，QD		175U/kg，SQ，QD
那屈肝素	2850U，SQ，QD		86U/kg，SQ，Q12

APTT. 活化部分凝血活酶时间；IV. 静脉注射；QD. 每日 1 次；Q12. 每 12 小时 1 次；SQ. 皮下注射

表 49-2 产前和产后 LMWH 的血栓预防推荐剂量（皮下）：英国皇家妇产科医师学会（RCOG，英国）[3]

体　重	依诺肝素	达肝素	亭扎肝素 [75U/（kg·d）]
＜50kg	20mg/d	2500U/d	3500U/d
50～90kg	40mg/d	5000U/d	4500U/d
91～130kg	60mg/d[a]	7500U/d	7000U/d[a]
131～170kg	80mg/d[a]	10 000U/d	9000U/d[a]
＞170kg	0.6mg/（kg·d）[a]	75 U/（kg·d）	75U/（kg·d）[a]
体重 50～90kg 女性的高预防剂量	40mg/12h	5000U/12h	4500U/12h

a. 可分 2 次给药

数，以防止发生肝素诱导的血小板减少症（HIT）的罕见事件。使用低剂量 UFH（如 5000U，皮下注射，每 12 小时 1 次）的患者可能会留置硬膜外导管，并根据建议的时间间隔放置和拔除导管。

留置硬膜外导管的患者不应接受中间或高剂量 LMWH；如果按照指南每日给药 1 次而不是 2 次，他们可能会接受低剂量 LMWH（如依诺肝素 40U，皮下注射）。

表 49-3　UFH 和椎管内麻醉时机			
	间　隔	时机 – 英国 [7]	时机 – 美国 [8, 9]
从 UFH 给药至椎管内操作	• 低剂量（5000U，SQ，Q12 或 Q8）	4h 或正常凝血	4～6h 或正常凝血
	• 中间剂量（7500～10 000U，SQ，Q12）	N/A	12h 和正常凝血
	• 高剂量（>10 000U，SQ，Q12）	N/A	24h 和正常凝血
	• IV 肝素	4h 或正常凝血	4～6h 和正常凝血
从 UFH 给药至导管移除	从椎管内操作至 UFH	1h	1h
	低剂量（5000U，SQ，Q8 或 Q12）	4h 或正常凝血	4～6h 或正常凝血
	IV 肝素	4h 或正常凝血	4～6h 和正常凝血
	从导管移除至 UFH	1h	1h

IV. 静脉注射；SQ. 皮下注射；Q12. 每 12 小时 1 次；Q8. 每 8 小时 1 次

表 49-4　LMWH 和椎管内麻醉时机			
	间　隔	时机 – 英国 [7]	时机 – 美国 [8, 9]
从 LMWH 至椎管内操作	预防剂量	12h	12h
	中间剂量	N/A	24h
	治疗（高）剂量	24h	24h
从椎管内操作至 LMWH	第一剂（穿刺／置管未损伤血管）	4h	至少 12h
	第一剂（穿刺／置管损伤血管）	24h	24h
	第二剂和 Q12 给药开始		第一剂后 24h
从硬膜外导管拔除至 LMWH		4h	进针后 12h 或硬膜外导管拔除后 4h

N/A. 不适用；Q12. 每 12 小时 1 次

参考文献

[1] Bates SM, Greer IA, Middeldorp S, Veenstra DL, Prabulos AM, Vandvik PO. VTE, thrombophilia, antithrombotic therapy, and pregnancy: Antithrombotic Therapy and Prevention of Thrombosis, 9th Edition: American College of Chest Physicians Evidence-Based Clinical Practice Guidelines. Chest. 2012;141(2 Suppl):e691S-736S.

[2] American College of Obstetricians and Gynecologists' Committee on Practice Bulletins-Obstetrics. ACOG Practice Bulletin No. 197: Inherited Thrombophilias in Pregnancy.

Obstet Gynecol. 2018;132:e18-34.

[3] Royal College of Obstetricians and Gynaecologists. Reducing the Risk of Venous Thromboembolism during Pregnancy and the Puerperium. Green-top Guideline No. 37a. London: RCOG Press; 2015.

[4] Lebaudy C, Hulot JS, Amoura Z, Costedoat-Chalumeau N, Serreau R, Ankri A, Conard J, Cornet A, Dommergues M, Piette JC, Lechat P. Changes in enoxaparin pharmacokinetics during pregnancy and implications for antithrombotic

therapeutic strategy. Clin Pharmacol Ther. 2008;84:370-7.

[5] Brancazio LR, Roperti KA, Stierer R, Laifer SA. Pharmacokinetics and pharmacodynamics of subcutaneous heparin during the early third trimester of pregnancy. Am J Obstet Gynecol. 1995;173:1240-5.

[6] Bain E, Wilson A, Tooher R, Gates S, Davis LJ, Middleton P. Prophylaxis for venous thromboembolic disease in pregnancy and the early postnatal period. Cochrane Database Syst Rev. 2014: CD001689.

[7] Working Party:; Association of Anaesthetists of Great Britain & Ireland; Obstetric Anaesthetists' Association; Regional Anaesthesia UK. Regional anaesthesia and patients with abnormalities of coagulation: the Association of Anaesthetists of Great Britain & Ireland The Obstetric Anaesthetists' Association Regional Anaesthesia UK. Anaesthesia. 2013;68:966-72.

[8] Leffert L, Butwick A, Carvalho B, Arendt K, Bates SM, Friedman A, Horlocker T, Houle T, Landau R, Dubois H, Fernando R, Houle T, Kopp S, Montgomery D, Pellegrini J, Smiley R, Toledo P; members of the SOAP VTE Taskforce. The Society for Obstetric Anesthesia and Perinatology Consensus Statement on the Anesthetic Management of Pregnant and Postpartum Women Receiving Thromboprophylaxis or Higher Dose Anticoagulants. Anesth Analg. 2018;126:928-44.

[9] Horlocker TT, Vandermeuelen E, Kopp SL, Gogarten W, Leffert LR, Benzon HT. Regional Anesthesia in the Patient Receiving Antithrombotic or Thrombolytic Therapy: American Society of Regional Anesthesia and Pain Medicine Evidence-Based Guidelines (Fourth Edition). Reg Anesth Pain Med. 2018;43:263-309.

[10] Gogarten W, Vandermeulen E, Van Aken H, Kozek S, Llau JV, Samama CM; European Scoeity of Anaesthesiology. Regional anaesthesia and antithrombotic agents: recommendations of the European Society of Anaesthesiology. Eur J Anaesthesiol. 2010;27:999-1015.

第 50 章　意外穿破硬脊膜
Accidental Dural Puncture

Stephen Ramage　Sarah Armstrong　Nolan McDonnell　Elizabeth Beattie　著
闫钰尧　译　　胡丽娟　校

一、定义

意外穿破硬脊膜（ADP）指的是麻醉科医师意外穿破了硬脊膜及下层的蛛网膜，通常发生在椎管内阻滞（如硬膜外分娩镇痛）期间。最常见的原因是硬膜外穿刺针的针尖穿透了硬脊膜。更罕见的是，硬膜外导管穿透了硬脊膜（硬脊膜可能已经被硬膜外针刺破）或在进行蛛网膜下腔麻醉/镇痛时引导针刺破硬脊膜。

二、发生率

目前所报道的发生率差异很大。数据报道，在进行椎管内分娩镇痛时发生率为 0.04%～6%[1,2]。

三、危险因素

（一）患者因素

• 极端体重，包括过低和过高的身体质量指数（BMI）[3,4]［尽管高 BMI 可降低 ADP 后硬脊膜穿破后头痛（PDPH）的风险］[5]。

• 硬膜外间隙增宽[6]。

• 在进行椎管内操作时患者无法保持静止，比如宫颈扩张引起的疼痛[7,8]。

（二）操作者原因

• 多次尝试定位硬膜外间隙。

• 经验不足，尽管存在矛盾的数据。

四、诊断

我们可以通过麻醉过程中不断流出的脑脊液（cerebrospinal fluid，CSF）诊断 ADP。脑脊液的外观与生理盐水相似，所以当硬膜外穿刺过程中生理盐水的阻力消失（loss of resistance to saline，LORS），尤其是将大量生理盐水作为 LORS 技术的一部分注射到硬膜外间隙时，脑脊液与生理盐水容易混淆。当 ADP 发生时，可通过以下方法鉴别出经硬膜外穿刺针流出的液体为脑脊液还是生理盐水。

• CSF 是温热的，pH 为 7.5～8.5，含有少量葡萄糖和蛋白质。

• 普通生理盐水较凉，pH 为 5～7.5，不含葡萄糖和蛋白质。

从实践的角度来看，很少进行液体分析，因为临床上通常是优先通过下面讨论的方法之一启动镇痛。

五、管理

及时识别 ADP 是临床工作安全的重要组成部分。当硬脊膜被大号的硬膜外穿刺针（如 16～18G）穿透时，脑脊液通常会不断流出，但这种情况可能并不总是会发生，因此麻醉医师须对此持高度怀疑态度。虽然不能保证万无一失，但在给予任何药物之前，都要回抽硬膜外导管。在此建议硬膜外注药均要以递增的剂量缓慢给药。

如果即将分娩的产妇发生 ADP，主要有 3 种处理方式，与产妇的安全相关的若干因素决定了我们选择何种管理方式。

首先，要将管芯重新插回硬膜外穿刺针内以免更多的脑脊液流失，同时考虑进一步处理。

• 蛛网膜下腔导管。在 ADP 发生时，通过穿透的硬脊膜置入硬膜外导管，并使用同一根硬膜外导管进行脊髓镇痛。虽然使用蛛网膜下腔导管已被证明可以降低 PDPH 的发生率，但最近的一项 Meta 分析报道并无确凿的证据来证实这一发现 [9-11]。蛛网膜下腔导管可以提供良好的分娩镇痛效果但面临着蛛网膜下腔给药的相关风险，尤其警惕给药错误的危险。蛛网膜下腔置管深度应为 4cm。虽然要将患者自控脊髓镇痛（使用 PCEA 镇痛泵）考虑在内，但通常建议蛛网膜下腔注药只能由麻醉科医师进行，这样更安全，不过工作量也更大。必须特别注意给药的剂量和容量之间的关系，以避免高位蛛网膜下腔麻醉的并发症，包括血流动力学崩溃和全蛛网膜下腔麻醉。

剖宫产或产钳助产的麻醉可通过缓慢、小剂量推注重比重布比卡因溶液实现。

• 重复硬膜外麻醉。这可以在不同的椎板间隙进行操作。由于硬脊膜已经被刺穿，所以要注意硬膜外给药时，药物可能更容易穿过硬脊膜进入蛛网膜下腔。出于这个原因，许多中心建议所有后续的硬膜外填充只能由麻醉医师进行操作。

• 放弃硬膜外麻醉。考虑其他方式。例如，静脉注射阿片类药物（如芬太尼或瑞芬太尼行患者自控镇痛）。

产后应密切随访产妇硬脊膜穿破后头痛（PDPH）的症状和体征，并在发生这种情况时给予适当的治疗（见第 51 章）。其他并发症包括慢性头痛、硬膜下血肿、癫痫发作和脑神经麻痹。如果患者出院回家，我们应向其提供有关 ADP 和 PDPH 的详细信息，包括需要注意的症状、何时就医、与何人联系，以及相关的联系方式。

六、知情同意文件

意外穿破硬脊膜是椎管内技术公认的并发症。在可能的情况下，女性在进行手术前应知情同意这一风险。文件讨论内容应涵盖意外穿破硬脊膜的可能存在的后果，包括硬脊膜穿破后头痛的发生。

参考文献

[1] Berger CW, Crosby ET, Grodecki W. North American survey of the management of dural puncture occurring during labour epidural analgesia. Can J Anaesth. 1998;45:110-4.

[2] Gleeson CM, Reynolds F. Accidental dural puncture rates in UK obstetric practice. Int J Obstet Anesth. 1998;7:242-6.

[3] Hood DD, Dewan DM. Anesthetic and obstetric outcome in morbidly obese parturients. Anesthesiology. 1993;79:1210-8.

[4] Miu M, Paech MJ, Nathan E. The relationship between body mass index and post-dural puncture headache in obstetric patients. Int J Obstet Anesth. 2014;23:371-5.

[5] Peralta F, Higgins N, Lange E, Wong CA, McCarthy RJ. The relationship of body mass index with the incidence of postdural puncture headache in parturients. Anesth Analg. 2015;121:451-6.

[6] Minimising the risk of accidental dural puncture with

epidural analgesia for labour: a retrospective review of risk factors. Int J Obstet Anesth. 2012;21:236-41.

[7] Orbach-Zinger S, Ashwal E, Hazan L, Bracco D, Ioscovich A, Hiersch L, Khinchuck A, Aviram A, Eidelman LA. Risk factors for unintended dural puncture in obstetric patients: a retrospective cohort study. Anesth Analg. 2016;123(4): 972-6.

[8] Michaan N, Lotan M, Galiner M, Amzalag S, Many A. Risk factors for accidental dural puncture during epidural anesthesia for laboring women. J Matern Fetal Neonatal Med. 2016;29(17):2845-7.

[9] Kaddoum R, Motlani F, Kaddoum RN, Srirajakalidindi A, Gupta D, Soskin V. Accidental dural puncture, postdural puncture headache, intrathecal catheters, and epidural blood patch: revisiting the old nemesis. J Anesth. 2014;28(4):

628-30.

[10] Apfel CC, Saxena A, Cakmakkaya OS, Gaiser R, George E, Radke O. Prevention of postdural puncture headache after accidental dural puncture: a quantitative systematic review. Br J Anaesth. 2010;105:255-63.

[11] Heesen M, Hilber N, Rijs K, van der Marel C, Rossaint R, Schaffer L, Klimek M. Intrathecal catheterisation after observed accidental dural puncture in labouring women: update of a meta-analysis and a trial-sequential analysis. Int J Obstet Anesth. 2020;41:71-82.

第 51 章　硬脊膜穿破后头痛
Post Dural Puncture Headache

Stephen Ramage　Sarah Armstrong　Nolan McDonnell　Elizabeth Beattie　著

王程昱　译　邬其玮　校

一、发病率

硬脊膜穿破后头痛（PDPH）是椎管内麻醉相对常见的并发症。它可能发生在硬膜外操作或脊椎手术后，是较为常见的产后严重并发症之一。硬膜外针（如 Tuohy 针）意外穿破硬脊膜后 PDPH 的发生率可高达 80%[1]；而使用直径更小的蛛网膜下腔麻醉针计划性地穿破硬脊膜后导致的头痛则少得多。在 90% 的患者中，症状会在硬脊膜穿破后最初的 72h 内出现；极少数情况下，症状可以立即出现或在硬脊膜穿破后的 14 天内出现。PDPH 的症状通常会很严重，并且与延长住院时间、增加新生儿产后护理难度相关。

二、机制

脑脊液（CSF）提供浮力减轻大脑的有效重量，并保护大脑免受机械压力造成的损伤。脑脊液渗漏的速度大于脑脊液生成的速度会降低脑脊液压力，导致大脑在颅骨内"下沉"，进而牵拉附着结构（脑膜、血管和脑神经等）引起疼痛。随着脑脊液压力的下降，颅内压（ICP）也会下降。根据 Monro-Kellie 学说，颅内血管会代偿性反射性静脉扩张以维持颅内压，从而使头痛进一步恶化。与 PDPH 相关的脑脊液漏，其典型 MRI 特征见图 51-1。

三、PDPH 进展的危险因素

（一）穿刺针因素

• 大口径穿刺针（例如，16G 针头比 18G 针头更容易引起 PDPH）。

• 尖端切割式穿刺针（非笔尖式）。

• 反复穿刺。

（二）操作因素

• 操作人员缺乏经验。

（三）患者因素

• 低龄人群和老年人群的风险较低，育龄期人群风险增加。

• 女性患病风险为至少高 2 倍。

• 既往偏头痛病史。

• 身体质量指数（BMI）。BMI 对 PDPH 风险的影响尚不确定。虽然一些研究表明意外硬脊膜穿破后肥胖患者的 PDPH 发生率较低，但其他研究表明两者并没有关联。

（四）诊断

在发生明确的硬膜外针意外穿破硬脊膜后，高度重视和尽早处理 PDPH 可以最大限度地减少短期和长期的后遗症。通常情况下，硬脊膜穿破后引起的头痛是双侧的，被描述为枕额部疼痛，经常向颈部和肩部放射。头痛呈体位性，坐姿或站立后 15min 内头痛加重，平卧后 15min 内可改

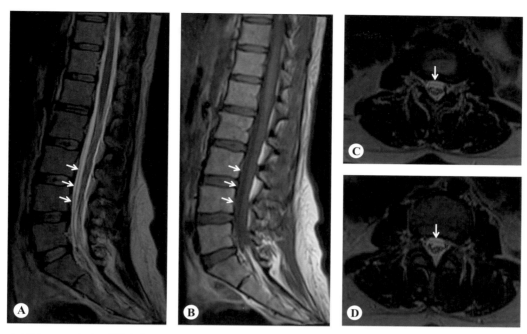

▲ 图 51-1 （A）腰椎矢状位 T_2WI 显示，白箭所示处即硬膜腹侧 T_2W 高强度（较亮）集合，硬膜向背侧移位。（B）矢状位 T_1WI 显示低信号（较暗），信号特征与脑脊液相似。（C）轴位 T_2WI 过脊髓腔的脑脊液。（D）显示硬膜外腹侧硬膜外空间 T_2W 高强度（较高）集合（白箭）
经许可转载，引自伦敦大学学院医院 NHS 基金会信托

善。可能伴随有以下一种或多种症状。

• 耳鸣。

• 颈部僵硬。

• 听力下降（听觉损伤）。

• 畏光。

• 恶心。

（五）评估

PDPH 与许多其他原因引起的头痛具有共同特征，其中包括一些严重甚至危及生命的病症[2]（表 51-1）。

（六）病史

• 完整的医疗和产科病史。

• 头痛和相关症状的特征。

• 审查椎管内麻醉的相关记录。

（七）查体

• 检查穿刺部位的皮肤是否有漏液、炎症和压痛。

• Gutsche 试验（站立时腹部受压头痛缓解）可以试行，但不可靠。

表 51-1　产后头痛的鉴别诊断	
感染性疾病	脑膜炎、脑炎、鼻窦炎
代谢性疾病	脱水、咖啡因戒断
血管相关疾病	偏头痛、脑静脉血栓、脑梗死、硬膜下血肿、蛛网膜下腔出血
肿瘤	颅内占位性病变
其他	紧张性头痛、子痫前期、PDPH、良性颅内高压、颅内积气

PDPH. 硬脊膜穿破后头痛

（八）检查

• PDPH 主要是一种临床诊断，硬脊膜穿破后伴有体位性头痛通常足以做出诊断。

• 需对其他导致头痛的更严重病因保持高度怀疑，并考虑及早行影像学诊断（如 MRI 或 CT 影像学）。

• 在临床诊断无法确诊的情况下，可行其他检查，如全血细胞计数（FBC），C 反应蛋白（CRP），

肝功能检查（LFT），血液培养，腰椎穿刺。

（九）治疗

脑脊液泄漏减少和脑脊液压力恢复正常可缓解 PDPH。以上情况可自发发生，也可以通过硬膜外血补丁（epidural blood patch，EBP）加速发生。70% 的 PDPH 将在 7 天内消除，无须干预[3]。

充分向患者解释相关病因、可能出现的症状、治疗方案和预后，并获得书面的知情同意。可在此处找到相关的文书示例：https://www.labourpains.com/assets/_managed/cms/files/Headache_after_epidural.pdf。

详细地记录患者检查、治疗信息，与患者保持良好的沟通。尤其是在患者出院后，强烈建议与患者的家庭医生保持书面或电子通信。

（十）保守治疗

• 规律口服镇痛药（对乙酰氨基酚 ± 非甾体抗炎药）。

• 阿片类药物不会带来额外益处。

• 止吐药（如昂丹司琼）。

• 大便软化剂（如乳果糖）可减少因腹压增加引起脑脊液渗漏增加导致的 PDPH 症状恶化。

• 深静脉血栓（DVT）风险评估至关重要。鼓励患者尽可能活动并使用弹力袜。如果患者正在接受低分子肝素（LMWH）治疗，需注意硬膜外血补丁（EBP）的选择时机。

• 液体疗法。虽然建议在治疗时避免脱水，但没有证据支持补液可促进脑脊液生成以预防或解决 PDPH。

• 咖啡因治疗存在争议[4]。治疗剂量的咖啡因与心律失常或癫痫发作阈值降低相关，并且没有证据支持其可用于治疗 PDPH。

（十一）硬膜外血补丁（见第 52 章）

• 替代 / 新疗法：如果有行 EBP 治疗的禁忌证，目前已知有 2 种椎管内麻醉技术可作为有效的替代方案来治疗 PDPH。虽然早期的观察研究和患者报告提示该方案很有前景，但这些技术在应用之前仍需进行更严格的临床试验[5]。

– 经鼻应用局部麻醉剂进行双侧蝶腭神经节阻滞治疗 PDPH 已证实有效[6]。这是一种低风险、非侵入性的手术，操作相对简单。

– 枕大神经阻滞也被证明可以改善 PDPH 症状。这侧面印证了 PDPH 的部分原因是由脑膜，特别是硬脑膜的机械牵引引起的。

参考文献

[1] Sprigge JS, Harper SJ. Accidental dural puncture and post dural puncture headache in obstetric anaesthesia: presentation and management: a 23-year survey in a district general hospital. Anaesthesia. 2008;63:36-43.

[2] Sabharwal A, Stocks GM, Postpartum headache: diagnosis and management. Continuing Education in Anaesthesia Critical Care & Pain. 2011;11:181-5.

[3] Lybecker H, Møller JT, May O, Nielsen HK. Incidence and prediction of postdural puncture headache. A prospective study of 1021 spinal anesthesias. Anesth Analg. 1990;70:389-94.

[4] Halker RB, Demaerschalk BM, Wellik KE, Wingerchuk DM, Rubin DI, Crum BA, Dodick DW. Caffeine for the prevention and treatment of postdural puncture headache: debunking the myth. Neurologist. 2007;13(5):323-7.

[5] Russell R, Laxton C, Lucas N, Niewiarowski J, Scrutton M, Stocks G. Treatment of obstetric post-dural puncture headache. Obstetric Anaesthetists' Association 2018. https://www.oaaanaes. ac.uk/assets/_managed/cms/files/Guidelines/New%20PDPH%20Guidelines.pdf. Accessed 11th October 2021.

[6] Cohen S, Levin D, Mellender S, Zhao R, Patel P, Grubb W, Kiss G. Topical sphenopalatine ganglion block compared with epidural blood patch for postdural puncture headache management in postpartum patients: a retrospective review. Reg Anesth Pain Med. 2018;43:880-4.

第 52 章　硬膜外血补丁
Epidural Blood Patch

Stephen Ramage　Sarah Armstrong　Nolan McDonnell Elizabeth Beattie　著
邬其玮　译　　徐铭军　校

硬膜外血补丁（EBP）指将患者自身（自体）血液注射到硬膜外间隙，被认为是疑似硬脊膜穿破后头痛（PDPH）的最终治疗方法。与保守治疗相比，它可以显著降低 PDPH 的发生率和严重程度 [1, 2]。

一、机制

包括神经在内的颅内结构牵引和因硬膜穿破部位渗漏引起的脑脊液（CSF）压力降低导致反射性静脉扩张被认为是 PDPH 的病因（见第 51 章）。EBP 治疗 PDPH 的确切机制尚不清楚，但被认为是多因素的。

• 将血液注射到疑似硬膜穿破部位周围的硬膜外间隙中形成血块，有效地密封了硬膜缺损，限制了脑脊液的进一步流失。

• 血块可能刺激一系列炎症和增生事件，导致硬脑膜缺损的胶原蛋白修复。

• 大量血液直接压迫硬膜囊可能会增加脊髓和颅内 CSF 压力，这可能解释了许多患者中报告的头痛通常很快缓解的原因。

二、患者选择

选择适合 EBP 的患者很重要。产妇产后头痛的原因有很多，需要高度怀疑其他可能的严重原因。最有可能受益的人群包括患有中度至重度 PDPH 症状的产妇，这些症状对她们照顾新生儿的能力有着重大影响。

大多数禁忌证是相对的，包括如下几种情况。

• 有记录的血液感染（因为这可能会增加脑膜炎／脓肿的风险）。

• 凝血病（由于椎管内血肿的风险）。

• 穿刺部位局部感染。

• 血液系统恶性肿瘤。

• 需要调查的非典型头痛。

• 信仰耶和华见证会的患者，应根据具体情况与患者讨论这一点。胶体可能效果较差，但可能是 EBP 的合适替代品。

• 患者拒绝。

三、功效

EBP 的成功取决于许多因素，包括如下几个方面。

• 与疑似硬膜穿刺相关的 EBP 时机。在硬膜穿破后 24h 内进行 EBP 会降低成功率，最佳时机被认为是从硬膜穿破后 48h 开始。如果患者受到严重影响，则不应延迟 [3]。

• 注射的血液量。缓解 PDPH 症状所需的血液量不明确。虽然有证据支持最小血液量为 20ml，但 20～30ml 的体积并没有显示出优越性 [4, 5]。

• 穿刺针的大小和类型。导致硬脊膜穿破的穿刺针规格越大，头痛缓解的可能性越低。由于使用硬膜外针，如 Tuohy 针（16～18G），意外穿破硬脊膜造成 PDPH，30% 的患者可以使用 EBP 完全缓解，而 50%～80% 的患者出现部分缓解[1]，而据报道，蛛网膜下腔麻醉针（24～27G）导致的 PDPH 缓解率高达 95%。

如果在一次 EBP 后头痛持续，或者如果症状仅部分或暂时缓解，则可以在第一次 EBP 后重复该过程，成功率与第一次相似。如果患者在第二次 EBP 后仍有症状，则进一步尝试不太可能成功，并可能使患者面临更大的并发症风险，如重复硬脊膜穿破。此时应考虑产后头痛的鉴别诊断（见第 51 章），同时降低进一步检查的阈值，包括放射成像（如 MRI/CT），以及神经科医师会诊。

四、操作

尽可能由经验丰富的麻醉科医师执行该操作，将进一步意外硬膜穿破的风险降至最低。通常需要两名麻醉医师，一名高年资医师定位硬膜外间隙，另一名医师进行静脉穿刺。该操作必须获得书面的知情同意。

与 EBP 相关的并发症包括如下几个方面。

• 背部疼痛（在操作后常见，通常在 2 天内缓解）。

• 操作失败（10%～50%）。

• 神经根病变。

• 再次硬脊膜穿破。

• 神经损伤。

• 中枢神经系统感染 / 癫痫发作 / 硬膜外脓肿。

  – 地点：EBP 应在熟悉的临床环境中进行，如麻醉室或在手术室进行。

  – 体位：手术可以在坐位或侧卧位进行。患者侧卧通常会更舒适，但这可能是操作 EBP 的麻醉医师不太熟悉的体位，增加了硬膜穿破的风险，并可能增加操作的持续时间和难度。

  – 感染控制：采血和硬膜外注射均应使用严格的无菌技术（帽子、口罩、手术衣、手套和皮肤消毒剂，如氯己定或聚维酮碘，在没有禁忌证的情况下背部皮肤备皮）。

  – 穿刺点：硬膜外间隙应在原穿刺部位的同一水平或下方一个间隙进入。MRI 显示注入的硬膜外血液倾向于向头侧扩散，而不是向尾侧扩散。

  – 注射：到达硬膜外腔后，将含有自体血液的注射器直接连接到硬膜外针头，缓慢注射血液，直到患者感到些许不适或"饱胀"感，或注射了多达 30ml 的血液，以先发生者为准。操作后管理。

• 患者应保持仰卧至少 2h，以便在坐起之前使血块稳定，然后轻轻活动。建议避免提取重物或负重。

• 轻微的背部不适并不罕见，可以通过简单的镇痛和安慰来控制。

• 如果操作成功且经过短期的病房观察，一旦患者能够恢复正常活动，并且达到其他标准的产后出院标准，就可以出院回家。

• 麻醉团队应该提供随访，以确保患者清楚地了解头痛的原因，对未来任何椎管内操作的影响，并通知患者的初级保健医生[6]。如果患者出现发热、下肢无力或失禁等"危险信号"症状，还必须提供紧急情况下联系人的详细信息。

参考文献

[1] Russell R, Laxton C, Lucas N, Niewiarowski J, Scrutton M, Stocks G. Treatment of obstetric post-dural puncture headache. Obstetric Anaesthetists' Association 2018. https:// www.oaaanaes. ac.uk/assets/_managed/cms/files/Guidelines/ New%20PDPH%20Guidelines.pdf. Accessed 11th October 2021.

[2] Nguyen D, Walters R. Standardizing Management of Post-Dural Puncture Headache in Obstetric Patients: A Literature Review. Open J Anesthesiol. 2014;4:244-53.

[3] Scavone BM. Timing of epidural blood patch: clearing up the confusion. Anaesthesia. 2015;70:119-21.

[4] Paech M, Doherty D, Christmas T, Wong C, Epidural Blood Patch Trial Group. The volume of blood for epidural blood patch in obstetrics: a randomized, blinded clinical trial. Anesth Analg. 2011;113:126-33.

[5] Booth J, Pan P, Thomas J, Harris L, D'Angelo R. A retrospective review of an epidural blood patch database: the incidence of epidural blood patch associated with obstetric neuraxial anesthetic techniques and the effect of blood volume on efficacy. Int J Obstet Anesth. 2017;29:10-7.

[6] MBRRACE-UK. Saving Lives, Improving Mothers' Care. Lessons learned to inform future maternity care from the UK and Ireland Confidential Enquiries into Maternal Death and Morbidity 2009-12. Oxford: National Perinatal Epidemiology Unit. University of Oxford 2014: 45-55.

第 53 章 产时发热
Intrapartum Fever

Selina Patel　Pervez Sultan　著
林娅凡　译　　胡丽娟　校

一、定义

目前对于产时发热没有明确定义。

· 英国指南定义产时发热为随机一次产妇体温≥38℃，或者间隔 1h，两次体温≥37.5℃[1]。

· 美国指南定义产时发热为随机一次产妇口腔温度≥39℃，或者间隔半小时，两次口腔温度为38~38.9℃[2]。

二、成因

病因可以是感染性或非感染性（表 53-1）。任何感染（病毒或细菌）都可能是产时发热的来源。

硬膜外相关的产妇发热如下。

· 非感染性发热更多发生在接受硬膜外麻醉的产妇（图 53-1）。

· 接受硬膜外麻醉的产妇发生硬膜外相关的产时发热发生率是 26%[3]。

· 在对其他混杂因素进行调整后，在一项大型研究中，接受硬膜外麻醉的女性（>16 500 例女性）发生产妇发热的概率是未接受硬膜外麻醉的女性的 5.5 倍。

· 新的证据表明，硬膜外相关的产妇发热可能是由于分娩时使用的局部麻醉药引起免疫变化或体温调节机制变化造成的[4]。

表 53-1　引起产时发热的常见原因	
感染因素	**非感染因素**
羊膜腔感染	硬膜外相关产妇发热
尿路感染	血栓栓塞
上呼吸道感染	产房过热
下呼吸道感染 / 肺炎	药物性发热 – 通常是排除诊断

· 需要进一步的研究来阐明这种现象的确切机制，这种现象目前只在产科患者中描述过。

三、产妇结局

· 产妇产时发热的结局取决于引起的原因。

· 发生产时发热的女性更有可能接受抗生素治疗，并且剖宫产的风险更高。

· 羊膜腔感染引起的产时发热与以下有关[5]。

– 子宫收缩乏力。

– 产后出血。

– 子宫内膜炎。

– 盆腔血栓性静脉炎。

四、胎儿结局

· 由感染性和非感染性原因引起的产妇产时发热与新生儿不良结局有关。

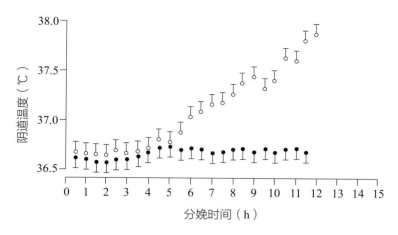

▲ 图 53-1　显示硬膜外相关产妇发热的图表。两组患者分娩期间测量的平均阴道温度

●. 哌替啶镇痛；○. 硬膜外麻醉；垂直线. 平均值的标准误差

经许可转载，引自 Fusi L et al. Maternal pyrexia associated with the use of epidural anaesthesia in labour. Lancet. 1998; 1(8649): 1250-2. Published with the permission of Elsevier.

- 产时发热是胎粪吸入综合征、新生儿癫痫发作、辅助通气和新生儿早期死亡率的危险因素[6]。

- 羊膜腔感染引起的感染性产时发热可导致新生儿败血症、肺炎和死亡[7]。

- 硬膜外分娩镇痛导致的非感染性产时发热与新生儿 1min APGAR 评分低、张力过低和呼吸支持需求增加有关[8]。

　　因此，建议尽早咨询新生儿专家，以确保在出生时对这些新生儿进行适当的评估和处理。

五、管理

- 应进行详细的病史询问和检查，以找出产时发热的原因并进行指导管理。

- 在没有临床症状（阴道分泌物、咳嗽有痰或尿路症状）和尿检阴性的情况下，确定产时发热是感染性还是非感染性所引起的，在分娩期间具有挑战性。

- 正常分娩时呼吸频率、心率和白细胞计数都会增加，而这些也都是诊断感染的指标。

- 最近的指南鼓励产科医师给不论哪种产时发热患者都诊断为羊膜腔感染，并积极使用广谱抗生素、退热药和加速分娩[9]。

- 产时发热会使子宫收缩乏力和产后出血（PPH）的风险增加，所以应采取积极的子宫治疗和复苏措施。

　　如果感染性产时发热伴明显的感染性休克，则建议积极治疗。

六、麻醉影响

- 没有关于在产时发热存在的情况下提供麻醉的具体指南，因此应尽早寻求高年资麻醉科医师的建议。

- 麻醉的选择必须考虑到产时发热的潜在原因、产妇的临床状况，以及使用椎管内麻醉的风险和益处。

七、椎管内麻醉

- 椎管内麻醉很少用于中枢神经系统（CNS）感染（脑膜炎、硬膜外脓肿和蛛网膜炎），但理论上来说，对于有脓毒血症的产妇来说仍然是有风险的。

- 目前的证据表明，如果已经进行治疗（抗生素和解热药），且产生足够的效果（如产妇体温下降）[10]，则对因全身感染而患有产时发热的产妇进行椎管内麻醉是安全的。

- 如果椎管内麻醉被认为是合适的，那么分娩患者早期硬膜外置管可能是有益的，因为产时发热的产妇发生功能障碍性分娩和紧急剖宫产的风险更高。但是，当产时发热是由于注射部位的局部感染引起时，椎管内麻醉是绝对禁忌证，应向患者提供其他镇痛和麻醉的选择。

• 在进行椎管内麻醉时，无菌操作很重要，特别在怀疑有全身感染时尤为重要。

• 硬膜外间隙感染的风险随着硬膜外导管置入时间的延长而增加，然而，即使存在产时发热，在围生期短时间使用硬膜外麻醉或麻醉也是安全的[9]。

• 对诊断产时发热并进行椎管内麻醉的产妇必须密切随访，因为及时诊断和处理中枢神经系统感染是获得最佳临床结局的必要条件。

八、全身麻醉

• 如果产时发热是由于感染因素引起，并伴有血流动力学不稳定（严重脓毒血症 / 败血症性休克），椎管内麻醉可能是禁忌证，剖宫产时需要全身麻醉。

• 预给氧对这些患者至关重要，因为脓毒血症与代谢率和耗氧量增加有关，预给氧可以使患者快速达到氧饱和。

• 如果存在呼吸道感染（气道刺激和分泌物增加），对于气道管理更有挑战，必须准备好困难气道的插管装备。

• 理想情况下，所有诊断为脓毒血症的产妇应在全身麻醉诱导前充分复苏，以促进胎儿在子宫内复苏。然而，这在紧急剖宫产时可能不能实现，另外，对于这些患者，可以考虑使用氯胺酮和依托咪酯，与丙泊酚和硫喷妥钠相比，氯胺酮和依托咪酯血流动力学更稳定（对全身血管阻力和血压的影响较小）。

• 全身麻醉对子宫张力的影响，以及继发于脓毒血症的潜在凝血障碍，都会导致严重出血及持续低血压。因此，对于这些患者可能需要有创监测和输血。

参考文献

[1] National Institute for Health and Care Excellence, Clinical Guideline 190 (CG 190). Intrapartum care for healthy women and babies. February 2017. https://www.nice.org.uk/guidance/cg190/resources/intrapartum-care-for-healthy-women-and-babies-pdf-35109866447557. Last accessed 11th October 2021.

[2] Higgins RD, Saade G, Polin RA, Grobman WA, Buhimschi IA, Watterberg K, Silver RM, Raju TNK; Chorioamnionitis Workshop Participants. Evaluation and Management of Women and Newborns with a Maternal Diagnosis of Chorioamnionitis: Summary of a Workshop. Obstet Gynecol. 2016;127:426-36.

[3] Sultan P, David AL, Fernando R, Ackland GL. Inflammation and Epidural-Related Maternal Fever: Proposed Mechanisms. Anesth Analg. 2016;122:1546-53.

[4] Reilly DR, Oppenheimer LW. Fever in term labour. J Obstet Gynaecol Can. 2005;27:218-23.

[5] Hauth JC, Gilstrap LC 3rd, Hankins GD, Connor KD. Term maternal and neonatal complications of acute chorioamnionitis. Obstet Gynecol. 1985;66:59-62.

[6] Petrova A, Demissie K, Rhoads GG, Smulian JC, Marcella S, Ananth CV. Association of maternal fever during labor with neonatal and infant morbidity and mortality. Obstet Gynecol. 2001;98:20-7.

[7] Newton ER. Chorioamnionitis and intraamniotic infection. Clin Obstet Gynecol. 1993;36:795-808.

[8] Lieberman E, Lang J, Richardson DK, Frigoletto FD, Heffner LJ, Cohen A. Intrapartum maternal fever and neonatal outcome. Pediatrics. 2000;105(1 Pt 1):8-13.

[9] Committee Opinion No. 712: Intrapartum Management of Intraamniotic Infection. Obstet Gynecol. 2017;130:e95-101.

[10] Wedel DJ, Horlocker TT. Regional anesthesia in the febrile or infected patient. Reg Anesth Pain Med. 2006;31:324-33.

第54章 硬膜外分娩镇痛失败
Failed Epidural Analgesia During Labour

Alex Sia Ban Leong Sng Stephen Ramage Sarah Armstrong Pervez Sultan 著

乔 佳 译 邬其玮 校

硬膜外分娩镇痛的失败率为 12%～14%，在取得椎管内分娩镇痛知情同意时应告知患者[1, 2]。其中半数失败病例可以通过采用下文中的方法发挥镇痛效果，占总数 7% 的患者需要重新放置硬膜外导管[2]。

硬膜外分娩镇痛效果不佳的识别与管理至关重要，接受不理想的镇痛不仅让产妇感到痛苦，而且在需要紧急剖宫产时，也可能给麻醉科医师带来困难。

一、硬膜外分娩镇痛失败的危险因素

（一）产妇因素

• 高身体质量指数（BMI）。

硬膜外阻滞失败可能是由于难以确定中线（增加单侧或部分镇痛的可能性）和硬膜外间隙的深度，这需要更长的硬膜外穿刺针或超声引导定位。

尽管成功进入硬膜外间隙，但将硬膜外导管固定到皮肤上后，当患者从坐位到仰卧位时，硬膜外导管移位可能导致镇痛不全。因此，当患者处于侧卧位时，最好使用硬膜外导管固定装置确保硬膜外导管紧固在皮肤上，以减少硬膜外导管的移动[3, 4]。

• 脊椎解剖异常（例如，脊柱侧弯或脊柱手术史）。背部结构异常可能导致硬膜外间隙内药物

溶液扩散不充分。

• 椎管内解剖异常。硬膜外纤维束和罕见的硬膜外中隔可导致节段阻滞或单侧阻滞。

• 慢性腰背痛可能与镇痛起效延迟有关。

（二）产科因素

• 快速宫颈扩张。硬膜外麻醉的起效可能需要 15～20min，因此对于快速宫颈扩张的产妇镇痛不充分。

• 胎儿因素。异常胎位，尤其是枕后位，可导致神经压迫和骶骨等骨性结构的过度受压。与此相关的爆发性疼痛严重且难以治疗。

（三）麻醉因素

• 麻醉医师的经验。经验不足的麻醉科医师实施硬膜外阻滞的失败率（以及意外穿破硬脊膜率）较高。

二、硬膜外分娩镇痛失败的原因

（一）硬膜外导管移位

• 横向。导致单侧阻滞。如果硬膜外间隙中的硬膜外导管超过一定长度，则硬膜外导管可能会经椎间孔逸出[5]。

• 血管内。有局部麻醉药中毒的风险。固定前通过硬膜外导管常规回吸有助于减少局部麻醉药意外注入血管的发生率。

• 蛛网膜下腔。可能增加伴有心血管和母胎损

害的高位阻滞，以及全蛛网膜下腔麻醉的风险。如果观察到意外的麻醉快速起效、运动阻滞或血压突然下降，临床医师应保持高度怀疑。

• 硬膜下。硬膜和蛛网膜之间的潜在间隙。硬膜下给药可能导致不可预测的运动和感觉阻滞（通常为高位和斑片状阻滞）。

（二）硬膜外导管的位置不正确（药物注射到错误的位置）

• 初始定位在正确的解剖位置，但导管完全脱离硬膜外间隙。

• 当硬膜外针尖位于皮下组织内，导致导管通过硬膜外间隙的表面时，可能会观察到假的阻力丧失。

（三）设备故障（如果使用输液装置注射硬膜外药物）

• 电源故障。

• 硬膜外导管与输液装置断开。

• 硬膜外导管堵塞或打结引起的机械性梗阻（与多孔导管或新型单孔钢丝加强导管相比，单孔导管更容易堵塞）。

（四）药理/药物遗传学因素

• 局部麻醉药总剂量不正确。

• 对局部麻醉药抵抗（与罕见且与复杂的医学综合征有关，如 Ehlers-Danlos 综合征）。

三、硬膜外分娩镇痛不足的评估

• 复核医疗文书。通过阻力消失法评估的硬膜外间隙的深度、留在硬膜外间隙的硬膜外导管长度，以及在实施分娩镇痛时遇到的任何困难。

• 疼痛评估。确定不适的部位和性质，以及患者是否感到疼痛或压力。使用主观疼痛评分，如轻度/中度/重度或数字分级量表，如 0～10 级。

• 鉴别诊断。排除其他疼痛原因，如子宫破裂（尤其是持续腹痛和有剖宫产术史的患者）和伴有膀胱膨胀的前低位疼痛。许多产房在硬膜外穿刺置管术后常规置入导尿管，但导尿管可能发生阻塞。

• 检查硬膜外导管穿刺部位。评估导管是否存在移位/泄漏/打结等现象。

• 阻滞评估。评估硬膜外麻醉的皮节分布范围，最常用的方法是使用氯化乙酯（冷）喷雾。确保对上下水平都进行双侧评估。评估是否存在足部皮肤温暖，这通常表明交感神经被阻滞。

• 检查硬膜外输注设备、给药设置和硬膜外导管的连接。硬膜外滤器部位的断开十分常见。应排除硬膜外输注装置［如患者硬膜外自控镇痛（PCEA）］故障。

四、排错思路

图 54-1 提供了一个如何管理硬膜外分娩镇痛失败的推荐流程。

• 硬膜外麻醉是否有效？如果没有，硬膜外导管可能未被置入正确的间隙。

– 考量目前分娩的进展程度或在先前置入导管操作时遇到的任何困难，应重新放置硬膜外导管的可能性较高。

• 硬膜外麻醉是否部分起效？

– 如果为双侧阻滞，如果是双侧阻滞，给予 10ml 局部麻醉药和阿片类药物（如 0.1% 布比卡因和 2μg/ml 芬太尼）的低剂量混合物（low dose mixture，LDM），可以提高患者感觉阻滞平面，两次给药之间应间隔足够时间来评估有效性和检查如高位阻滞或心血管不稳定等不良反应。

– 对于单侧阻滞或斑片状阻滞，将硬膜外导管拔出 1cm（确保导管保持无菌状态），并在患者处于侧卧位、疼痛侧朝下的体位下给予 LDM 10ml 作为负荷量。确保硬膜外间隙内至少有 3cm 的导管。

• 疼痛定位在哪里？低位骶部疼痛可能反映异常胎位，尤其是枕后位或"背靠背"位。会阴疼痛可能由神经根受压引起。

– 骶部阻滞可通过额外给药（如 10ml）LDM 来优化。虽然许多临床医生提倡患者坐位给药，但几乎没有证据支持这种做法；单

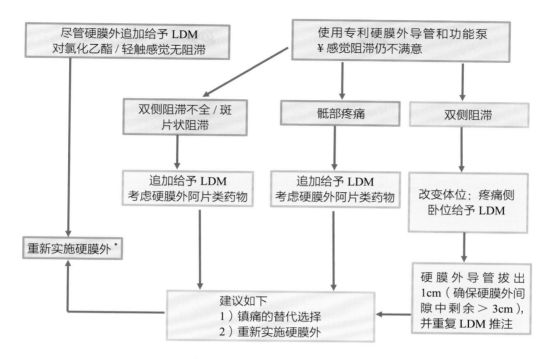

▲ 图 54-1　硬膜外分娩镇痛失败的管理

LDM: 硬膜外低剂量混合物（如 0.1% 布比卡因和 2μg/ml 芬太尼）
追加：例如，给予 10ml LDM 超过 1min（如 5min 后评估阻滞平面，未起效或者效果轻微则进一步给予 10ml）。硬膜外阿片类药物：芬太尼 50～100μg；决策和容量取决于各机构流程。蓝箭代表如已采取的措施失败后做出的后续决策。
¥. 如果在评估的任何阶段发现导管置入血管内都应重新实施硬膜外置管。*. 如果决定重新实施，应考虑腰硬联合麻醉

次快速给予 LDM 可以改善药物在骶部的扩散，而患者体位影响可以忽略不计。

– 对于会阴疼痛，考虑添加脂溶性阿片类药物。在 10ml 0.9% 生理盐水中稀释 100μg 芬太尼，并给予 50～100μg（5～10ml）。这也可以改善骶部不适。

如果执行了上述所有措施，仍没有达到满意的镇痛效果，则考虑重新放置硬膜外导管。应告知产妇，再次硬膜外麻醉也可能无法提供满意的镇痛效果。蛛网膜下腔麻醉 – 腰硬联合（CSE）可以提供更快的镇痛，并将随后发生单侧阻滞的机会降至最低[6]。如果进一步的椎管阻滞穿刺困难或不成功，则瑞芬太尼患者自控静脉镇痛（PCA）可能是一些中心的合适选择，这取决于该操作和受过适当培训的助产人员是否可用。

五、随访

应进行硬膜外麻醉后患者体验和满意度的随访，以解决问题并提升医院硬膜外麻醉服务的质量。

参考文献

[1] Sng BL, Tan M, Yeoh CJ, et al. Incidence and risk factors for epidural re-siting in parturients with breakthrough pain duringlabour epidural analgesia: a cohort study. Int J Obstet Anesth. 2018;34:28-36.

[2] Pan PH, Bogard TD, Owen MD. Incidence and characteristics of failures in obstetric neuraxial analgesia and anesthesia: aretrospective analysis of 19,259 deliveries. Int J Obstet Anesth. 2004;13(4):227-33.

[3] Odor PM, Bampoe S, Hayward J, Chis Ster I, Evans E. Intrapartum epidural fixation methods: a randomised controlled trial ofthree different epidural catheter securement devices. Anaesthesia. 2016;71:298-305.

[4] Hamilton CL, Riley ET, Cohen SE. Changes in the position of epidural catheters associated with patient movement. Anesthesiology. 1997;86:778-84.

[5] Afshan G, Chohan U, Khan FA, Chaudhry N, Khan ZE, Khan AA. Appropriate length of epidural catheter in the epiduralspace for postoperative analgesia: evaluation by epidurography. Anaesthesia. 2011;66:913-8.

[6] Heesen M, Van de Velde M, Klöhr S, Lehberger J, Rossaint R, Straube S. Meta-analysis of the success of block followingcombined spinal-epidural vs epidural analgesia during labour. Anaesthesia. 2014;69(1):64-71.

第55章 蛛网膜下腔麻醉剖宫产失败

Failed Spinal Anaesthesia for Caesarean Delivery

Ban Leong Sng　Alex Sia　Stephen Ramage　Sarah Armstrong　Pervez Sultan　著

林　蓉　译　徐铭军　校

一、简介

据报道，剖宫产蛛网膜下腔麻醉失败的发生率差异很大，为 1%～17%[1-3]。英国皇家麻醉医师学院推荐，择期和急诊剖宫产妇报告疼痛的发生率分别不超过 5% 和 15%，为最佳实践的标准[4]。

二、剖宫产蛛网膜下腔麻醉失败的定义

出现以下任意一项可以考虑为剖宫产蛛网膜下腔麻醉失败。

- 尝试蛛网膜下腔麻醉，但没有任何阻滞效果，或者更常见。
- 尝试蛛网膜下腔麻醉，导致阻滞不全。具体来讲，包括以下几个方面的不足。
  - 阻滞平面高度。
  - 阻滞的质量。
  - 局部麻醉药作用时间[1]。

剖宫产蛛网膜下腔麻醉失败所导致的后果是非常严重的。

- 对于产妇，蛛网膜下腔麻醉相较于全身麻醉更为安全。回顾过去 60 年来产妇死亡率，剖宫产由全身麻醉转变为蛛网膜下腔麻醉的重大变革在改善产妇安全方面扮演了重要角色[5]。
- 法医学方面，因剖宫产椎管内麻醉不完善引起的索赔均出现在美国封闭式索赔数据库和英国

医疗过失信托计划的显著位置[6, 7]。随着椎管内麻醉在剖宫产中的运用增加，蛛网膜下腔麻醉失败的发生率也随之增加，势必将置产妇于由椎管内麻醉转为全身麻醉的潜在风险之下。

（一）蛛网膜下腔麻醉失败的表现和原因

蛛网膜下腔麻醉失败可表现在许多方面。

- 完全没有阻滞效果（感觉/运动）。
  - 麻醉药并未进入脑脊液（CSF），可能继发于以下情况。
    - 蛛网膜下腔穿刺针定位硬膜外间隙困难，通常是由于患者没有摆好体位，体型限制或错误识别解剖标志所致。
    - 尽管穿刺针放置到位，但无法获取 CSF（有时被称为"干抽"）。
    - 在穿刺针接口处未能正确识别 CSF。有时渗出的局部麻醉药溶液，或者之前硬膜外追加的药液都会虹吸入蛛网膜下腔麻醉穿刺针导致麻醉实施者误以为是 CSF，因此修正了穿刺针位置。
  - 比较罕见的情况是由于蛛网膜下腔麻醉穿刺针误入充满脑脊液的神经束囊肿中，这种神经束囊肿与蛛网膜下腔并不相通，从而形成了蛛网膜下腔麻醉"伪成功"的假象[8]。
  - 比较有争议的是，准备的局部麻醉药失活或有缺陷也可能导致所提供的麻醉失败。然

而，来自一家药品制造商的产品缺陷通知报告检测显示，即使所有药品被召回分析也是符合产品规范的[1]。

• 有阻滞的征象，但在阻滞平面不足的情况下就开始手术，可能继发于以下几种情况。

– 局部麻醉药剂量选择不足。序贯法研究已经明确了剖宫产蛛网膜下腔麻醉药物在10min 内使双侧感觉阻滞平面达到 T_6 节段水平的 50%（ED_{50}）和 95%（ED_{95}）人群有效剂量[9, 10]（表 55-1）。使用低于局部麻醉药 ED_{95} 值的剂量会增加术中追加药物的可能性。

– 未能将足够的局部麻醉药剂量送至蛛网膜下腔。这情况可能是由于注射器连接处药液渗漏所导致，或者如果蛛网膜下腔麻醉穿刺针的尖端骑跨于硬脊膜也会导致仅有部分药物剂量进入蛛网膜下腔（图 55-1）[1]。另外，硬脊膜可能类似于瓣阀活动，在硬脊膜穿破后可以抽吸 CSF，但在向脊髓注射时，膜瓣发生位移，部分注射药液可能就此流入硬膜外或硬膜下隙（图 55-2）。

– 蛛网膜下腔麻醉后管理不足。即刻和急诊剖宫产常受限于时间而无法执行和建立麻醉。同样，虽然蛛网膜下腔麻醉穿刺是成功的，但长时间头高脚低位或坐位并使用了重比重局部麻醉药都可能导致阻滞平面过低。此外，蛛网膜下腔麻醉后不恰当的平面测试也会导致低估或高估了阻滞平面高度，转而导致蛛网膜下腔麻醉操作虽然是成功的但却被贴上了"失败"的标签，或者在还没有达到满意的麻醉效果就开始进行手术了。双侧轻触觉的上阻滞平面达到 T_5 节段水平就可以认为剖宫产蛛网膜下腔麻醉效果是满意的。然而，据针对产科麻醉医师的调查显示，在实际操作中更偏好双侧冷温觉的上阻滞平面达到 T_4 节段水平[11]。

• 局部麻醉药分布不均或出现单边阻滞。这种情况并不常见，可能与解剖异常相关。以下情况可能阻碍或限制了阻滞扩散。

– 脊柱的严重畸形，如脊柱后凸或脊柱侧弯。

– 脊髓病理性损伤，如椎管狭窄。

– 继发于脊柱手术的粘连。

– 蛛网膜下腔隔膜（分隔），较为罕见，可能限制了蛛网膜下腔局部麻醉药的循环。

• 阻滞不全即开始手术，但麻醉不足持续了整个手术。以下情况可导致术中疼痛的发生风险增加（蛛网膜下腔麻醉药的剂量显然是足够的）。

– 手术时间延长 / 复杂。

– 患者焦虑。

– 所使用的蛛网膜下腔麻醉药物剂量要低于 ED_{95} 值（表 55-1）。

手术医生与患者术前充分的沟通可能有助于最大限度地降低术中疼痛的发生风险。将手术因素和患者因素同时纳入考虑可能有助于明确局部麻醉药的剂量，以及麻醉方式的选择［蛛网膜下腔麻醉，还是腰硬联合麻醉（CSEA）或全身麻醉］。手术是否复杂或手术时间是否会延长都是无法预料的，迅速而有效地管理爆发痛（包括考虑中转全身麻醉）是非常重要的，可以控制任何导致产妇的剧痛，从而满足手术的需要。

（二）蛛网膜下腔麻醉失败的管理

剖宫产椎管内麻醉失败的管理通常是相似

表 55-1 剖宫产蛛网膜下腔麻醉在 50% 和 95% 人群中的有效剂量，0.5% 布比卡因的容量呈现在括号中		
鞘内药物	手术成功的 ED_{50} 剂量（ml）	手术成功的 ED_{95} 剂量（ml）
等比重 0.5% 布比卡因（+ 芬太尼 10μg 和吗啡 200μg）[9]	7.25mg（1.45）	13.0mg（2.6）
重比重 0.5% 布比卡因（+ 芬太尼 15μg 和吗啡 75μg）[10]	6.0mg（1.2）	12.6mg（2.52）

ED. 有效剂量

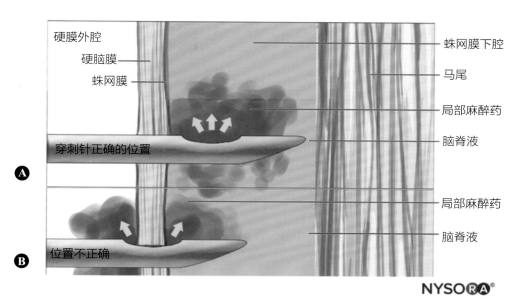

▲ 图 55-1　**A.** 穿刺针位置正确，所有药液都能进入脑脊液；**B.** 穿刺针位置不正确，一部分药液误入硬膜外间隙

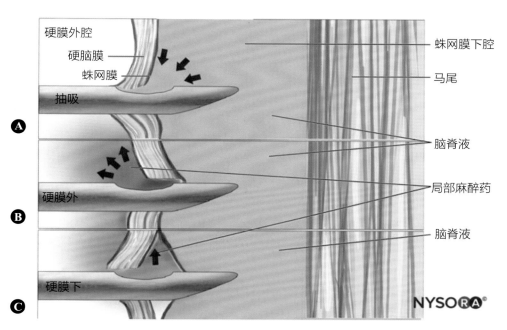

▲ 图 55-2　瓣阀效应

A. 脑脊液可以被抽吸；B. 但在注射时脑膜层发生位移，导致注射药物进入硬膜外间隙；C. 硬膜下间隙

的，包括通过硬膜外导管追加药物，CSE 或通过脊髓注射。

　　将分娩的阶段纳入考虑有助于制订一套系统的方案来管理蛛网膜下腔麻醉失败。

　　• 手术开始前通常以下情况可导致蛛网膜下腔麻醉失败。

　　– 无法定位蛛网膜下腔。

　　– 蛛网膜下腔麻醉实施后无法获得足够的阻滞平面高度。

　　麻醉医师、产科医师和患者需要迅速讨论并做出决断，判明目前的临床情况是否有足够的时间来进一步尝试椎管内麻醉。如果不允许，则应采取全身麻醉。

如果进一步尝试椎管内麻醉，应仔细考虑所选择的麻醉方式。如果初次尝试只获得部分脊髓阻滞，那进一步蛛网膜下腔局部麻醉药剂量理论上可能置患者于高位蛛网膜下腔麻醉或全蛛网膜下腔麻醉的风险之下。如果时间允许，在考虑CSE时，在保证额外硬膜外局部麻醉药剂量的前提下，再次蛛网膜下腔麻醉允许减少20%～30%的用药剂量，以期降低发生高位阻滞的风险，可将阻滞平面控制得比较低[12]。此外，硬膜外穿刺针在穿刺过程中明确出现生理盐水阻力消失，会增加脊髓穿刺针进入蛛网膜下腔再次给药的可能性。

• 术中，但在胎儿娩出前发生蛛网膜下腔麻醉失败如果手术开始后，胎儿娩出前很明显发生了蛛网膜下腔麻醉失败，麻醉医师将面临以下两项挑战。

– 延迟胎儿娩出以处理蛛网膜下腔麻醉失败，可能会导致胎儿并发症和死亡率的增加。

– 母体使用药物后对胎儿的不良反应。

关于新生儿不良反应的证据是存有争议的，说明在脐带钳夹前避免静脉追加阿片类药物可能比较明智。如果需要追加镇痛药，可以使用小剂量的短效阿片类药物，如阿芬太尼（250～500µg）或芬太尼（25～50µg）。考虑到阿片类药物诱发的呼吸抑制风险，应该提供补充吸氧和二氧化碳监测，并告诉儿科医师已经使用过阿片类药物，要做好新生儿复苏的准备。确保50%的一氧化二氮和50%的氧气可以迅速从麻醉机获取，且被大多数产妇所熟知；这种混合气体可以作为脐带钳夹或准备全身麻醉的桥接，不失为一种有效、短期的处理方案。

所有的干预措施都应以与患者及家属（如果在场的话）充分的慰藉和交流为基础。然而，全身麻醉应与患者沟通讨论，包括风险和收益。

三、术中，在胎儿娩出后发生蛛网膜下腔麻醉失败

胎儿娩出后，在处理蛛网膜下腔麻醉失败时选择余地更大，因为此时不需要再考虑发生新生儿死亡或并发症的风险。不过，安慰和交流仍然是初步处理方案的基础。在考虑进一步干预措施时，可以尝试吸入性一氧化二氮来镇痛。警惕呼吸和中枢神经系统抑制征象是非常重要的，因为可能会有缺氧、反流误吸的风险，可能与以下措施有关。

• 使用短效阿片类药物镇痛，如阿芬太尼或芬太尼。不过，还是建议降低补充吸氧的阈值和采用二氧化碳监测。

• 氯胺酮（推荐静脉注射剂量为 0.2mg/kg），一种有效的、针对中度疼痛的非阿片类可替代药物，但可能与出现令患者感觉不快的幻象有关。高血压患者应避免使用氯胺酮。

• 如果疼痛局限于手术区域，可以由手术医师采用局部麻醉药局部浸润，但这情况很少发生。

• 如果需要使用抗焦虑药物可以考虑苯二氮䓬类药物。但非常有必要告诫患者此类药物相关的顺行性记忆缺失的潜在风险。

对于各种导致剖宫产蛛网膜下腔麻醉失败的情况，如果所有改善镇痛可能的尝试都没有成功，那就应该提供全身麻醉。所有的用药，以及与产妇讨论关于镇痛或麻醉的选择都应全面、及时地记录，这不仅是种好的实践，对于以后需要回顾性审查的患者也很有必要。

参考文献

[1] Fettes PDW, Jansson J-R, Wildsmith JAW. Failed spinal anaesthesia: mechanisms, management, and prevention. Br J Anaesth. 2009;102:739-48.

[2] Levy JH, Islas JA, Ghia JN, Turnbull C. A retrospective study of the incidence and causes of failed spinal anesthetics in a university hospital. Anesth Analg. 1985;64:705-10.

[3] Harten JM, Boyne I, Hannah P, Varveris D, Brown A. Effects of height and weight adjusted dose of local anaesthetic for spinal anaesthesia for elective Caesarean section. Anaesthesia. 2005;60:348-53.

[4] Colvin JR, Peden CJ. Raising the standard: a compendium of audit recipes for continuous quality improvement in anaesthesia. London: The Royal College of Anaesthetists, 2012. https://www.rcoa.ac.uk/sites/default/files/documents/2019-09/CSQ-ARB-2012_0.pdf. Last accessed 12th October 2021.

[5] Ngan Kee WD. Confidential enquiries into maternal deaths: 50 years of closing the loop. Br J Anaesth. 2005;94:413-6.

[6] Chadwick H, Posner K, Caplan R, et al. A comparison of obstetric and nonobstetric anesthesia malpractice claims. Anesthesiology. 1991;74:242-9.

[7] Szypula K, Ashpole KJ, Bogod D, et al. Litigation related to regional anaesthesia: an analysis of claims against the NHS in England 1995-2007. Anaesthesia. 2010;65:443-52.

[8] Goyal RN, Russell NA, Benoit BG, Belanger JM. Intraspinal cysts: a classification and literature review. Spine. 1987; 12:209-13.

[9] Carvalho B, Durbin M, Drover DR, Cohen SE, Ginosar Y, Riley ET. The ED50 and ED95 of intrathecal isobaric bupivacaine with opioids for cesarean delivery. Anesthesiology. 2005;103:606-12.

[10] Onishi E, Murakami M, Hashimoto K, Kaneko M. Optimal intrathecal hyperbaric bupivacaine dose with opioids for cesarean delivery: a prospective double-blinded randomized trial. Int J Obstet Anesth. 2017;31:68-73.

[11] Husain T, Liu YM, Fernando R, Nagaratnam V, Sodhi M, Tamilselvan P, Venkatesh S, England A, Columb M. How UKobstetric anaesthetists assess neuraxial anaesthesia for caesarean delivery: national surveys of practice conducted in 2004 and2010. Int J Obstet Anesth. 2013 Nov;22:298-302.

[12] Waters JH, Leivers D, Hullander M. Response to spinal anesthesia after inadequate epidural anesthesia. Anesth Analg.1994;78:1033-4.

第56章 剖宫产术期间疼痛与焦虑

Pain and Distress During Caesarean Delivery

Ryan Howle　Tauqeer Husain　著

熊立娜　译　　曲雪菲　校

产科手术大多在患者清醒状态下采用椎管内麻醉。椎管内麻醉通常是安全的，耐受性良好，不仅能提供良好的镇痛效果，与全身麻醉相比还有许多好处。然而，产科麻醉是发生医疗事故诉讼最多的领域之一，剖宫产术期间经历的疼痛占了很大比例[1, 2]。因此，建议在任何情况下我们都要把麻醉做到最佳并做好详细的记录。

一、原因

根据临床表现或采用的麻醉方式，将剖宫产期间疼痛或痛苦的原因归纳如下。

（一）疼痛

• 椎管内麻醉完全失败。

• 阻滞不全。例如，"斑片状"阻滞或"一个节段未被阻滞"；特定手术操作引起的疼痛，如子宫外置术或擦拭结肠旁沟。

• 麻醉未充分起效即开始手术。

• 椎管内麻醉在手术结束前就已经消退。例如，麻醉药用量不足或手术时间延长

（二）痛苦

• 告知不足或无法应对可预期且不可避免的机械感觉，如手术操作过程中的牵拉和按压。

• 呼吸困难 – 可能原因为主观心理因素或阻滞平面过高引起肋间肌功能障碍。

• 寒战。

• 心理因素，如广义焦虑、悲观。

• 对新生儿状况的焦虑，如已知的出生缺陷；突然紧急分娩；分娩期间的创伤；新生儿复苏。

• 孕产妇并发症，如大出血、子痫、羊水栓塞。

（三）蛛网膜下腔麻醉失败（见第55章）[3]

• 局部麻醉药剂量不足。

• 椎管内麻醉起效时间不足。

• 蛛网膜下腔麻醉针置入位置错误，被误认为已经置入到蛛网膜下腔。

• 不全给药。例如，蛛网膜下腔麻醉针的位置改变或未完全穿破硬脊膜（蛛网膜下腔麻醉笔尖式针的针尖侧孔有时会与硬脊膜部分重叠导致药物同时注射到蛛网膜下腔和硬膜外间隙）。

• 脊柱或硬脊膜囊的解剖变异。

• 患者体位不当。例如，在使用重比重局部麻醉药后，头高位或长时间坐位。

（四）硬膜外麻醉失败（见54章节）

• 局部麻醉药剂量不足。

• 椎管内麻醉起效时间不足。

• 局部麻醉药容量不足，无法实现硬膜外扩散。

• 局部麻醉药硬膜外给药速度缓慢—高压 / 快速硬膜外单次注药可观察到局部麻醉药在硬膜外间隙扩散更好。然而，必须采取预防措施，以尽量减少意外将大剂量局部麻醉剂注入静脉或蛛网

膜下腔的风险。在紧急情况下，应在给予适当的试验剂量后分次给予大剂量的局部麻醉药。

- 硬膜外导管置入位置不佳或硬膜外导管脱出。

二、麻醉管理

（一）术前管理

- 使用多种方法测试和记录阻滞的范围。
  - 冷感觉可以通过冰或氯乙烷（冷）喷雾剂进行评估。
  - 轻触感可以通过氯乙烷喷雾剂的初始"吹气"感或用棉絮或纸巾来评估。
  - 应注意将完全身麻醉醉平面（如完全没有冷觉）与感觉有一些迟钝的过渡区（如感觉一点冷觉）和非麻醉区域（如完全感觉冷觉）区分开来（图 56-1）。
  - 为了避免受到阻滞平面上升过快的影响，应选择一个比较麻醉和非麻醉感觉的参考区域。脸颊或前额由脑神经支配，因此是理想的，但应注意氯乙烷不要喷入患者的眼睛！
  - 在麻醉文献中，适合剖宫产术的椎管内麻醉平面上限为轻触感达到双侧 T_5 皮肤节段。然而，产科麻醉科医师的调查表明，在临床实践中最适合的平面上限为冷感觉达到 T_4 节段[4]。
  - 良好的临床实践会受到当地指南和个人临床经验的影响。然而，应该使用轻触感和冷感觉来评估阻滞平面的范围，并做好记录。
- 向患者解释预期的感觉（如子宫底压迫），以及在椎管内麻醉下手术中不应发生的感觉（如尖锐痛）。
- 在椎管内麻醉充分起效前不允许进行手术，如阻滞不全，要准备再次穿刺或改为全身麻醉。

（二）术中管理

- 去了解患者可能出现的任何不适，并提供帮助。
- 提醒手术团队，并要求他们停止手术。下列

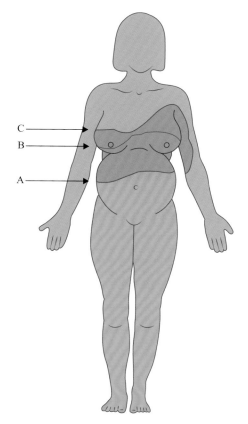

▲ 图 56-1　使用冷感觉（如使用氯乙烷喷雾剂）评估椎管内麻醉后的感觉阻滞平面高度

A."完全身麻醉醉区"（红色）的上限，在此完全感觉不到冷；B. "第一次感受到冷觉"的点；C. "完全无麻醉"区域（绿色）的开始，在该区域可以完全感受到冷觉。A 至 C 代表一个"过渡区"（蓝色），对刺激的感受稍有迟钝（经许可转载，引自 Yentis S. Height of confusion: assessing regional blocks before caesarean section. Int J Obstet Anesth (2006); 15: 2–6.）

情况可不停止手术。
  - 胎儿问题（如胎儿心动过缓时间过长）导致紧急剖宫产，新生儿安全分娩是主要任务。
    - 在新生儿分娩前，出现先兆子宫破裂。
    - 术中出血无法控制。
- 如果在分娩前出现疼痛，考虑如下方面。
  - 如果硬膜外导管位置正确，硬膜外给药（局部麻醉药或局部麻醉药 + 阿片类药物）。
  - 通过麻醉机吸入 50∶50 的氧气和一氧化二氮混合物，模仿许多产妇在分娩时熟悉使用的 Entonox® 的效果。
  - 静脉注射阿片类药物，提醒儿科医师新生

儿娩出后可能出现呼吸抑制（不常见）。

- 如果分娩后出现疼痛，考虑如下方面。
  - 所有上述。
  - 静脉注射阿片类药物。

阿芬太尼 200μg（推荐理由是其起效快、作用时间短和易于滴定）。

芬太尼 20μg（起效慢和作用时间长）。

瑞芬太尼 50μg 随后按 0.1μg/（kg·min）输注（通常需要同时吸氧）[5]。

  - 静脉注射氯胺酮，小剂量开始给药，直到 0.5mg/kg[6]。
  - 苯二氮䓬类药物或丙泊酚已被用于缓解与疼痛无关的焦虑。然而，必须注意避免反流误吸风险高的患者发生过度镇静。
- 无论使用何种镇痛方法，都要重新评估患者，以确保患者已经处于足够的舒适状态。
- 如果疼痛持续，可转换为全身麻醉。

（三）术后管理

- 确保有良好的实时记录。
- 倾听患者的意见，理解并适当安慰。
- 在产后病房和（或）门诊预约时提供麻醉随访。
- 如果需要进一步的随访，请通过书面通知家庭医生或全科医生。

三、是否再次蛛网膜下腔麻醉

如果椎管内阻滞不能提供足够的椎管内麻醉效果，在时间允许的情况下，可以考虑再次行脊髓阻滞。关于上述情况，临床麻醉医师已经提出了各种解决方案，但哪种为最佳方案还未达成共识。

- 蛛网膜下腔麻醉（标准剂量）。有些人主张在阻滞完全失败或单纯硬膜外给药不足且既往没有蛛网膜下腔麻醉的情况下使用此方法。然而，由于有发生阻滞平面过高或全蛛网膜下腔麻醉的风险，建议谨慎使用。
- 蛛网膜下腔麻醉（减少 20%～30% 剂量）。

由于硬膜外间隙液体压迫硬膜囊或初次阻滞也是采用蛛网膜下腔麻醉[1]，要考虑对复合血流动力学的效应影响。

- CSE。也可减少蛛网膜下腔麻醉用药量（从而将发生阻滞平面过高或全蛛网膜下腔麻醉的潜在风险降到最低），但必要时也可使用硬膜外导管追加药物以加强脊髓阻滞。

四、术中镇痛

镇痛方法的选择取决于如下几个方面。

- 手术的紧急程度。
- 新生儿的分娩阶段。
- 停止手术是否会危及胎儿的健康，如已切开子宫而胎儿未娩出。
- 如果预期疼痛是短暂的，如子宫按压。
  - 这样的情况有时可以通过解释和安慰来缓解焦虑。
- 氧气中是否含有一氧化二碳。
- 如果预计手术时间会超过麻醉作用时间。
  - 手术结束前由于脊髓阻滞作用消退引起的疼痛需要与患者讨论镇痛方案。
  - 如果可行，可以进行硬膜外给药，手术应暂停，直到麻醉起效。
  - 如果手术即将关腹，可以使用短效阿片类药物，直到手术结束，但可能引起不必要的恶心或镇静。
  - 普遍认为，如果疼痛是由椎管内麻醉不足引起的，则应提供全身麻醉作为替代方案，并解释相关风险。

五、术后随访

如果分娩紧急，出现并发症或经历了严重的疼痛，分娩可能是一种创伤性的经历。一些女性还会发展为创伤后应激障碍（post-traumatic stress disorder，PTSD）[7]。随访可以识别有风险的女性，并且可以向她们提供咨询和讨论病情的机会，因此麻醉医师和（或）临床心理学家的随访是必要的。

参考文献

[1] Husain T, Feranndo R. Intraoperative management of inadequate neuraxial anaesthesia. In: Oxford Textbook of Obstetric Anaesthesia. Eds. Clark V, Van de Velde M, Fernando R. Oxford University Press 2016. p. 323-36.

[2] Szypula K, Ashpole KJ, Bogod D, Yentis SM, Mihai R, Scott S, Cook TM. Litigation related to regional anaesthesia: an analysis of claims against the NHS in England 1995-2007. Anaesthesia. 2010;65:443-52.

[3] Fettes PD, Jansson JR, Wildsmith JA. Failed spinal anaesthesia: mechanisms, management, and prevention. Br J Anaesth. 2009;102:739-48.

[4] Husain T, Liu YM, Fernando R, Nagaratnam V, Sodhi M, Tamilselvan P, Venkatesh S, England A, Columb M. How UK obstetric anaesthetists assess neuraxial anaesthesia for caesarean delivery: national surveys of practice conducted in 2004 and 2010. Int J Obstet Anesth. 2013;22:298-302.

[5] van de Velde M. Remifentanil for obstetric analgesia and anesthesia: a review of the literature. Acta Anaesthesiol Belg. 2005;56:45-9.

[6] Heesen M, Böhmer J, Brinck EC, Kontinen VK, Klöhr S, Rossaint R, Straube S. Intravenous ketamine during spinal and general anaesthesia for caesarean section: systematic review and meta-analysis. Acta Anaesthesiol Scand. 2015;59:414-26.

[7] Yildiz PD, Ayers S, Phillips L. The prevalence of posttraumatic stress disorder in pregnancy and after birth: A systematic review and meta-analysis. J Affect Disord. 2017;208:634-45.

第 57 章　椎管内麻醉后背痛
Backache After Neuraxial Anesthesia

Adel Alqarni　Christian Loubert　著

邸绘婷　译　周　瑶　校

椎管内麻醉后背痛是指行椎管内麻醉的患者出现的背痛。这种疼痛通常局限于下背部，很少辐射到下肢。

一、发病率

背痛是妊娠期常见的症状，50% 的孕妇会有背痛[1]。据报道，43% 和 23% 的患者在分娩后 6 个月和 3 年内持续背痛[2, 3]。图 57-1 显示了妊娠期发生的肌肉骨骼变化，可能导致正常妊娠期间背痛。

二、病因

其病因尚不清楚。虽然较粗大的钝性硬膜外穿刺针引起的韧带损伤被认为是引起背痛的原因[4]，但多项研究未能发现椎管内麻醉和产后背痛之间的因果关系[5, 6]。

三、机制

除导致背痛的患者和产科因素外，理论上，椎管内麻醉技术可通过以下两种主要机制引起背痛。

• 穿刺针导致的韧带、筋膜或骨撕裂伴局部出血。

• 肌肉骨骼机制包括脊柱固定、麻醉时椎管旁肌肉松弛、正常腰椎曲度的增加，以及椎管旁韧带和关节囊的拉伸。

四、产后背痛的危险因素

• 产前背痛。

• 妊娠期体重增加。

• 身体质量指数（BMI）增加。

• 多次尝试椎管内麻醉。

• 持续性产后背痛（分娩后至少持续 6 个月的背痛）的风险因素有妊娠前背痛、妊娠期的腰盆腔疼痛和进行重体力活动[2, 7]。

五、预防

除了控制患者和产科的危险因素外，还可以尝试以下几种麻醉干预措施来降低椎管内麻醉后背痛的发生率。

• 超声引导下椎管内麻醉，降低多次穿刺的风险，尤其是在预期穿刺困难的椎管内麻醉情况下（包括脊柱侧弯和肥胖）。

• 硬膜外局部麻醉药中加入地塞米松可能会降低背痛的发生率（在非产科人群已经表明）[8]。

• 硬膜外穿刺前，在皮肤局部浸润麻醉时使用的局部麻醉药中加入消炎药（如酮咯酸）[9]。

注：对于最后两种预防措施，需要进行更多的研究来证实其有效性。

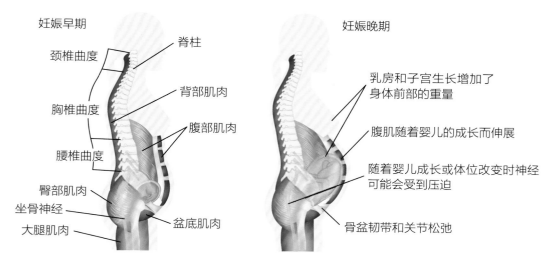

妊娠早期

颈椎曲度
胸椎曲度
腰椎曲度
臀部肌肉
坐骨神经
大腿肌肉

脊柱
背部肌肉
腹部肌肉
盆底肌肉

妊娠晚期

乳房和子宫生长增加了身体前部的重量
腹肌随着婴儿的成长而伸展
随着婴儿成长或体位改变时神经可能会受到压迫
骨盆韧带和关节松弛

▲ 图 57-1 妊娠期背痛的发生机制

六、管理

穿刺部位组织损伤继发的局限性背痛通常是一种轻微的自限性疾病，可能与肌肉痉挛有关。其治疗包括保守措施，如热敷或冷敷，以及非阿片类轻度镇痛药，如非甾体抗炎药（NSAID）。

严重的背痛，尤其是与神经系统症状相关时，可能预示着更严重的并发症，如硬膜外脓肿或血肿，应予以排除。这种情况下，在进行仔细的病史和体格检查后，可能需要咨询神经内科或神经外科医师，并进行 CT 或 MRI 检查。

在严重或持续背痛的情况下，有必要转诊至疼痛门诊。

参考文献

[1] Ostgaard HC, Andersson GB, Karlsson K. Prevalence of back pain in pregnancy. Spine (Phila Pa 1976). 1991;16(5):549-52.

[2] Mogren IM. BMI, pain and hyper-mobility are determinants of long-term outcome for women with low back pain and pelvic pain during pregnancy. Eur Spine J. 2006;15(7):1093-102.

[3] Noren L, Ostgaard S, Johansson G, Ostgaard HC. Lumbar back and posterior pelvic pain during pregnancy: a 3-year follow-up. Eur Spine J. 2002;11(3):267-71.

[4] Dawkins CJ. An analysis of the complications of extradural and caudal block. Anaesthesia. 1969;24(4):554-63.

[5] Breen TW, Ransil BJ, Groves PA, Oriol NE. Factors associated with back pain after childbirth. Anesthesiology. 1994;81(1):29-34.

[6] Macarthur A, Macarthur C, Weeks S. Epidural anaesthesia and low back pain after delivery: a prospective cohort study. BMJ. 1995;311(7016):1336-9.

[7] Mogren IM. Does caesarean section negatively influence the post-partum prognosis of low back pain and pelvic pain during pregnancy? Eur Spine J. 2007;16:115-21.

[8] Wang YL, Tan PP, Yang CH, Tsai SC, Chung HS. Epidural dexamethasone reduces the incidence of backache after lumbar epidural anesthesia. Anesth Analg. 1997;84(2):376-8.

[9] Todd G, John A, Vacchiano C, Pellegrini J. Intradermal ketorolac for reduction of epidural back pain. Int J Obstet Anesth. 2002;11:100-4.

第58章　椎管内麻醉后周围神经病变
Peripheral Nerve Lesions After Neuraxial Anesthesia

Adel Alqarni　Christian Loubert　著
周　瑶　译　徐铭军　校

一、简介

产后周围神经病变是指产后感觉和（或）运动障碍，容易被认为是由椎管内麻醉引起，但更为常见的诱因是继发于产科因素。所有产后周围神经病变中只有20%是麻醉相关并发症[1]。

二、发病率

据报道，产后周围神经病变的发病率为（0.6~92）/10 000[2]。

三、危险因素

- 胎先露为持续枕后位（occiput posterior，OP）。
- 巨大儿。
- 头盆不称（胎儿头围大于母亲骨盆）。
- 第二产程延长。
- 产钳助产。
- 截石位时间延长。
- 椎管内阻滞困难（如注射药物时剧烈疼痛、穿刺时有异感、多次尝试椎管内阻滞）。
- 椎管内麻醉起效延迟[1]。

理论上，椎管内麻醉可能会掩盖感觉异常或不适，患者不主动要求变换体位，间接增加周围神经受压时间延长的风险。

四、病因

虽然目前对产后周围神经病变的认识较为深入，但究其病因仍有争议。从已发表的数据来看，产后周围神经病变主要与神经根、神经丛和（或）周围神经受压或受牵拉等产科因素有关（图58-1和图59-1，表58-1）。与麻醉相关的因素主要是穿刺针或硬膜外导管引起的神经根病变（图59-1）[3, 4]，且绝大多数与麻醉相关的神经病变是暂时性的，可在3个月内恢复[3, 5-7]。

五、预防

- 在椎管内麻醉穿刺过程中，若患者出现异感，应立即停止硬膜外针或腰麻针的推进，调整进针方向。如果异感持续存在不缓解，则应立即拔出硬膜外针或腰麻针或硬膜外导管。
- 避免长时间的固定体位，因其可能导致神经受压。
- 鼓励产妇定期更换体位。
- 当使用低剂量局部麻醉药/阿片类药物组合时，新出现的麻木或无力可能是神经受压的迹象，出现这种症状应立即改变体位。

六、诊断和治疗

- 详细回顾麻醉和产科病史。

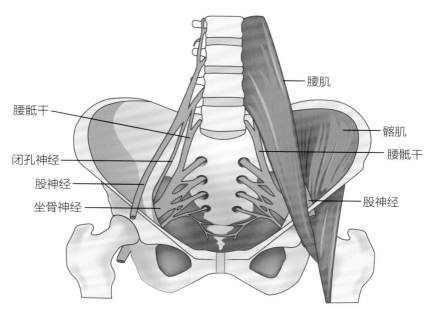

▲ 图 58-1 骨盆的主要神经及分支

神　经	神经根	机　制	症　状
腰骶干	$L_4 \sim L_5$	• 产钳助产 • 胎头压迫	• 足下垂 [a] • 主要累及 L_5 皮区感觉异常
股神经	$L_2 \sim L_4$	• 髋关节长时间屈曲、外展及外旋 • 长时间截石位	• 髋关节屈曲困难 • 膝反射缺失或 ↓ • 大腿及腿内侧感觉障碍
股外侧皮神经（感觉异常性股痛） [b]	$L_2 \sim L_3$	• 妊娠（30 周）：增大的妊娠子宫引起的神经压迫 • 骨盆手术中使用外科拉钩	大腿前外侧感觉异常
坐骨神经	$L_4 \sim S_3$	• 坐位姿势持续过久 • 剖宫产术中楔形髋垫移位	• 误诊为腰骶干病变 • 膝以下感觉（保留内侧部）及运动障碍
闭孔神经	$L_2 \sim L_4$	胎头	• 髋关节内收及内旋无力 • 大腿内侧上部感觉障碍
腓总神经	$L_4 \sim S_2$	• 长时间蹲位 • 硬物压迫膝盖外侧	• 足下垂 [a] • 小腿前外侧和足背感觉障碍

表 58-1　常见的周围神经病变

↓ . 减弱

a. 足下垂是一个术语，指支配脚踝和脚趾背屈的肌肉无力；b. 神经穿过髂前上棘下方或经腹股沟韧带被卡压

- 椎管内麻醉穿刺针进针的椎间隙水平。
- 穿刺过程中是否存在感觉异常。
- 尝试穿刺次数。

- 是否存在产科高危因素，如患者体位、产钳助产、产床腿蹬和产程时间。
• 体格检查，如神经系统。

- 排除外科急症，如硬膜外脓肿和血肿。
- 神经和（或）神经外科转诊。
- 考虑是否需要行 CT、MRI 和电神经生理学检查。

- 安抚患者在大多数情况下，这些症状是暂时的。
- 告知患者此类并发症并非一定由椎管内麻醉引起。

参考文献

[1] Haller G, Pichon I, Gay FO, Savoldelli G. Risk factors for peripheral nerve injuries following neuraxial labour analgesia: a nested case-control study. Acta Anaesthesiol Scand. 2017;61 (9):1203-14.

[2] Wong CA. Nerve injuries after neuraxial anaesthesia and their medicolegal implications. Best Pract Res Clin Obstet Gynaecol. 2010;24:367-81.

[3] Auroy Y, Narchi P, Messiah A, Litt L, Rouvier B, Samii K. Serious complications related to regional anesthesia: results of a prospective survey in France. Anesthesiology. 1997;87:479-86.

[4] Cook TM, Counsell D, Wildsmith JA, Royal College of anaesthetists third national audit P. Major complications of central neuraxial block: report on the Third National Audit Project of the Royal College of Anaesthetists. Br J Anaesth. 2009;102(2):179-90.

[5] Scott DB, Hibbard BM. Serious non-fatal complications associated with extradural block in obstetric practice. Br J Anaesth. 1990;64(5):537-41.

[6] Sviggum H, Reynolds F, Neurologic complications of pregnancy and neuraxial anesthesia. In: Chestnut DH, Wong CA, Tsen LC, Ngan Kee WD, Beilin Y, Mhyre JM, Bateman BT, Eds. Chestnut's Obstetric Anesthesia: Principles and Practice. 6th Edition, 2019. p. 752-71. Elsevier.

[7] Moen V. Neurological complications of neuraxial blockade. In: Clarke V, Van de Velde M, Fernando R, editors. The Oxford Textbook of Obstetric Anaesthesia. Oxford University Press; 2016. p. 434-53.

第59章 椎管内麻醉后的脊髓病变
Spinal Cord Lesions After Central Neuraxial Blockade

Mary Mushambi　Asif Mahmood　著

张　明　译　　曲雪菲　校

椎管内（蛛网膜下腔和硬膜外间隙）镇痛和麻醉后可能会发生神经系统并发症。这些并发症可以分为脊髓病变和周围神经损伤（见第58章和第60章）。

在产后发生的任何神经系统并发症都需要进行仔细的评估和随访，甚至需要神经系统的紧急会诊和检查。

一、发生率

椎管内麻醉后神经损伤的发生率存在较大差异。发生率受到操作者的经验，实施麻醉的具体环境以及患者的一般状况等因素影响。表59-1给出了椎管内麻醉后神经系统并发症的发生率。

二、椎管内麻醉后的脊髓病理改变

- 脊髓血肿（表59-2）。
- 硬膜外脓肿（表59-3）。
- 直接脊髓损伤（表59-4）。
- 蛛网膜炎（表59-5）。
- 脑膜炎（表59-6）。
- 马尾综合征（表59-7）。
- 神经根损伤后的神经功能缺损的总结（表59-8）。
- 感觉神经的分布有助于区分中枢神经和周围神经损伤（图59-1）。

表 59-1　椎管内麻醉后神经系统并发症的危险因素

	椎管内麻醉
神经损伤（如腿或足部的麻木，腿的无力）	• 持续时间<6个月：罕见（1/1000） • 持续时间>6个月：罕见（1/13 000）
脑膜炎	非常罕见（1/100 000）
硬膜外脓肿	非常罕见（1/50 000）
脊髓血肿	非常罕见（1/170 000）
硬膜外脓肿或血肿导致的严重损伤，包括瘫痪（截瘫）	极其罕见（1/250 000）

经许可转载，引自英国产科麻醉科医师协会（OAA）[1]

	表 59-2　脊髓血肿 [2]	
起病时间	起病较早（1~2 天）	
表现	• 如果区域阻滞的麻醉现象距离最后一次给药持续时间＞8h，应该提高警惕 • 穿刺部位出现局部压痛 • 背部疼痛 • 神经根疼痛（伴或不伴有神经系统改变）	
检查	紧急的影像学检查，如 MRI（磁共振成像）或 CT（计算机断层扫描）	
治疗	• 紧急神经外科会诊 • 血肿引流 • 纠正凝血功能障碍	
小结	• 脊髓血肿的危险因素包括如下方面 　– 椎管内麻醉前即存在凝血功能障碍 　– 拔除硬膜外导管时存在凝血功能障碍 　– 脊柱骨质的病理学改变可能增加穿刺次数，从而在置入蛛网膜下腔麻醉或硬膜外针抑或是硬膜外导管时导致创伤性损伤	

	表 59-3　硬膜外脓肿 [3]	
起病时间	起病较晚（最长 1 个月）：平均在椎管内麻醉后 8 天起病	
表现	• 与脊髓血肿类似（表 59-2） • 腰背部疼痛，局部压痛（伴或不伴有神经系统改变） • 发热和脓毒血症的全身症状和体征 • 白细胞计数增高	
检查	• 紧急的影像学检查，如 MRI（磁共振成像）或 CT（计算机断层扫描） • 血培养	
治疗	• 紧急神经外科会诊 • 对已存在的脓毒血症进行处理 • 手术引流或在 CT 引导下引流 • 持续使用抗生素 6 周	
小结	• 最常见的致病菌为金黄色葡萄球菌和表皮葡萄球菌 • 致病菌可能来自于循环中的内源性细菌 • 致病菌可能是由外部带入，如患者的皮肤或操作者	

表 59-4 直接脊髓损伤 [4, 5]

起病时间	即刻起病（24h 内）
表现	穿刺针置入或注射药物时出现剧烈疼痛，随后发生神经系统异常
检查	紧急 MRI（磁共振成像）
治疗	• 紧急神经内科会诊 • 可能随着时间的推移而自行恢复 • 给予类固醇类药物（无证据支持）
小结	• 脊髓圆锥通常终止于 L_1 水平，但有 2%～20% 的个体其脊髓圆锥终止于 L_2 水平以下 • 应在脊髓圆锥终止水平下方进行药物注射 • Tuffier 线（两髂嵴最高点连线）并不是 $L_{4/5}$ 水平的可靠指标 • 因此应选择尽量低的间隙进行穿刺给药 • 穿刺给药过程中发生的任何疼痛都应停止操作并对穿刺位置再次评估 • 如果有疑问，应使用超声波来确定脊柱水平

表 59-5 蛛网膜炎 [6]

起病时间	突然出现症状，随后数周 / 月出现严重的神经系统异常
表现	• 在椎管内麻醉后的数天甚至数月后，突然发生神经性疼痛，随后神经系统严重恶化 • 灾难性的神经系统损伤，可发展为截瘫甚至死亡
检查	紧急的影像学检查，如 MRI（磁共振成像）或 CT（计算机断层扫描）
治疗	• 紧急神经外科会诊 • 由于手术效果欠佳，因此无证据支持手术治疗
小结	• 蛛网膜炎是一种预后不良的炎症过程 • 诱因包括脑膜炎、创伤或神经毒性化学物质，例如消毒皮肤时使用的高浓度氯己定 • 建议如下 　− 使用低浓度的氯己定（0.5%） 　− 待氯己定或其他消毒皮肤的消毒剂充分干燥后再进行操作 　− 避免实施椎管内麻醉的设备受到氯己定的污染 • 一个个案报道指出在蛛网膜下腔意外注入氨甲环酸，导致严重的神经功能损伤和死亡 • 含有防腐剂的药物禁止在椎管内麻醉中使用

表 59-6 脑膜炎 [7, 8]	
起病时间	起病较早（1～2 天）
表现	• 发热 • 呕吐 • 头痛 • 颈部僵硬 • 畏光 • 抽搐 • 意识改变
检查	• 腰椎穿刺 • 脑脊液生化检查，脑脊液显微镜检查和脑脊液培养 • 血培养 • 脑部 MRI（磁共振成像）或 CT（计算机断层扫描）
治疗	• 紧急转入神经内科治疗 • 使用敏感抗生素
小结	• 脑膜炎可以是由细菌引起的（如草绿色链球菌、肺炎链球菌或奈瑟菌），也可以由病毒引起抑或是无菌性（化学因素）脑膜炎 • 无菌性脑膜炎最常见的诱因是进行椎管内麻醉的设备被氯己定污染 • 应遵循严格的无菌技术，避免引起医源性脑膜炎

表 59-7 马尾综合征 [9]	
起病时间	起病较早（1～2 天）但也有可能在数天后发生
表现	• 马尾综合征的特点是不同程度的 – 骶管麻醉状态 – 括约肌功能障碍，如大便失禁 / 尿潴留 – 下肢感觉运动异常 – 下背部疼痛
检查	紧急 MRI（磁共振成像）
治疗	神经外科会诊
小结	• 马尾综合征可以由压迫，血肿，缺血，创伤或接触有毒化学物质引起 • 通过鞘内微导管注入 5% 重比重利多卡因可能与马尾综合征有关 • 1992 年，在有类似神经损伤的报道后，美国食品药品管理局（FDA）停止了鞘内微导管（27～32G）在非产科患者中的使用 • 随后的动物实验研究表明，暴露在 5% 重比重利多卡因下的神经会永久受损 • 一项大型前瞻性，随机，双盲研究证实，28G 的蛛网膜下腔导管与布比卡因和芬太尼联合应用是安全的 [10]

神经根	运动缺失	感觉缺失	反 射
表 59–8 神经根损伤后的神经功能缺损			
L_2	• 髋关节屈曲 • 大腿内收	大腿前上部	
L_3	• 膝伸肌群 • 股四头肌	• 大腿前下部 • 大腿内侧	
L_4	• 踝关节背屈 • 膝伸肌群	• 大腿外侧 • 小腿内侧	髌骨
L_5	• 大踇趾背屈 • 踝关节背屈	• 小腿外侧 • 足背	
$S_1 \sim S_2$	踝关节足底屈曲	足外侧	踝关节
$S_2 \sim S_5$	肛门和尿道括约肌	会阴	

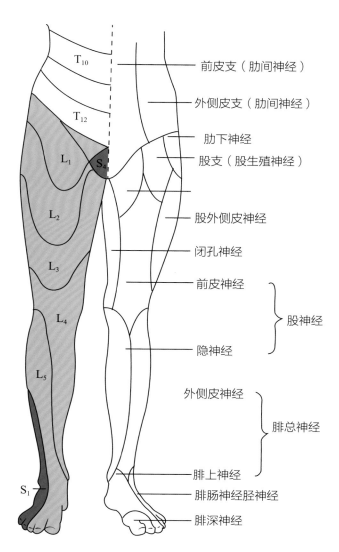

▲ 图 59–1 节段性（右腿）和周围性（左腿）感觉神经分布，有助于区分中枢神经和周围神经损伤

参考文献

[1] Epidural information card. Obstetric Anaesthetists' Association. https://www.labourpains.com/Epidural-Information-Card. Last Accessed 12 October 2021.

[2] Tam NLK, Pac-Soo C, Pretorius PM. Epidural haematoma after a combined spinal-epidural anaesthetic in a patient treated with clopidogrel and dalteparin. Br J Anaesth. 2006;96:262-5.

[3] Tumber SS, Liu H. Epidural abscess after multiple lumbar punctures for labour epidural catheter placement. J Biomed Res. 2010;24:332-5.

[4] Netravathi M, Taly AB, Sinha S, Bindu PS, Goel G. Accidental spinal cord injury during spinal anaesthesia: a report. Annal Indian Acad Neurol. 2010;13:297-8.

[5] Reynolds F. Damage to the conus medullaris following spinal anaesthesia. Anaesthesia. 2001;56:238-47.

[6] Killeen T, Kamat A, Walsh D, Parker A, Aliashkevich A. Severe adhesive arachnoiditis resulting in progressive paraplegia following obstetric spinal anaesthesia: a case report and review. Anaesthesia. 2012;67:1386-94.

[7] Campbell JP, Plaat F, Checketts MR, Bogod D, Tighe S, Moriarty A, Koerner R. Safety guideline: skin antisepsis for central neuraxial blockade. Association of Anaesthetists of Great Britain and Ireland, Obstetric Anaesthetists' Association; Regional Anaesthesia UK; Association of Paediatric Anaesthetists of Great Britain and Ireland. Anaesthesia. 2014;69:1279-86.

[8] Baer ET. Post-dural puncture bacterial meningitis. Anesthesiology. 2006;105:381-93.

[9] Jain M, Srivastava U, Saxena S, Singh AK, Kumar A. Cauda equina syndrome following an uneventful spinal anaesthesia. Indian J Anaesth. 2010;54:68-9.

[10] Arkoosh, VA, Palmer, CM, Yun E, Sharma SK, Bates JN, Wissler RN, Buxbaum JL, Nogami WN, Gracely EJ. A randomized, double-masked, multicenter comparison of the safety of continuous intrathecal labor analgesia using a 28-gauge catheter vs. continuous epidural labor analgesia. Anesthesiology. 2008;108:286-98.

第60章 产科神经麻痹：常见病变及原因

Obstetric Nerve Palsies: Common Lesions and Causes

Asif Mahmood　Mary Mushambi　著

邸绘婷　译　周　瑶　校

分娩后的神经系统并发症通常认为是由椎管内麻醉造成的，但实则有可能是由于分娩过程引起的，周围神经麻痹更是如此。确定神经损伤的正确部位可能需要进行神经传导检查。大多数产科神经麻痹是由于神经失用引起的，通常预计在3个月内恢复（表 60-1）。脊髓病变见第 59 章。

一、发病率

经报道，与产科因素相关的周围神经麻痹发病率为 0.008%~0.92%[1]。

二、腰骶干

腰骶干（$L_4 \sim L_5$）在骨盆缘因胎儿头部下降易受压迫（图 60-1）。这种压迫更可能造成腓神经内侧神经纤维的损伤，而不是胫神经。导致腰骶干受压的因素，包括头盆不称、胎位不正、阴道分娩时间长且困难，以及产妇骨盆解剖结构异常。

临床症状：通常表现为单侧足下垂，伴有感觉障碍，通常影响小腿外侧和足内侧（L_5 皮节）。

三、闭孔神经麻痹

分娩、剖宫产或产钳助产期间，闭孔神经（$L_2 \sim L_4$）在骨盆边缘易受损伤（图 60-1）。

临床症状：髋关节内收和内旋乏力，大腿内侧上部感觉缺失。

四、股神经麻痹

股神经（$L_2 \sim L_4$）不经过骨盆，但经腹股沟韧带下方（图 60-1），在分娩时，髋关节长时间屈曲、外展和外旋，以及长时间截石位，股神经容易受到拉伸。

临床症状：髋关节屈曲和膝关节伸展减弱，爬楼梯变得困难。膝反射缺失或减弱是股神经麻痹最可靠的迹象。大腿前内侧和小腿前内侧感觉丧失。

五、股外侧皮神经

股外侧皮神经（$L_2 \sim L_3$）病变最常发生于神经在经过腹股沟韧带下方的髂前上棘时被卡压。神经受压是由于妊娠期及第二产程阶段腹内压的增高。

临床症状：由于该神经是纯感觉神经，患者出现大腿前外侧感觉异常。

六、坐骨神经麻痹

坐骨神经（$L_5 \sim S_2$）麻痹可由臀部神经受压引起。椎管内阻滞的存在可能会限制产程中的体位改变，从而增加神经麻痹的可能性。剖宫产时髋楔形垫放置不当、截石位时间过长，以及胎儿

神 经	运动缺失	感觉缺失	神经反射
表 60-1 常见的产科神经麻痹 – 运动和感觉缺失			
腰骶干（$L_4 \sim L_5$）	足下垂	• 小腿外侧 • 足内侧	
闭孔神经（$L_2 \sim L_3$）	• 髋关节内收 • 髋关节内旋	大腿内侧上部	
股神经（$L_2 \sim L_4$）	• 髋关节屈曲 • 膝关节伸展	• 大腿前内侧 • 小腿前外侧	膝反射
股外侧皮神经（$L_2 \sim L_3$）	无	大腿前外侧	
坐骨神经（$L_5 \sim S_2$）	膝盖以下	膝盖以下 （但保留内侧）	踝反射
腓总神经（$L_5 \sim S_2$）	足下垂	• 小腿前外侧 • 足背	踝反射

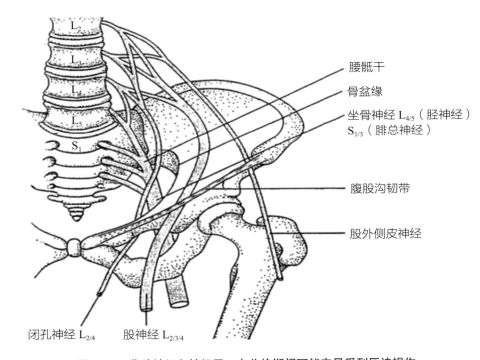

▲ 图 60-1 盆腔神经和神经干，在分娩期间可能容易受到压迫损伤

经许可转载，引自 Holdcroft A, Thomas TA. In: Principles and Practice of Obstetric Anaesthesia. 2000, Oxford: Blackwell Science.

头部的压力导致神经在骨盆边缘受压，从而引起坐骨神经麻痹。

临床症状：膝盖以下感觉丧失（内侧感觉保留），膝盖以下活动减少。

七、腓总神经麻痹

腓总神经（$L_5 \sim S_2$）在经过腓骨头时容易受伤。长时间深蹲（分娩体位）、膝关节过度屈曲、膝关节外侧受到外部的直接压力，以及长时间的截石位均可导致损伤。

临床症状：足下垂，以跨阈步态为特点，通常由于无法抬起脚趾或踝关节背伸不足而拖拽患侧脚趾。小腿前外侧和足背感觉障碍。

八、其他神经麻痹

妊娠可导致周围水肿，对神经造成直接压迫，从而导致神经麻痹。其他损伤包括腕管综合征（正中神经）和贝尔麻痹（面神经/第Ⅶ脑神经）。

九、膀胱功能障碍

第二产程延长、会阴切开、会阴撕裂和新生儿出生高体重（>4kg）是产后膀胱功能障碍的已知危险因素[2]。因此，膀胱功能障碍可能是由产科因素引起的。然而，如果进行椎管内麻醉，必须防止膀胱过度充盈。

十、减少周围神经损伤的防护措施

• 注意患者体位，并鼓励在分娩期间改变体位。

• 避免长时间同一体位，如截石位、髋关节屈曲和外展[3]。

• 髋楔形垫需要准确放置在骨盆，而不是臀部。

• 使用低剂量硬膜外药物（如0.1%左布比卡因），以尽量减少运动和感觉阻滞，并鼓励分娩期间进行活动[4,5]。

参考文献

[1] Wong CA, Scavone BM, Dugan S, Smith JC, Prather H, Ganchiff JN, McCarthy RJ. Incidence of postpartum lumboscaral spine and lower extremity nerve injuries. Obstet Gynecol. 2003;101:279-88.

[2] Cavkaytar S, Kokanalı MK, Baylas A, Topçu HO, Laleli B, Taşçı Y. Postpartum urinary retention after vaginal delivery:assessment of risk factors in a case-control study. J Turk Ger Gynecol Assoc. 2014;15:140-3.

[3] Warner MA, Warner DO, Harper CM, Schroeder DR, Maxson PM. Lower extremity neuropathies associated with lithotomy positions. Anesthesiology. 2000;93:938-42.

[4] Hakeem R, Neppe C. Intrinsic obstetric palsy: case report and literature review. J Clin Diagn Res JCDR. 2016;10:QD06-7.

[5] Reynolds F. Neurological complications of pregnancy and neuraxial anesthesia. In: Chestnut DH, Wong CA, Tsen LC, NganKee WD, Beilin Y, Mhyre JM, editors. Chestnut's obstetric anesthesia principles and practise. 5th ed. Philadelphia: ElsevierSaunders; 2014. p. 739-63.

第 61 章　全身麻醉下术中知晓的报道
Reported Awareness Under General Anaesthesia

Naomi Freeman　David Bogod　**著**
杜唯佳　**译**　　徐铭军　**校**

全身麻醉下的术中知晓（AAGA）是指患者能回忆起全身麻醉期间所发生的事情。

在英国，椎管内麻醉虽然是剖宫产最常用的麻醉方式，但仍然会使用全身麻醉，最常用于急诊手术。

在 2014 年，英国皇家妇产科医师学会（RCOG）和麻醉医师协会举办的第 5 届国家审计项目（national audit project，NAP5）调查了意外全身麻醉下的术中知晓（AAGA）的发生率[1]。在产科中的发生率为 1/670，远远高于整体水平 1/19 000。于是，开展了产妇（意外）知晓直接报告（direct reporting of awareness in maternity patients，DREAMY）的研究[2]，这项前瞻性、多中心的观察性队列研究旨在定性和定量分析产科人群的 AAGA。研究结果显示产科全身麻醉手术出现意外术中知晓的概率较高。

AAGA 的原因仍有争议，但毋庸置疑的是产妇存在术中知晓的多重危险因素，下文将具体展开讨论。

一、AAGA 的危险因素

（一）患者因素

术中知晓病史，女性，年轻人，肥胖，困难气道。

（二）麻醉因素

全凭静脉麻醉（total intravenous anesthesia，TIVA），神经肌肉阻滞，快速顺序诱导，硫喷妥钠（图 61-1）。

（三）手术因素

急诊手术，心脏手术，产科手术，神经外科手术。

（四）环境因素

非工作时间、非手术室手术、低年资麻醉医师。

二、麻醉中的识别

严密监测各项参数和临床体征。当出现以下情况时，当鉴别是否发生了术中知晓。

（一）临床体征

高血压，心动过速，流泪，出汗，瞳孔扩大，呼吸急促，体动（未使用肌肉松弛药）。

（二）麻醉

• 呼气末麻醉气体浓度降低。

• TIVA（全凭静脉麻醉）时脑电双频指数（bispectral index，BIS）数值升高。

• 全身麻醉静脉诱导至吸入药物麻醉维持的间隔时间延长，如困难气道。

三、术后的识别

需警惕 AAGA 可发生在任何时候。早在术后恢复期间，也可发生在术后数月乃至数年。无论

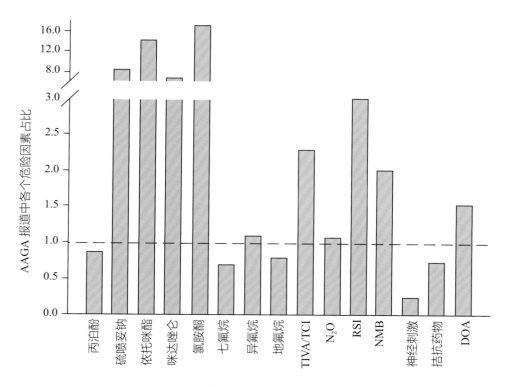

▲ 图 61-1　NAP5 中收集的 AAGA 相关报道的麻醉危险因素。垂直点线以等比例分割。柱状条越长表明在 AAGA 报道中所占的重要性越大；柱状条越短表明在 AAGA 报道中所占的重要性越小

TIVA/TCI. 全凭静脉麻醉 / 靶控输注；N₂O. 氧化亚氮；RSI. 快速顺序诱导；NMB. 神经肌肉阻滞；DOA. 特殊麻醉深度监测［经许可转载，引自英国麻醉医师协会授权的第 5 届国家审计项目（NAP5）］

发生在何时，首先要明确术中知晓的特征。Brice 方案[3] 作为一种广泛应用的研究工具可以用来初步评估术中知晓的特征。

Brice 方案 [3]

1. 您（麻醉）睡着前能回忆起的最后一件事情是什么？
2. 您（苏醒）醒来能记起的第一件事情是什么？
3. 您能在上述睡着 – 醒来的时间段里能回忆起什么吗？
4. 这个过程中您做梦了吗？
5. 您手术最糟糕的事情是什么？

建议在三个时间段询问这些问题，包括全身麻醉苏醒后，苏醒后 24～48h 和之后的 2～3 周。

确定患者回忆起什么内容非常重要，如梦、声音、音乐、麻痹、疼痛、无法说话和呼吸都被报道过。这有助于评估对机体造成的影响，制订后续的治疗和今后的麻醉用药方案。

四、预防 AAGA 及其危害的方法

（一）知情同意

产妇通常比较焦虑，因此术前充分告知，了解产妇的期望值非常重要。在获取患者对全身麻醉的知情同意时应充分告知术中知晓的风险，并告知患者在其失去意识前是否会压迫环状软骨（在产科麻醉中经常使用），以及清醒拔管的可能性。

（二）记录

确保完善各类围术期记录，包括药物使用剂量，生命体征，干预措施，术中怀疑麻醉过浅导致术中知晓的征象（如出汗、流泪、高血压和心动过速）。

（三）药物

• 确保使用了足够剂量的麻醉诱导药物。极度

焦虑和（或）身体质量指数较高的产妇需加大用药量。

• 在诱导时考虑使用短效阿片类药物，如芬太尼。

• 在静脉诱导至吸入麻醉的"稳态"之间麻醉深度可能会减浅，是术中知晓最易发生的时候。在手术室内麻醉，特别是急诊手术。

• 因处理困难气道导致麻醉维持延迟时，应考虑追加静脉诱导药物。

• 考虑增加初始吸入麻醉药物的浓度来缩短达到有效肺泡浓度的时间。

• 密切监测吸入麻醉药物呼气末浓度，对低浓度设置警报。

• 胎儿娩出后不要使用低浓度的吸入麻醉药以降低对宫缩的影响，而是应使用促宫缩药物。

• 产科患者使用 TIVA 时，应使用麻醉深度监测（但非绝对可靠）和常规的 TIVA 方案。

• 在胎儿娩出后应立即给予静脉阿片类药物。

• 如果手术对肌肉松弛的要求不高，手术中可不追加肌肉松弛药使肌力逐渐恢复。

五、处理

AAGA 的后遗症因人而异，有的是非精神症状，有的出现焦虑，抑郁和创伤后应激障碍（PTSD），因此正确处理至关重要。

耐心倾听和安抚患者，并了解她们的症状。应有专门的咨询师来负责相关的病例并持续随访。

（一）可疑术中知晓

• 加深麻醉，提高吸入麻醉药浓度或给予负荷量的静脉麻醉药。

• 术中安抚和关爱患者（患者可能会听到周围发生的事情）。

• 检查或必要时更换麻醉输注系统，确保静脉和吸入麻醉药物被输送到患者体内。

• 告知手术医师，必要时暂停手术直到达到一定的麻醉深度。

（二）术后

随访患者：术后麻醉随访时使用 Brice 方案进行评估。当确认患者存在意外知晓，应采取如下措施。

• 记录患者知晓的内容，详细记录非常重要。

• 安抚并提供后续的医疗支持，必要时由指定的麻醉医师接诊，并同高年资医师讨论处理方案。

• 患者应视为住院患者或门诊患者接受治疗。

• 考虑早期将患者转诊至心理科。

• 咨询家庭医师或全科医师。

• 与高年资医师或顾问探讨。AAGA 会给麻醉医师带来烦恼，因此多寻求帮助。根据机构内的规定规范，必要时应汇报上级医师。

参考文献

[1] Pandit JJ, Andrade J, Bogod DG et al Royal College of Anaesthetists; Association of Anaesthetists of Great Britain and Ireland. 5th National Audit Project (NAP5) on accidental awareness during general anaesthesia: summary of main findings and risk factors. Br J Anaesth. 2014; 113:549-59.https://www.nationalauditprojects.org. uk/NAP5report . Accessed 12th October 2021.

[2] Odor PM, Bampoe S, Lucas DN, Moonesinghe SR, Andrade J, Pandit JJ. Pan-London Peri-operative Audit and Research Network (PLAN), for the DREAMY Investigators Group. Incidence of accidental awareness during general anaesthesia in obstetrics: a multicentre, prospective cohort study. Anaesthesia. 2021;76:759-776.

[3] Brice DD, Hetherington RR, Utting JE. A simple study of awareness and dreaming during anaesthesia. Br J Anaesth. 1970;42:535-42.

第62章 脊柱手术病史患者实施椎管内麻醉

The Patient Requesting Neuraxial Anaesthesia with Previous Spinal Surgery

Thierry Girard 著

白云波 译　曲雪菲 校

　　既往接受过脊柱手术的患者对于产科麻醉医师来说是一个挑战。预期的困难包括如下几方面[1, 2]。

- 由于脊柱的活动能力受限，导致行椎管内麻醉时患者体位摆放困难。

- 由于患者体内存在金属置入物，使得蛛网膜下腔麻醉针或硬膜外针穿刺变得困难或不可能实现。

- 脊柱手术后硬膜外间隙的瘢痕组织会导致局部麻醉药扩散不均，通常被称为"斑片状阻滞"。

- 由于手术损伤了完整的黄韧带，硬膜外针穿刺时意外穿破硬脊膜（ADP）的发生率较高。

　　脊柱侧弯的严重程度通常通过 Cobb 角来量化（图 62-1）。Cobb 角超过 45° 被认为是严重的脊柱侧弯。脊柱侧弯经手术矫正的患者中，实施椎管内阻滞分娩镇痛更加困难和耗时[3]。一旦定位正确，穿刺效率无明显不同[3]。外科手术技术已经有了很大的发展，对于需要置入金属物和脊柱侧弯的矫正手术尤其如此。Harrington 棒的使用基本消失，通常使用保留中线区域的侧向植入物。Bauchat 等的研究发现腰椎微创椎间盘切除术的患者行椎管内阻滞分娩镇痛，除了尝试的穿刺间隙数量增加之外，其成功率与对照组没有差异[4]。在腰椎管狭窄、腰椎间盘疾病或既往接受

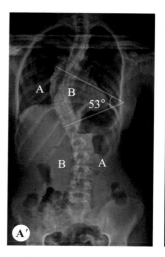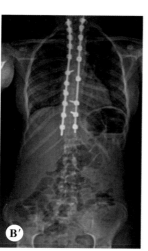

▲ 图 62-1　Cobb 角为 53° 的严重脊柱侧弯经手术矫正前后的图片。字母"A"分别表示胸椎和腰椎的凸侧，字母"B"表示胸椎和腰椎的凹侧

经许可转载，引自 Professor Carol Hasler, University Children's Hospital, Basel, Switzerland.

过脊柱手术的患者中，神经系统并发症的发生率较高（1.1%，95%CI 0.5%～2%）[5]。

一、禁忌证

　　既往接受过脊柱手术的患者如果行椎管内麻醉需要非常谨慎，因为担心既往留存的背痛复发或加重[2]。其禁忌证与未接受过脊柱手术的患者

行椎管内麻醉的禁忌证相同。

- 患者拒绝。
- 计划行椎管内阻滞的区域存在感染。
- 凝血功能异常。

脊柱手术通常需要使用置入物，由于这些置入物本质上是置入的异物，它们容易感染，因此严格无菌操作是非常重要的。

二、特殊问题的步骤

如果有 X 线成像、磁共振成像和计算机断层扫描，则应详细阅读影像资料。手术范围广泛或较罕见的脊柱手术应与专业的脊柱外科医师讨论（图 62-2）。手术入路可能会影响椎管内麻醉。

- 前入路手术。前入路手术内固定对后路结构以及药物在硬膜外间隙或蛛网膜下腔的分布没有影响。
- 后入路手术。使用双侧棒和椎弓根螺钉经常会保留硬膜外间隙，局部麻醉药的分布可能不受影响。
- 椎板切除术。椎板切除术常见的原因是腰椎管狭窄或腰椎间盘突出症。手术有可能损伤黄韧带，硬膜外间隙内可能有"瘢痕"。

脊柱后入路手术可能会损伤黄韧带，这在理论上可能导致在硬膜外针到达硬膜外间隙之前缺乏组织隔断，对生理盐水或空气的阻力消失。此外，硬膜外间隙的后边界消失，可能会导致局部麻醉药从硬膜外间隙向外渗漏。硬膜外间隙内瘢痕组织会阻碍局部麻醉药分布从而可能导致斑片状阻滞。

三、椎管内麻醉实施

如果脊柱手术在 $L_3 \sim L_4$ 椎体以上，建议选择脊柱内固定水平以下的部位进行穿刺，即手术瘢痕下方[2]。

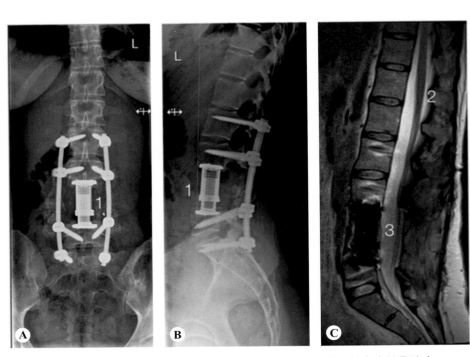

▲ 图 62-2　患者采用前后联合手术入路切除了 L_4 椎体，其为良性骨肿瘤

A 和 B. 前位和侧位 X 线成像。在这个脊椎切除术后，为了保持脊柱的稳定性，在脊柱内插入了一个金属置入物（一个垫环）。C. 磁共振成像（MRI）可以提供一个良好的蛛网膜下腔的视图。1 例择期剖宫产（背部手术后 18 个月）的椎管内麻醉顺利实施

1. 垫环；2. 脊髓圆锥；3. 硬脊膜

经许可转载，引自 Professor Stefan Schaeren, University Hospital Basel, Switzerland.

既往做过脊柱手术的患者，硬膜外间隙穿刺比蛛网膜下腔穿刺的失败率更高。因此对于剖宫产术，单次蛛网膜下腔麻醉是可取的。如果行分娩镇痛，硬膜外阻滞可能比腰硬联合麻醉更可取[3]。这使得更易于评估硬膜外导管的有效性。

对于脊柱侧弯患者，建议从正中入路穿刺，然后将针转向脊柱的凸侧，因为脊柱凸侧的硬膜外间隙明显更宽（图62-3）。

超声检查可以最大限度地帮助定位最佳的穿刺点和进针的方向。对于这类患者，需要掌握更高水平的脊柱超声专业技术知识。

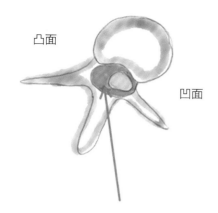

凸面

凹面

▲ 图 62-3 脊柱侧弯患者行椎管内阻滞的穿刺入路。穿刺针向脊柱凸侧倾斜的正中入路。脊柱凸侧的硬膜外间隙（蓝色）明显更宽

参考文献

[1] Preston R. Musculoskeletal disorders. In: Chestnut DH, Wong CA, Tsen LC, Ngan Kee WD, Beilin Y, Mhyre J, editors. Chestnut's obstetric anesthesia: principles and practice. Saunders; 2014. p. 1093-112.

[2] Vercauteren M, Waets P, Pitkänen M, Förster J. Neuraxial techniques in patients with pre-existing back impairment or prior spine interventions: a topical review with special reference to obstetrics. Acta Anaesthesiol Scand. 2011; 55: 910-7.

[3] Bauchat JR, McCarthy RJ, Koski TR, Wong CA. Labor analgesia consumption and time to neuraxial catheter placement in women with a history of surgical correction for scoliosis: a case-matched study. Anesth Analg. 2015; 121(4): 981-7.

[4] Bauchat JR, McCarthy RJ, Koski TR, Cambic CR, Lee AI, Wong CA. Prior lumbar discectomy surgery does not alter the efficacy of neuraxial labor analgesia. Anesth Analg. 2012;115(2):348-53.

[5] Hebl JR, Horlocker TT, Kopp SL, Schroeder DR. Neuraxial blockade in patients with preexisting spinal stenosis, lumbar disk disease, or prior spine surgery: efficacy and neurologic complications. Anesth Analg. 2010;111:1511-9.

第 63 章　母乳喂养和麻醉
Breastfeeding and Anaesthesia

Nuala Lucas　Richard Doyle　著
高　润　译　周　瑶　校

母乳喂养对母亲和婴儿的健康都带来了显著的益处，它可以降低母亲乳腺癌和卵巢癌的发病率，同时将婴儿猝死的风险降低 1/3 以上。据估计，在低收入和中等收入国家，母乳喂养可以减少一半的腹泻和 1/3 的呼吸道感染[1]。有证据表明它还可以预防婴儿成年后的肥胖和糖尿病。世界卫生组织（WHO）建议纯母乳喂养 6 个月，然后根据母亲和婴儿的共同需要，继续母乳喂养并添加辅食至两年或更长时间。

一、麻醉注意事项

- 哺乳期女性麻醉和镇痛药物的安全性。
- 产时镇痛和麻醉对母乳喂养的影响。

二、哺乳期女性麻醉和镇痛药物的安全性[2-5]

哺乳期女性用药的安全性取决于以下几个方面。

- 进入母乳的药量。
- 婴儿口服药物的吸收。
- 婴儿月龄。
- 药物可能对母乳喂养的婴儿产生不良影响。

三、麻醉中使用的药物

常用麻醉药物对哺乳期女性的安全性见表 63-1 和表 63-2，归纳总结如图 63-1 所示。

四、最大限度地提高安全性并尽量减少麻醉药物对母乳喂养影响的围术期策略[4, 5, 6]

- 取消 / 推迟非紧急手术，直到母乳喂养结束。
- 鼓励哺乳期女性在手术前储存母乳，以确保母乳的持续供应。
- 采用各种措施来维持产奶量 – 尽量减少禁食时间，维持水合状态，包括必要时静脉输液。
- 尽可能使用区域 / 椎管内阻滞技术。
- 使用多模式镇痛技术以尽量减少阿片类药物的使用。

五、产时技术对母乳喂养的影响

- 许多研究调查了产时麻醉和镇痛，特别是硬膜外低剂量芬太尼对产后女性母乳喂养的影响。
- 关于硬膜外分娩镇痛是否会对母乳喂养产生负面影响存在争议。
- 目前尚未确定较差的母乳喂养结局与低剂量椎管内技术之间的使动机制，尽管已将其归因于硬膜外使用芬太尼。
- 2016 年发表的一篇综述评估了 23 项关于硬膜外分娩镇痛和母乳喂养结局的研究，其结果相互矛盾[9]。

表 63-1	母乳喂养女性常用麻醉药物及安全性
静脉麻醉药	• 常用的静脉麻醉药（如丙泊酚和硫喷妥钠），单次推注麻醉诱导剂量后，成熟母乳和初乳中的浓度最低 • 对母乳喂养的婴儿是安全的 [7]
挥发性麻醉药	• 母乳喂养的女性使用麻醉气体的数据极少 • 挥发性药物快速排泄，生物利用度低 • 母乳中的药物可能不存在
肌肉松弛药	• 口服生物利用度低 • 不通过血乳屏障（分子量相对较大、脂溶性低和高度离子化） • 对哺乳期女性安全
拮抗药	• 新斯的明和格隆溴铵（季铵类化合物）不会穿透血脑屏障，也不太可能进入乳管 • 关于舒更葡糖钠分泌到母乳中的数据很少 • 舒更葡糖钠的口服吸收率低，对母乳喂养没有预期影响。哺乳期女性中使用是安全的

表 63-2	母乳喂养女性常用镇痛药物及安全性
静脉注射阿片类药物	• 所有阿片类药物都会通过胎盘屏障并可能在产后早期影响新生儿 • 接受全身性阿片类药物的女性应得到适当的支持以建立母乳喂养 • 短效阿片类药物可能优于长效药物
可待因	• 可待因在肝脏中被 CYP2D6（细胞色素 P_{450} 的一种同工酶）代谢为吗啡。由于 CYP2D6 的遗传变异，一些个体是可待因的超快速代谢者，这些人服用可待因后的吗啡水平可以达到高水平 • 一名 13 天的新生儿因母亲服用可待因后因阿片类药物毒性死亡，该患者报告后，多个国际机构（FDA/EMA）发布了关于哺乳期女性使用可待因的警告性建议。该名新生儿的母亲在母乳喂养时服用了可待因，因其是可待因的超快代谢者，可将可待因转化大量的吗啡，进入乳汁后导致新生儿因阿片类药物中毒而死亡 • 2020 年，用来支持该指南的证据受到质疑 [8]，原作者已正式撤回患者报告。尽管如此，国家监管机构没有改变关于在产妇保健中使用可待因的指南
双氢可待因	• 双氢可待因在肝脏中被 CYP2D6 代谢。双氢可待因主要是由于母体复合物产生镇痛作用 • 建议以最低剂量使用，并且限制使用时间
曲马多	• 曲马多通过 CYP3A4 和 CYP2D6 的同工酶，以及肝脏中的葡萄糖醛酸化进行代谢，其代谢物 O- 去甲基曲马多具有药理活性 • 婴儿相对剂量小于活性代谢物的 1%，并且没有对婴儿产生有害影响的报告，但 FDA 建议不要将其用于哺乳期女性，EMA 尚未发布类似的建议
非甾体抗炎药	转移至母乳的量可忽略不计，是安全的

FDA. 美国食品药品管理局；EMA. 欧洲药品管理局

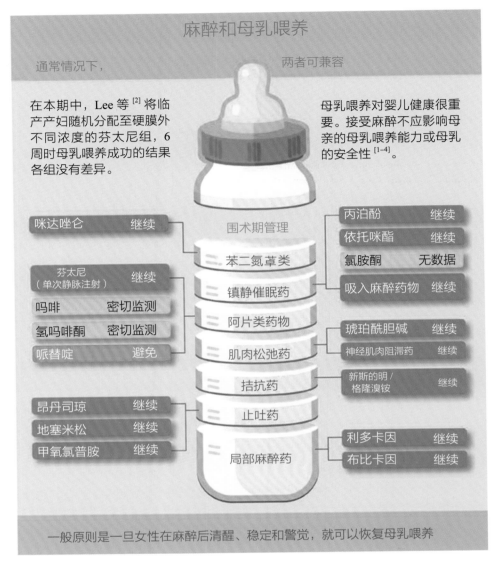

麻醉和母乳喂养

通常情况下，　　　　　　　　　两者可兼容

在本期中，Lee 等 [2] 将临产产妇随机分配至硬膜外不同浓度的芬太尼组，6 周时母乳喂养成功的结果各组没有差异。

母乳喂养对婴儿健康很重要。接受麻醉不应影响母亲的母乳喂养能力或母乳的安全性 [1-4]。

| 咪达唑仑 | 继续 |

围术期管理

丙泊酚	继续
依托咪酯	继续
氯胺酮	无数据

苯二氮䓬类

芬太尼（单次静脉注射）	继续
吗啡	密切监测
氢吗啡酮	密切监测
哌替啶	避免

镇静催眠药

| 吸入麻醉药物 | 继续 |

阿片类药物

| 琥珀酰胆碱 | 继续 |
| 神经肌肉阻滞药 | 继续 |

肌肉松弛药

拮抗药

| 新斯的明 /格隆溴铵 | 继续 |

昂丹司琼	继续
地塞米松	继续
甲氧氯普胺	继续

止吐药

局部麻醉药

| 利多卡因 | 继续 |
| 布比卡因 | 继续 |

一般原则是一旦女性在麻醉后清醒、稳定和警觉，就可以恢复母乳喂养

▲ 图 63-1　常用麻醉药物归纳总结
经许可转载，引自 Wolters Kluwer.

－ 12 项研究表明硬膜外麻醉与母乳喂养成功呈负相关，10 项研究无影响，1 项研究表明两者正相关。

－ 该综述的结论须权衡纳入研究的局限性。大多数研究是样本量小或研究能力不足的观察性研究；镇痛剂的使用方法和剂量存在差异，评估母乳喂养成功的时间、定义和方法也存在差异。

• 两项主要研究 [10, 11] 探讨了分娩时低剂量硬膜镇痛联合芬太尼与母乳喂养之间的关系，但并未证明对母乳喂养结局有负面影响。

• 产科麻醉医师应提倡和支持促进母乳喂养的措施。例如，分娩后皮肤接触和剖宫产后正确的使用阿片类药物。

参考文献

[1] Victora CG, Bahl R, Barros AJ, França GV, Horton S, Krasevec J, Murch S, Sankar MJ, Walker N, Rollins NC. Lancet Breastfeeding Series Group. Breastfeeding in the 21st century: epidemiology, mechanisms, and lifelong effect. Lancet. 2016;387:475-90.

[2] Cobb B, Liu R, Valentine E, Onuoha O. Breastfeeding after anesthesia: a review for anesthesia providers regarding the transfer of medications into breast milk. Transl Perioper Pain Med. 2015;1:1-7.

[3] Ansari J, Carvalho B, Shafer SL, Flood P. Pharmacokinetics and pharmacodynamics of drugs commonly used in pregnancy and parturition. Anesth Analg. 2016;122:786-804.

[4] Reece-Stremtan S, Campos M, Kokajko L. ABM clinical protocol #15: analgesia and anesthesia for the breastfeeding mother, revised 2017. Breastfeed Med. 2017;12:500-6.

[5] Martin E, Vickers B, Landau L, Reece-Stremtan S. ABM clinical protocol #28 peripartum anesthesia and analgesia for the breastfeeding mother. Breastfeed Med. 2018;13:1-8.

[6] Mitchell J, Jones W, Winkley E, Kinsella SM. Guideline on anaesthesia and sedation in breastfeeding women 2020: Guideline from the Association of Anaesthetists. Anaesthesia. 2020;75:1482-1493.

[7] Andersen LW, Qvist T, Hertz J, Mogensen F. Concentrations of thiopentone in mature breast milk and colostrum following an induction dose. Acta Anaesthesiol Scand. 1987;31:30-2.

[8] Zipursky J, Juurlink DN. The implausibility of neonatal opioid toxicity from breastfeeding. Clin Pharmacol Ther. 2020;108:964-970.

[9] French CA, Cong X, Chung KS. Labor epidural analgesia and breastfeeding: a systematic review. J Hum Lact. 2016;32:507-20.

[10] Wilson MJA, MacArthur C, Cooper GM, Bick D, Moore PAS, Shennan A. On behalf of the COMET study group UK: epidural analgesia and breastfeeding: a randomised controlled trial of epidural techniques with and without fentanyl and a non-epidural comparison group. Anaesthesia. 2010;65:145-53.

[11] Lee AI, McCarthy RJ, Toledo P, Jones MJ, White N, Wong CA. Epidural labor analgesia—fentanyl dose and breastfeeding success: a randomized clinical trial. Anesthesiology. 2017;127:614-24.

第64章 产科麻醉中的困难插管和插管失败

Difficult and Failed Intubation in Obstetric Anaesthesia

Sioned Phillips　Roshan Fernando　著

余怡冰　译　　徐铭军　校

大多数孕妇在分娩时不需要全身麻醉（GA），也不需要气管插管和机械通气。事实上，GA下的剖宫产（CD）数量正在减少[1]。然而，当需要对孕妇进行插管时，需要考虑诸多困难气道的因素及其影响。

一、产科麻醉中插管失败的发生率是多少

英国联合产科麻醉科医师协会/困难气道协会（/Difficult Airway Society，OAA/DAS）困难气道指南小组近期发表的一篇文献综述回顾了1970—2015年所有已发表的产科患者插管失败的数据[2]。这么多年来，插管失败发生率并未改变，产科全身麻醉的插管失败率为2.6/100 000（1/390），剖宫产全身麻醉的插管失败率为2.3/100 000[2]。而令人遗憾的是，自1970年以来，由于未能建立气道而发生的产妇死亡率没有得到改善。

二、困难气道的原因

有多种因素导致产科困难气道。

（一）母体因素

• 妊娠期解剖和生理变化。

• 气道黏膜水肿和充血，这会导致妊娠前的Mallampati评分发生改变，并且可能因插管过程

中出血导致潜在问题。

• 妊娠期和分娩期气道水肿的其他原因如下。

　－ 子痫前期。

　－ 静脉输液。

　－ 缩宫素（分娩期间使用，导致液体潴留发生潜在气道水肿）。

　－ Valsalva运动。

• 由于代谢率增加和功能残气量（FRC）减少，呼吸暂停孕妇氧饱和度下降更快。

• 由于食管括约肌张力降低伴随分娩疼痛和阿片类药物使用引起的胃排空延迟，可能会导致胃反流误吸。

（二）情境因素

• 在高压力情况下，这些因素可能发挥很大作用。

• 麻醉医师可能由于椎管内阻滞失败而选择GA，此时麻醉医师已经承受了一定的压力，需要成功实施麻醉。

• 紧急分娩胎儿通常需要GA，这会增加紧迫感，可能会对麻醉相关任务的准备、计划和执行产生不利影响。

• 随着全身麻醉数量的减少，产科气道培训的机会也相应减少。

最近OAA/ DAS关于插管失败的指南如图64-1至图64-6。图64-2强调了插管计划和准

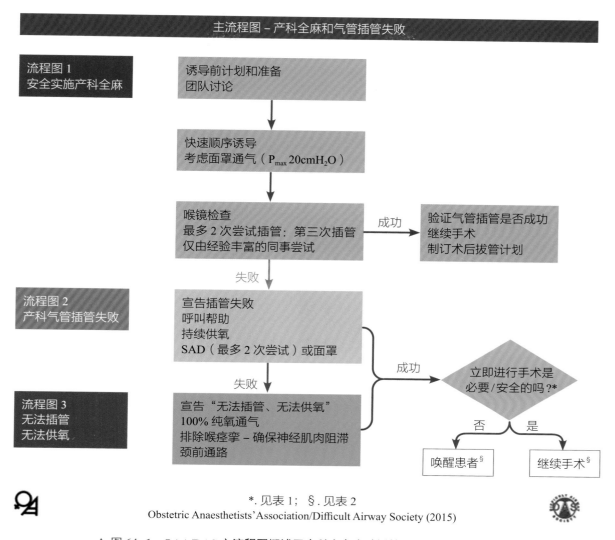

主流程图 – 产科全麻和气管插管失败

流程图 1
安全实施产科全麻

诱导前计划和准备
团队讨论

快速顺序诱导
考虑面罩通气（P_{max} 20cmH_2O）

喉镜检查
最多 2 次尝试插管：第三次插管
仅由经验丰富的同事尝试

成功 → 验证气管插管是否成功
继续手术
制订术后拔管计划

失败

流程图 2
产科气管插管失败

宣告插管失败
呼叫帮助
持续供氧
SAD（最多 2 次尝试）或面罩

成功 → 立即进行手术是
必要/安全的吗?*

失败

流程图 3
无法插管
无法供氧

宣告"无法插管、无法供氧"
100% 纯氧通气
排除喉痉挛 – 确保神经肌肉阻滞
颈前通路

否 → 唤醒患者§

是 → 继续手术§

*. 见表 1；§. 见表 2
Obstetric Anaesthetists'Association/Difficult Airway Society (2015)

▲ 图 64-1 **OAA/DAS** 主流程图概述了产科全身麻醉插管失败时应采取的步骤

经许可转载，引自 Mushambi MC、Kinsella SM、Popat M、Swales H、Ramaswamy KK、Winton AL、Quinn AC. Obstetric Anaesthetists'Association and Difficult Airway Society guidelines for the management of difficult and failed tracheal intubation in obstetrics. Anaesthesia 2015;70:1286-1306.

备的重要性。气道评估可能并不总能预测插管困难，事实上，最近一次回顾分析中有 2/3 的患者在气道评估后未发现困难气道，但随后报告了气管插管困难[2]。除了预测困难气管插管外，还应考虑面罩通气、声门上气道装置（supraglottic airway device，SAD；如喉罩）置入和颈前通路（front of neck access，FON）建立的容易程度。在产前期间，应强调任何预测的困难气道情况，并制订具体的管理方案。

接受择期产科手术的女性应与非产科手术患者禁食要求相同，术前 6h 禁食和 2h 禁水[3]。应鼓励女性在手术前一晚和手术当天上午服用 H_2 受体拮抗药。

在英国，根据产妇接受 GA 的可能性分为高风险和低风险，根据该风险评估，决定饮食。

• 低风险女性可以吃清淡的食物。

• 高风险或接受过阿片类药物的女性只能进食清亮液体，并口服 H_2 受体拮抗药[4]。

如果产妇须行 GA，全身麻醉诱导前也应口服枸橼酸钠。

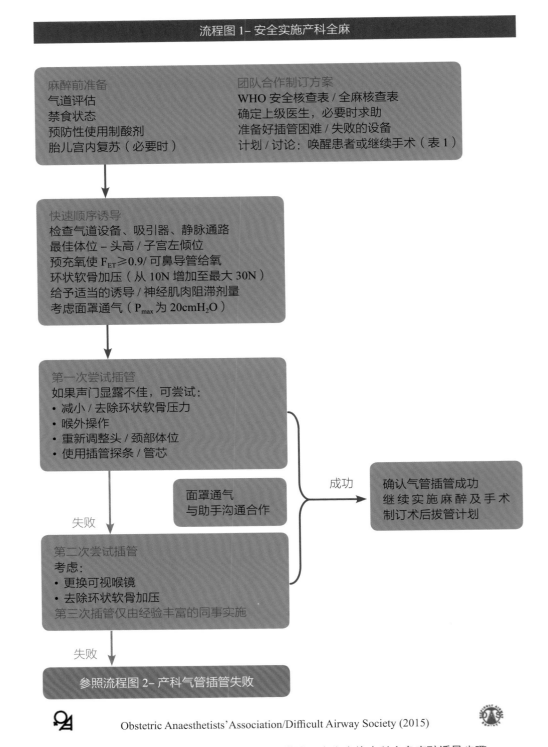

流程图 1– 安全实施产科全麻

麻醉前准备
气道评估
禁食状态
预防性使用制酸剂
胎儿宫内复苏（必要时）

团队合作制订方案
WHO 安全核查表 / 全麻核查表
确定上级医生，必要时求助
准备好插管困难 / 失败的设备
计划 / 讨论：唤醒患者或继续手术（表 1）

快速顺序诱导
检查气道设备、吸引器、静脉通路
最佳体位 – 头高 / 子宫左倾位
预充氧使 $F_{ET} \geqslant 0.9$/ 可鼻导管给氧
环状软骨加压（从 10N 增加至最大 30N）
给予适当的诱导 / 神经肌肉阻滞剂量
考虑面罩通气（P_{max} 为 20cmH$_2$O）

第一次尝试插管
如果声门显露不佳，可尝试：
• 减小 / 去除环状软骨压力
• 喉外操作
• 重新调整头 / 颈部体位
• 使用插管探条 / 管芯

面罩通气
与助手沟通合作

成功

确认气管插管成功
继续实施麻醉及手术
制订术后拔管计划

失败

第二次尝试插管
考虑：
• 更换可视喉镜
• 去除环状软骨加压
第三次插管仅由经验丰富的同事实施

失败

参照流程图 2– 产科气管插管失败

Obstetric Anaesthetists' Association/Difficult Airway Society (2015)

▲ 图 64-2 **OAA/ DAS 指南流程图 1** 描述了安全实施产科全身麻醉诱导步骤

经许可转载，引自 Mushambi MC、Kinsella SM、Popat M、Swales H、Ramaswamy KK、Winton AL、Quinn AC. Obstetric Anaesthetists' Association and Difficult Airway Society guidelines for the management of difficult and failed tracheal intubation in obstetrics. Anaesthesia 2015;70:1286-1306.

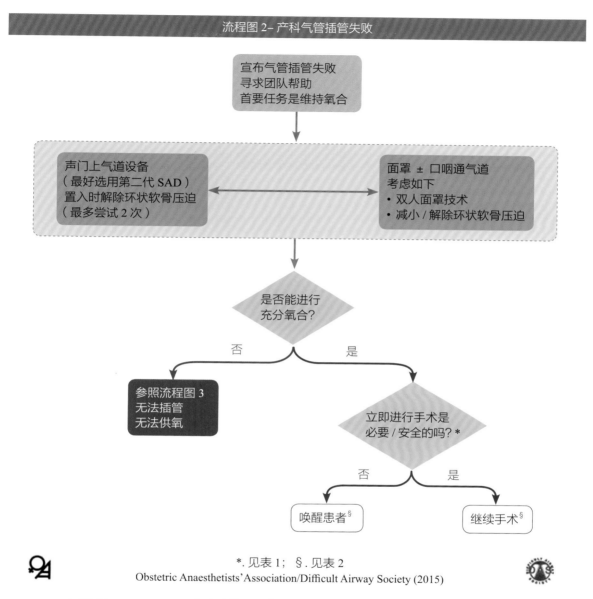

流程图 2- 产科气管插管失败

宣布气管插管失败
寻求团队帮助
首要任务是维持氧合

声门上气道设备
（最好选用第二代 SAD）
置入时解除环状软骨压迫
（最多尝试 2 次）

面罩 ± 口咽通气道
考虑如下
• 双人面罩技术
• 减小 / 解除环状软骨压迫

是否能进行
充分氧合？

否

是

参照流程图 3
无法插管
无法供氧

立即进行手术是
必要 / 安全的吗？*

否

是

唤醒患者§

继续手术§

*. 见表 1；§. 见表 2
Obstetric Anaesthetists' Association/Difficult Airway Society (2015)

▲ 图 64-3 OAA/ DAS 指南流程图 2 描述了产科全身麻醉插管失败后应当采取的步骤

经许可转载，引自 Mushambi MC、Kinsella SM、Popat M、Swales H、Ramaswamy KK、Winton AL、Quinn AC. Obstetric Anaesthetists' Association and Difficult Airway Society guidelines for the management of difficult and failed tracheal intubation in obstetrics. Anaesthesia 2015;70:1286-1306.

胎儿健康一旦受到威胁，必须立即开始宫内复苏（intrauterine resuscitation，IUR）。到达手术室后，应重新评估胎儿状况，这可能会影响麻醉方式和手术速度。

整个团队必须参与到产科患者的管理计划中。应说明患者的临床状况和手术的紧迫性。世界卫生组织（WHO）核对清单可以修改，作为术前安全核查的一部分。其他重要确认内容包括如何联系第二位麻醉科医师，以及如果发生插管失败（failed intubation，FI），是否应将患者从麻醉中唤醒。在第一次尝试插管时即考虑可视喉镜，以提供最佳插管视野，或者在第一次直接喉镜插管失败后，第二次使用可视喉镜尝试插管。

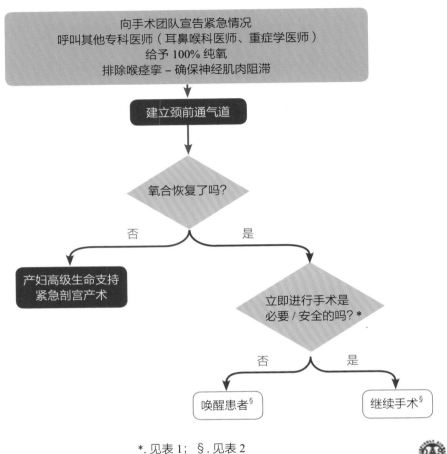

▲ 图 64-4　**OAA/ DAS** 指南流程图 **3** 描述了产科全身麻醉期间 "无法插管、无法供氧"（**"Can't intubate, can't oxygenate"**，**CICO**）紧急状况时应当采取的步骤

经许可转载，引自 Mushambi MC、Kinsella SM、Popat M、Swales H、Ramaswamy KK、Winton AL、Quinn AC. Obstetric Anaesthetists'Association and Difficult Airway Society guidelines for the management of difficult and failed tracheal intubation in obstetrics. Anaesthesia 2015;70:1286-1306.

三、插管失败后是否应继续手术

OAA/DAS 编制了一份表格，列出了有助于做出这一决定的因素（图 64-5）。该表格分为麻醉诱导前和麻醉诱导后两部分。

麻醉诱导前需要考虑的因素有以下方面。

- 产妇和胎儿状况。
- 麻醉科医师的经验。
- 患者的身体质量指数（BMI）。
- 手术因素。

- 误吸风险。
- 可替代的麻醉策略。

　　该表格是一种创新，它可以用来指导在紧急情况下快速做出决策，还可以作为一种教学工具，在培训期间引发讨论。

　　传统上，麻醉医师通常在插管失败后叫醒产妇，从而让产妇能够自主呼吸并充分恢复气道控制。然而，在紧急情况下并不能顺利恢复，甚至导致缺氧。例如，在等待插管失败患者从麻

表1– 继续手术吗？				
考虑因素	唤醒产妇　◄─────────────────────────►　继续手术			
麻醉诱导前 产妇情况	无损害	轻度急性损害	需要液体复苏治疗的出血	• 需要手术纠正低血容量 • 严重的心脏或呼吸功能损害，心搏骤停
胎儿情况	无损害	通过宫内复苏纠正损害，7.15<pH<7.2	尽管实施宫内复苏，但胎心率持续异常，pH<7.15	• 持续性心动过缓 • 胎儿出血 • 疑似子宫破裂
麻醉医师	实习医师	低年资住院医师	高年资住院医师	主治／主任医师
肥胖程度	超级病态肥胖	病态肥胖	肥胖	正常
手术因素	复杂手术或预计有大量出血	• 多个子宫瘢痕 • 预计手术困难	单个子宫瘢痕	无危险因素
误吸风险	进食不久	• 非进食不久 • 临产 • 应用阿片类药物 • 未用制酸剂	• 非进食不久 • 临产 • 应用阿片类药物 • 已用制酸剂	• 禁食 • 未临产 • 已用制酸剂
替代麻醉 • 区域麻醉 • 清醒状态下确保气道	无预知困难气道	预知困难气道	相对禁忌证	• 绝对禁忌证或气管插管失败 • 手术已开始
插管失败后 气道设备／通气	• 面罩通气困难 • 颈前通路	充分面罩通气	第一代声门上气道装置	第二代声门上气道装置
气道损害	• 喉水肿 • 喘鸣	• 出血 • 损伤	分泌物	无明显气道损害

Criteria to be used in the decision to wake or proceed following failed tracheal intubation. In any individual patient, some factors may suggest waking and others proceeding. The final decision will depend on the anaesthetist's clinical judgement.
© Obstetric Anaesthetists' Association / Difficult Airway Society (2015)

▲ 图 64-5　表 1 出自 OAA／DAS 指南，有助于在插管失败时做出决策，是唤醒产妇还是继续手术

经许可转载，引自 Mushambi MC、Kinsella SM、Popat M、Swales H、Ramaswamy KK、Winton AL、Quinn AC. Obstetric Anaesthetists'Association and Difficult Airway Society guidelines for the management of difficult and failed tracheal intubation in obstetrics. Anaesthesia 2015;70:1286-1306.

醉中苏醒时，会出现一定程度的神经肌肉阻滞（琥珀酰胆碱的作用），这可能导致通气不足和缺氧。

四、实践中的变化

在产科插管失败后，实施手术已逐渐成为一种趋势。OAA/DAS 指南小组在文献回顾中发现，在所有确定插管失败的患者中，有 73% 的患者继续进行全身麻醉和手术[5]。

这一变化背后的原因可能包括以下方面。

• SAD 使用经验增加。

• 文献报道 SAD 可安全用于择期剖宫产术，并支持在普通和产科人群中插管失败后使用 SAD[6-8]。

• 强调安全娩出胎儿，而不是传统教学中以母亲为主。

五、OAA/DAS 气管插管失败指南的关键信息

• 在快速顺序诱导（RSI）期间使用（"温和"）面罩通气是可以接受的，以在诱导期间供氧。

• 在气管插管失败时解除环状软骨加压，可以

表 2- 气管插管失败后管理	
唤醒患者	**继续手术**
• 维持氧合 • 若不妨碍通气，则保持环状软骨加压 • 保持头高位或左侧卧位 • 若使用罗库溴铵，则使用舒更葡糖拮抗 • 评估神经肌肉阻滞情况，如果肌松作用延长，需管理意识状况 • 预见喉痉挛/无法插管，无法供氧并做好准备	• 维持麻醉 • 维持通气 – 考虑以下几点 　– 控制或自主通气 　– 若舒更葡糖可得，则使用罗库溴铵 • 预见喉痉挛/无法插管，无法供氧并做好准备 • 最大限度降低误吸风险 　– 保持环状软骨压迫直到分娩（若不妨碍通气） 　– 分娩后仍保持警惕，如发现反流迹象，应再次行环状软骨加压 　– 如果使用第二代声门上气道装置，使用胃管排空胃 　– 减少宫底压迫 　– 静脉注射 H_2 受体拮抗药（如尚未给予） • 由高级别产科医生进行手术 • 告知新生儿科团队插管失败情况 • 考虑全凭静脉麻醉
患者醒后	
• 与产科团队探讨手术紧迫性 • 必要时胎儿宫内复苏 • 再次麻醉，必须由两名麻醉医师共同实施 • 麻醉选择 　– 区域麻醉穿刺体位首选左侧卧位 　– 再次全麻前，清醒时确保气道通畅	

▲ 图 64-6　表 2 出自 OAA/ DAS 指南，概述产科患者插管失败后的管理

经许可转载，引自 Mushambi MC、Kinsella SM、Popat M、Swales H、Ramaswamy KK、Winton AL、Quinn AC. Obstetric Anaesthetists'Association and Difficult Airway Society guidelines for the management of difficult and failed tracheal intubation in obstetrics. Anaesthesia 2015;70:1286-1306.

潜在地改善气管插管时声门显露条件。

• 应在插管失败的早期阶段使用 SAD，暂时解除环状软骨压力以便于放置。放置 SAD 后环状软骨加压的效果尚不清楚。

• 在尝试颈前通路（FON）之前，应使用神经肌肉阻滞药物（如罗库溴铵）。

参考文献

[1] Lipman S, Carvalho B, Brock-Utne J. The demise of general anaesthesia in obstetrics revisited: prescription for a cure. Int J Obstet Anesth. 2005;14:2-4.

[2] Kinsella M, Winton AL, Mushambi, Ramaswamy K, Swales H, Quinn AC, Popat M. Failed tracheal intubation during obstetric general anaesthesia: a literature review. Int J Obstet Anaesth. 2015; 24:356-374.

[3] Smith I, Kranke P, Murat I, Smith A et al. Perioperative fasting in adults and children: guidelines from the European society of anaesthesiology. Eur J Anaesthesiol. 2011;28: 556-569.

[4] National Institute for Health and Care Excellence, Clinical Guideline 190 (CG 190). Intrapartum care for healthy women and babies. December 2014. https://www.nice.org.uk/guidance/cg190. Last accessed 15th October 2021.

[5] M Mushambi, S Kinsella M Popat et al. Obstetric anaesthetists' association and difficult airway society guidelines for the management of difficult and failed tracheal intubation in obstetrics. Anaesthesia 2015; 70: 1286-1307.

[6] Han TH, Brimacombe J, Lee EJ, Yang HS. The laryngeal mask airway is effective (and probably) safe in selected

healthy parturients for elective caesarean section: a prospective study of 1067 cases. Can J Anesth. 2001;48: 1117-21.

[7] Halaseh B, Sukkar Z, Hassan L, Sia A, Bushnaq W, Adarbeh H. The use of Proseal laryngeal mask airway in caesarean section-experience in 3000 cases. Anaesth Intensive Care. 2010;38:1023-8.

[8] Yao W, Li S, Sng B, Lim Y, Sia A. The LMA Supreme in 700 parturients undergoing caesarean delivery: an observational study. Can J Anesth. 2012;59:648-54.

第 65 章　高位蛛网膜下腔麻醉的识别与处理

Recognition and Management of High Spinal Anaesthesia

Adrienne Stewart　Rachel Coathup　著
李秋红　译　　代少兵　校

一、介绍

对于高位蛛网膜下腔麻醉没有严格的定义，其主要内容包括高于手术麻醉需要平面以上的阻滞，T_4 皮节水平以上的阻滞，通常与严重低血压 / 心血管衰竭有关的需要气管插管的严重高位阻滞 [1-3]。全蛛网膜下腔麻醉是指局部麻醉药（local anesthesia，LA）向颅内扩散，最终导致患者意识丧失。然而在医疗实践中麻醉医师不应该等到患者意识丧失才采取行动。

当使用椎管内阻滞时，麻醉的扩散是可变的 [4]。麻醉扩散过高会导致交感神经系统受到抑制，引起母胎严重的并发症。由于担心低位阻滞引起的剖宫产过程中的疼痛带来的诉讼和风险，很多麻醉医师发现采用高胸皮节阻滞令人安心 [2]。然而这种情况可能导致转换为全身麻醉。只要麻醉医师保持警惕和对任何不良体征做出迅速恰当的处理，高位阻滞可以被安全地处理。因此在满足手术麻醉需求，同时减少对母胎的任何不良影响间保持谨慎平衡。

据报道高位椎管内阻滞的发生率也是变化的。一项大型前瞻性研究报道在 16 200 例硬膜外阻滞中有 1 例发生高位脊髓阻滞或全脊髓阻滞 [5]。英国产科麻醉医师协会（OAA）报道高位阻滞的发生率为 1/2000，引发无意识的硬膜外阻滞的发生率为 1/10 万 [6-7]。

二、原因

• 蛛网膜下腔注射后局部麻醉药（LA）在蛛网膜下腔过度扩散。

• 硬膜外导管意外置入蛛网膜下腔或未被识别出蛛网膜下腔导管。

三、鉴别

在产房进行椎管内镇痛管理时，尽早识别出高位阻滞是至关重要的，可以及时采取干预措施进而减少母胎风险。镇痛起效过快、运动阻滞和（或）低血压发生时，麻醉科医师应该考虑是否发生硬膜外导管置入形成蛛网膜下腔导管。

• 在手术室应该常规检测神经阻滞平面。

• 对产妇持续进行心率和血压监测应该可以提示麻醉医师是否存在潜在高风险阻滞。

• 始终与产妇保持良好的口头交流对于尽早识别任何相关迹象至关重要（表 65-1）。

四、管理

对于阻滞扩散到高位胸部皮节，可以采取轻度头高位的体位，用适当的药物处理心血管损害并提供支持治疗。

表 65-1　椎管内阻滞平面上升的临床特征	
神经阻滞平面	临床特征
上胸椎（$T_1 \sim T_4$）	• 心动过缓（由于促进心脏加速的神经纤维受到阻滞） • 低血压
下颈椎（$C_6 \sim C_8$）	• 上肢感觉异常 / 无力 • 呼吸困难
上颈椎（$C_3 \sim C_5$）	• 肩部无力 • 呼吸困难
蛛网膜下腔	• 言语不清 • 镇静 • 意识丧失 • 呼吸暂停

（一）心血管损害

胎盘血流不具备自主调节功能，因而积极处理低血压对于保证胎儿稳态来说至关重要。

• 确保左侧倾斜 / 子宫左倾位。

• 确保大口径静脉通路可用。

• 快速静脉补液。

• 必要时使用血管升压药和抗胆碱能药物，以维持产妇收缩压（图 65-1）。

（二）呼吸系统损害

如果意识水平降低或呼吸能力受损，就有必要对产妇进行全身麻醉、插管和通气。

• 通过面罩通气提供 100% 氧气。

• 向陪同家属简要解释目前患者状况，并询问医护人员以护送患者离开房间。

• 向高年资 / 第二位麻醉医师、麻醉助理、高年资产科医生和助产士 / 产科护士寻求帮助。

• 在分娩病房内，按照当地医院常规 / 惯例进行全身麻醉，由于存在心血管损害可以采取小剂量药物进行麻醉诱导。

• 一旦气道安全，考虑即刻分娩胎儿。

• 维持麻醉状态直到椎管内阻滞完全消失至产妇能够自主通气和维持气道呼吸。这可能需要一些时间，因此可能转运产妇至加强监护病房进行通气支持。

五、其他重要注意事项

• 确保准确详细的病历记录。

• 同所有在场医务人员汇报情况。

• 向患者及家属解释发生了什么。这可以是一个创伤性事件和应该提供持续的心理支持。

• 分娩病房团队的进一步教育学习。例如，在多学科患者演示会议中进行学习要点和潜在管理问题改进的讨论。

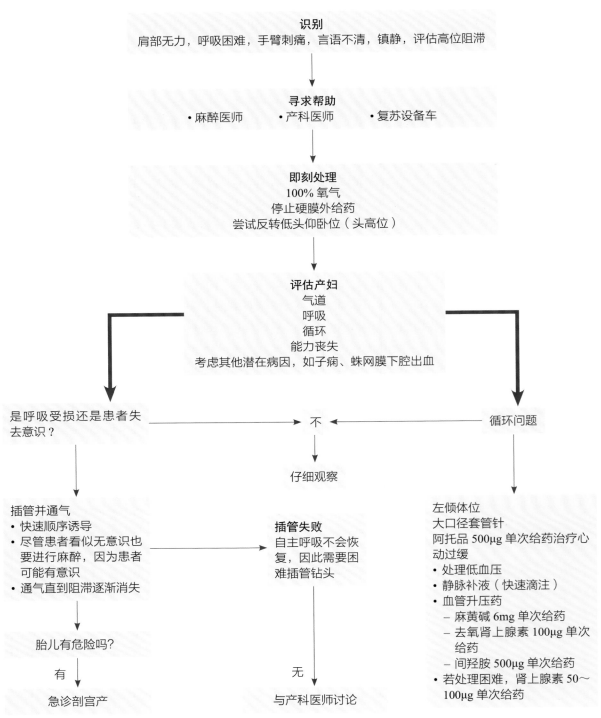

产妇高位椎管内阻滞管理流程图

识别
肩部无力，呼吸困难，手臂刺痛，言语不清，镇静，评估高位阻滞

寻求帮助
• 麻醉医师　　• 产科医师　　• 复苏设备车

即刻处理
100% 氧气
停止硬膜外给药
尝试反转低头仰卧位（头高位）

评估产妇
气道
呼吸
循环
能力丧失
考虑其他潜在病因，如子痫、蛛网膜下腔出血

是呼吸受损还是患者失去意识？　　　　不　　　　循环问题

仔细观察

插管并通气
• 快速顺序诱导
• 尽管患者看似无意识也要进行麻醉，因为患者可能有意识
• 通气直到阻滞逐渐消失

插管失败
自主呼吸不会恢复，因此需要困难插管钻头

左倾体位
大口径套管针
阿托品 500µg 单次给药治疗心动过缓
• 处理低血压
• 静脉补液（快速滴注）
• 血管升压药
  − 麻黄碱 6mg 单次给药
  − 去氧肾上腺素 100µg 单次给药
  − 间羟胺 500µg 单次给药
• 若处理困难，肾上腺素 50～100µg 单次给药

胎儿有危险吗？

有　　　　　　　　　　无

急诊剖宫产　　　　　与产科医师讨论

▲ 图 65-1　高位椎管内阻滞的管理。快速诱导插管

参考文献

[1] Yentis SM Dob DP. High regional block: the failed intubation of the new millennium? Int J Obstet Anesth. 2001;10:159–60.

[2] Newman B. Complete spinal block following spinal anaesthesia. Anaesthesia tutorial of the week 180. WFSA online tutorials. https://resources.wfsahq.org/atotw/complete-spinal-block-following-spinal-anaesthesia. Accessed 15th October 2021.

[3] Poole M. Management of high regional block in obstetrics. Update in Anaesthesia. https://www.e-safe-anaesthesia.org/e_library/13/High_regional_block_in_obstetrics_Update_2009.pdf. Accessed 15th October 2021.

[4] Wei Chang-na, Zhang Yin-Fa, Xia Feng, Wang Li-zhong, Zhou Qing-he. Abdominal girth, vertebral column length and spread of intrathecal hyperbaric bupivacaine in the term parturient. Int J Obstet Anesth. 2017;31:63-7.

[5] Jenkins JG. Some immediate serious complications of obstetric epidural analgesia and anaesthesia: a prospective study of 145,550 epidurals. Int J Obstet Anesth. 2005;14:37-42.

[6] Obstetric Anaesthetists' Association Caesarean Section Information leaflet. FAQs: Your anaesthetic for caesarean section. What are the risks and side effects associated with regional anaesthesia for caesarean section. https://www.labourpains.com/FAQ_CSection. Accessed 15th October 2021.

[7] Obstetric Anaesthetists' Association Epidural information card. https://www.labourpains.com/Epidural-Information-Card. Accessed 15th October 2021.

第66章 胃内容物误吸
Aspiration of Gastric Contents

Cristian Arzola Yusuke Mazda **著**

曲雪菲 **译** 余怡冰 **校**

- 胃内容物误吸入呼吸道是在没有咳嗽反射的情况下发生的，全身麻醉是主要的危险因素。在孕妇中观察到的其他因素包括急诊手术、肥胖、胃食管反流和全身麻醉期间的气道问题[1]。

- 吸入性肺炎是吸入反流的胃内容物后发生的急性化学性肺损伤。发病率和死亡率取决于误吸物的化学和物理性质，以及容量。虽然吸入固体可能导致窒息，但动物研究表明，误吸容量的增加可能具有更高的风险[2]。对患者造成危险的胃容量尚未确定。然而，预防性治疗的合理目标是胃 pH>2.5，以及尽可能小的胃容量[3]。

- 临床上包括口咽部胃内容物、喘息、咳嗽、呼吸短促、发绀、肺水肿、低血压和低氧血症，可迅速发展为严重的急性呼吸窘迫综合征甚至死亡。然而，误吸在临床上也可能是无症状的，仅表现为动脉氧饱和度下降，以及有误吸的影像学证据[1]。

- 误吸是 20 世纪中期与麻醉相关的孕产妇死亡的主要原因，而通过采用椎管内麻醉、药物预防和调整分娩期间的进食量等有助于显著减少这一并发症。尽管如此，由于气道管理困难，与误吸有关的产妇死亡仍时有报道[4, 5]。

一、相关发病率和死亡率

- 误吸造成的孕产妇死亡，发生率为 1/3 000 000[4]。

- 误吸发生率如下。
- 1/1 000（怀孕）。
- 1/2 500（未怀孕）[5]。
- 误吸与困难气道高度相关[5]。
- 拔管期间也经常有误吸的报道[5]。

二、即时管理

- 气管插管控制气道。
- 通过吸引和（或）支气管镜清除大颗粒物。
- 正压通气和保持呼气末正压至少 5cmH$_2$O。
- 不推荐：肺灌洗、预防性抗生素、常规皮质类固醇[1]。

三、后期管理

- 肺保护策略类似于治疗成人呼吸窘迫综合征的肺保护性策略（吸气平台压<30cmH$_2$O，低潮气量 6ml/kg）。
- 尽量减少其他风险（脓毒血症、胃出血、血栓栓塞）。

四、预防

　　除非分娩开始或静脉使用阿片类药物，否则怀孕不会延迟胃排空的时间。然而，食管下括约肌张力降低和插管困难的高风险（见第 64 章）是决定是否需要药物预防的主要因素。带套囊的气管导管仍然是全身麻醉期间气道保护的标准方法，而压迫环状软骨（Sellick Maneuver）的应用仍然存在争议，因其有效性的证据存在相互矛盾，并且可能会导致插管期间喉镜暴露视野变差[6, 7]。

五、药物预防

• 非颗粒抗酸药，枸橼酸钠 30ml，口服。

• H_2 受体拮抗药，雷尼替丁 150mg，口服或 50mg，静脉注射；法莫替丁 20mg，口服或静脉注射。

• 促胃肠动力药，甲氧氯普胺 10mg，口服或静脉注射。

• 非颗粒抗酸药和 H_2 受体拮抗药联合使用比不干预更有效，并且在提高胃 pH 方面优于单独使用抗酸药。当单独用药时，抗酸药优于 H_2 受体拮抗药，后者在增加胃 pH 方面优于质子泵抑制药（PPI）[3]。

• 没有强有力的证据支持常规使用 PPI 来预防孕妇误吸。一项 Meta 分析比较在全身麻醉剖宫产中使用雷尼替丁和 PPI 的误吸风险，结果显示两种药物的疗效相当[8]。因此，在 H_2 受体拮抗药有禁忌的情况下，可选择 PPI 如奥美拉唑 40mg，口服或静脉注射。

• 甲氧氯普胺能够在 15min 内减少胃容量[9]，但存在锥体外系不良反应的风险。目前的证据不支持对所有正常分娩或行择期剖宫产的产妇进行常规药物预防，尤其是行椎管内麻醉的产妇[3, 10]。剖宫产术后加速康复外科（enhanced recovery after surgery，ERAS）强烈建议术前使用抗酸药和 H_2 受体拮抗药[11]，尽管该指南指出证据不足。因此，考虑到最新的建议，药物预防可分层实施（表 66-1）。

胃内容物的物理清除

• 在剖宫产期间预防性使用胃管来预防误吸存在争议。只要产妇是清醒的（没有镇静），在正确实施药物预防的情况下，术前清除胃内容物基本无益。然而，在特殊情况下（如紧急剖宫产）可以考虑在手术完成后全身麻醉苏醒前插入胃管，因为拔管过程中可能会发生误吸[4]。

• 由于孕妇发生鼻出血的风险较高，因此要谨慎选择插入鼻胃管。麻醉科医师应插入 14～18Fr 口胃管。值得注意的是，并不能保证通过胃管能清除所有胃内容物，应同时使用药物预防。如果全身麻醉诱导前未使用枸橼酸钠，胃管也可用作中和胃内容物的一种手段。

• 在目前的产科麻醉实践中，全身麻醉诱导前插入胃管并不常见。只有当产妇有胃胀和胃肠道梗阻的证据时才会考虑。

六、胃超声

• 床旁胃超声在评估误吸风险和临床决策方面是一种很有前景的即时诊断工具[12, 13]。

• 检查。45° 半卧位，先仰卧位，后完全右侧卧位（right lateral position，RL），使用低频（2～5MHz）曲阵探头。

• 超声方向在矢状面到右侧旁矢状面，探头放置在于肝左叶和胰腺之间，在主动脉或下腔静脉

表 66-1　剖宫产的药物预防		枸橼酸钠	H_2 受体拮抗药	甲氧氯普胺
择期	椎管内麻醉	—	—*	—*
	全身麻醉	—	PO	PO
急诊	椎管内麻醉	—	IV	IV
	全身麻醉	诱导前 20min**	IV	IV

PO. 口服给药，在手术前一天晚上和手术当天早上；*. 转换为全身麻醉时，应考虑静脉给药（IV）。**. 急诊情况下手术室给予枸橼酸钠

水平处扫查胃窦。

- 图像识别。

  - 空腹（0 级）：仰卧位和 RL 中的透明液体 / 空气含量最小，胃窦平坦或"牛眼"图像。

  - 透明液体：胃窦扩张伴低回声。

    ◆ 1 级：仅 RL 可见液体，提示胃容量低，与基础胃液相符。

    ◆ 2 级：在仰卧位和 RL 中均可见液体，表明胃液容量超过基础胃液。

  - 黏稠液体或固体：胃窦扩张，具有高回声 / 不均匀的内容物。

- 容量估计：存在各种数学模型，基于测量 45° 半卧位右侧卧位的胃窦横截面积（cross-sectional area，CSA）。特别是对孕妇的研究来看。

  - 禁食足月孕妇的 CSA 正常上限：10.3cm²。

  - 容量（ml）= 27+ [14.6 × CSA（RL）cm²] - （1.28 × Age）。

胃超声是麻醉教学和实践中一种新兴的床旁应用的工具。在产科麻醉中，胃超声在诊断检测的技术方面和临床概念范围应用方面需进一步的研究，以确定其在围生期中的作用（图 66-1 至图 66-6 ）。

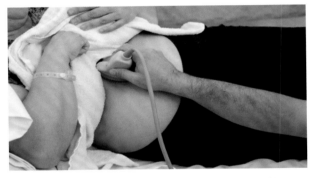

▲ 图 66-1 检查体位：45° 半卧位，右侧卧位

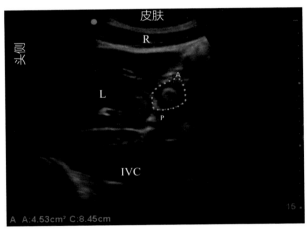

▲ 图 66-2 空腹："牛眼"或"靶心"形态

A. 胃窦；L. 肝脏；P. 胰腺；IVC. 下腔静脉；R. 腹直肌；绿色虚线 . 横截面积

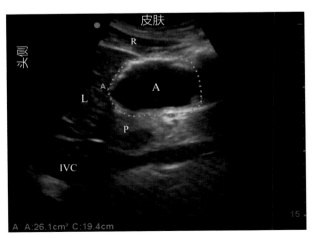

▲ 图 66-3 透明液体

A. 胃窦；L. 肝脏；P. 胰腺；IVC. 下腔静脉；R. 腹直肌；绿色虚线 . 横截面积

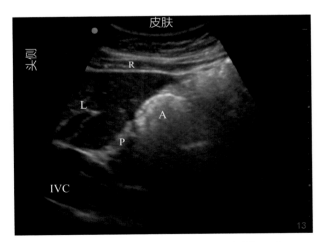

▲ 图 66-4 固体的早期阶段："毛玻璃"图案

A. 胃窦；L. 肝脏；P. 胰腺；IVC. 下腔静脉；R. 腹直肌

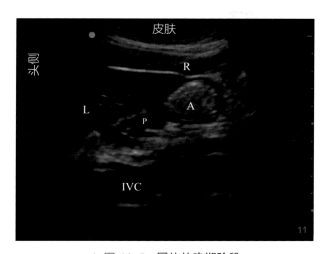

▲ 图 66-5 固体的晚期阶段

A. 胃窦；L. 肝脏；P. 胰腺；IVC. 下腔静脉；R. 腹直肌

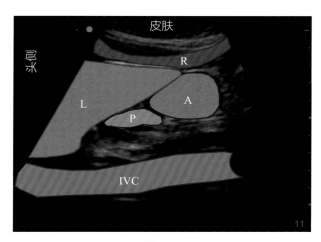

▲ 图 66-6 固体的晚期阶段示意图

A. 胃窦；L. 肝脏；P. 胰腺；IVC. 下腔静脉；R. 腹直肌

参考文献

[1] Marik PE. Pulmonary aspiration syndromes. Curr Opin Pulm Med. 2011;17:148-54.

[2] James CF, Modell JH, Gibbs CP, et al. Pulmonary aspiration: effects of volumes and pH in the rat. Anesth Analg. 1984;63:665-8.

[3] Paranjothy S, Griffiths JD, Broughton HK, et al. Interventions at caesarean section for reducing the risk of aspiration pneumonitis. Cochrane Database Syst Rev. 2014; 5;(2): CD004943.

[4] Cantwell R, Clutton-Brock T, Cooper G, et al. Saving mothers' lives: reviewing maternal deaths to make motherhood safer: 2006-2008: the eighth report of the confidential enquiries into maternal deaths in the United Kingdom. BJOG. 2011; 118 (suppl 1): 1-203.

[5] Quinn AC, Milne D, Columb M, et al. Failed tracheal intubation in obstetric anaesthesia: 2 yr national case-control study in the UK. Br J Anaesth. 2013;110:74-80.

[6] Smith KJ, Dobranowski J, Yip G, et al. Cricoid pressure displaces the esophagus: an observational study using magnetic resonance imaging. Anesthesiology. 2003;99:60-4.

[7] Rice MJ, Mancuso AA, Gibbs C, et al. Cricoid pressure results in compression of the postcricoid hypopharynx: the esophageal position is irrelevant. Anesth Analg. 2009;109:1546-52.

[8] Puig I, Calzado S, Suárez D, et al. Meta-analysis: comparative efficacy of H2-receptor antagonists and proton pump inhibitors for reducing aspiration risk during anaesthesia depending on the administration route and schedule. Pharmacol Res. 2012;65:480-90.

[9] Cohen SE, Josson J, Talafre ML, et al. Does metoclopramide decrease the volume of gastric contents in patients undergoing cesarean section? Anesthesiology. 1984;61:604-7.

[10] Gyte GM, Richens Y. Routine prophylactic drugs in normal labour for reducing gastric aspiration and its effects. Cochrane Database Syst Rev. 2006; 19;(3): CD005298.

[11] Wilson RD, Caughey AB, Wood SL, et al Guidelines for antenatal and preoperative care in cesarean delivery: enhanced recovery after surgery society recommendations (part 1). Am J Obstet Gynecol. 2018;219(6):523.e1 -523.e15.

[12] Perlas A, Arzola C, Van de Putte P. Point-of-care gastric ultrasound and aspiration risk assessment: a narrative review. Can J Anesth. 2018;65:437-48.

[13] Gastric Ultrasound: A point-of-care tool for aspiration risk assessment. http://www. gastricultrasound.org .

第67章 局部麻醉药物中毒
Local Anaesthetic Toxicity

Sioned Phillips **著**

宋玉洁 **译** 徐铭军 **校**

产科镇痛和麻醉往往会涉及椎管内麻醉和局部麻醉药物的使用。因此这些产妇有局部麻醉药全身毒性的风险（local anaesthetic systemic toxicity，LAST）。LAST 的发生倾向取决于给药部位、注射速度，以及给药总量。当外周静脉给予本应该用于硬膜外间隙的局部麻醉药（这是一种人为失误导致的非常严重的差错事件）或硬膜外导管误入硬膜外静脉，这些"错误的途径"给药可能导致局部麻醉药血管内注射。

在给药前应计算局部麻醉药的最大剂量，以避免使用中毒剂量的局部麻醉药。下文中罗列了各局部麻醉药的推荐最大剂量。需注意这些剂量都是理论性的，因为局部麻醉药的剂量是复杂的，取决于患者的特异性差异、药代动力学和药效学。

局部麻醉药的最大剂量如下。

- 利多卡因，3mg/kg。
- 添加肾上腺素的利多卡因，7mg/kg。
- 布比卡因（无论是否添加肾上腺素），2mg/kg。
- 左布比卡因，2mg/kg。
- 罗哌卡因，3mg/kg。

分娩镇痛和剖宫产的经典剂量如下。

- 硬膜外分娩镇痛首剂组成，15～20ml "低剂量硬膜外混合物"，0.1% 布比卡因 = 15～20mg 布比卡因。

- 用于剖宫产术的硬膜外药物，可以使用如下药物。
  - 20ml 0.5%（消旋）布比卡因 = 100mg 布比卡因。
  - 20ml 添加 1 : 200 000 肾上腺素的 2% 利多卡因 = 400mg 利多卡因 + 100μg 肾上腺素。
  - 20ml 0.75% 罗哌卡因 =150mg 罗哌卡因。

英国国家药典（The British National Formulary，BNF）指出，布比卡因 4h 内可以使用 150mg，24h 内可使用 400mg[1]。对于长时间使用硬膜外分娩镇痛，随后需要硬膜外给药中转为剖宫产术麻醉时，应注意局部麻醉药的累积总量。当硬膜外加药失败时，需要特别注意局部麻醉药的累积总量和后续使用的局部麻醉药剂量。

在利多卡因中使用肾上腺素会增加可以给予的利多卡因总量。

一、局部麻醉药毒性与产科麻醉

了解局部麻醉药最大剂量在产科麻醉中变得越来越重要，因为躯干神经阻滞作为剖宫产后椎管内麻醉的辅助镇痛，变得越来越流行。例如，一个接受硬膜外麻醉下剖宫产术的产妇，随后使用腹横肌平面阻滞（TAP）或腰方肌阻滞（QLB）进行术后镇痛。TAP 和 QLB 都是"容量阻滞"，因此需要在双侧都注射大剂量的局部麻醉药。在使用大容量的情况下，应考虑使用左布比卡因而不是外消旋布比卡因。左布比卡因是布比卡因的 S- 异构体，心脏毒性较小，与布比卡因的外消旋混合物相比，具有更好的安全性。

二、产科麻醉的危险因素

孕妇发生 LAST 的风险较高，因为其 α_1 酸性糖蛋白水平较低，心输出量较高。这种生理变化会导致灌注增加（在局部麻醉药注射部位）和快速吸收，使得游离局部麻醉药浓度峰值升高[2]。

在产科麻醉操作中经常使用硬膜外镇痛和麻醉，并注入局部麻醉药，可能会导致包括静脉注射局部麻醉药在内的错误给药途径。为了防止这些错误，NRFit™ 一种用于椎管设备的专用非 Luer 连接器，已按照新的 ISO（国际标准化组织）80369-6:2016 标准（图 67-1）推出。这将取代以前用于区域麻醉连接器及静脉给药的 Luer 标准。其他区域麻醉制造公司也生产了自己的非 Luer 连接器。

三、局部麻醉药全身毒性的介绍

LAST 在出现心血管并发症之前，表现为中枢神经系统（CNS）体征和症状。

- 最初 CNS 表现如下。
  - 兴奋。
  - 焦虑。
  - 混乱。
  - 口唇感觉异常。
  - 耳鸣。
- 随后出现 CNS 抑制。
  - 意识丧失。
  - 癫痫发作。
- 心血管症状如下。
  - 低血压。
  - 心律失常（窦性心动过缓、传导阻滞、室性心动过速和心室颤动）。
  - 心搏骤停。

四、局部麻醉药全身毒性的处理

LAST 的处理应遵循气道、呼吸、循环评估。气道管理后应优先给予 20% 脂质乳剂（脂肪乳）静脉注射。LAST 的基本处理概述如下。

- 立即停止局部麻醉药输注。
- 寻求帮助。
- 使用 100% 纯氧进行通气，注意避免过度通气。
- 苯二氮䓬类药物是控制癫痫发作的首选药物。
- 积极处理低血压和心动过缓。
- 患者可能需要长时间监测。
- 脂肪乳不应超过 12 ml/kg（LAST 治疗通常不需要大剂量）。

下面提供了（英国）麻醉医师协会管理 LAST 的指南（图 67-2 和图 67-3）。每个分娩套间都应配备现成的脂肪乳，并配有经过培训的能够识别 LAST 症状和体征的工作人员。国际社会

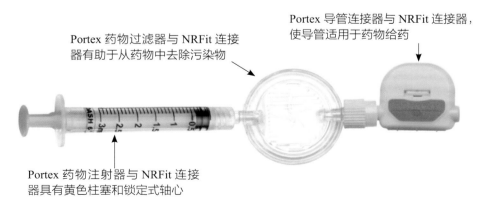

Portex 药物过滤器与 NRFit 连接器有助于从药物中去除污染物

Portex 导管连接器与 NRFit 连接器，使导管适用于药物给药

Portex 药物注射器与 NRFit 连接器具有黄色柱塞和锁定式轴心

▲ 图 67-1　经 Smiths Medical 许可转载

AAGBI Safety Guideline

Management of Severe Local Anaesthetic Toxicity

1 识别

严重局部麻醉药毒性反应的症状

- 精神状态的突然变化，兴奋或失去意识，伴或不伴全身性强直 – 阵挛性抽搐
- 循环衰竭：窦性心动过缓、传导阻滞、心搏停止和室性心动过速都可能发生
- 局部麻醉药毒性可能在注射后的一段时间内发生

2 即刻处理

- 停止局部麻醉药输注
- 寻求帮助
- 维持气道通畅、必要时，进行气管插管
- 100% 纯氧通气，确保充分的肺通气（当代谢性酸中毒时，过度通气可能有助于提高血浆 pH）
- 确认或开放静脉通路
- 控制抽搐：使用苯二氮䓬类药物，小剂量硫喷妥钠或丙泊酚
- 评估患者在整个病程中的心血管状况
- 考虑抽血进行分析，但是不要因此耽误最终的治疗

3 处理

心搏骤停

- 立即开始标准心肺复苏（CPR）
- 使用相同的心律失常处理方案，识别那些可能非常难治的心律失常
- 如果有条件，可以考虑使用体外循环

静脉使用脂肪乳

- 在输注脂肪乳期间继续进行 CPR
- 从局部麻醉药导致的心搏骤停恢复可能需要＞1h
- 不能用丙泊酚替代脂肪乳
- 利多卡因不应用作抗心律失常药

没有发生心搏骤停

采用常规疗法处理以下情况

- 低血压
- 心动过缓
- 快速心律失常

考虑静脉使用脂肪乳

- 不能用丙泊酚替代脂肪
- 利多卡因不应用作抗心律失常药

4 随访

- 将患者安全地转移到配备合适设备和可靠工作人员的临床区域，直至患者完全恢复
- 通过常规检查复查排除胰腺炎，包括连续两天每日进行淀粉酶或脂肪酶检测
- 通过下述的地址进行患者报告

在英国汇报国家患者安全局（www.npsa.nhs.uk）
在爱尔兰汇报爱尔兰药品委员会（www.imb.ie）
如果给予了脂肪乳，请同时汇报 www.lipidregistry.org.
具体情况也可以下述地址进行描述 www.lipidrescue.org.

Your nearest bag of Lipid Emulsion is kept ______________________

This guideline is not a standard of medical care. The ultimate judgement with regard to a particular clinical procedure or treatment plan must be made by the clinician in the light of the clinical data presented and the diagnostic and treatment options available.

▲ 图 67-2　**AAGBI 安全指南严重局部麻醉药毒性反应的处理**
经许可转载，引自 The Association of Anaesthetists.

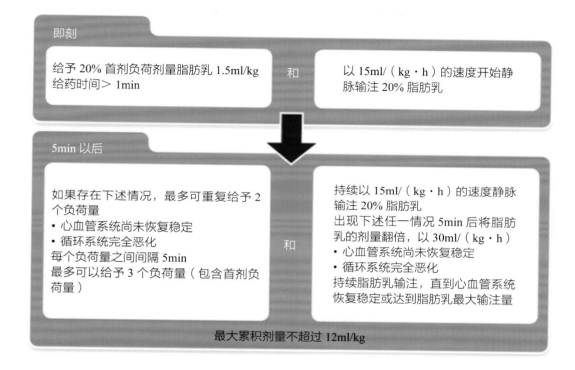

对 70kg 患者的一个大概的剂量方案：

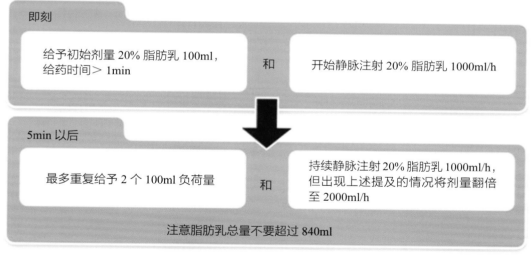

This AAGBI Safety Guideline was produced by a Working Party that comprised:
Grant Cave, Will Harrop-Griffiths (Chair), Martyn Harvey, Tim Meek, John Picard, Tim Short and Guy Weinberg.

This Safety Guideline is endorsed by the Australian and New Zealand College of Anaesthetists (ANZCA).

© The Association of Anaesthetists of Great Britain & Ireland 2010

▲ 图 67-3 **LAST** 的指南
经许可转载，引自 The Association of Anaesthetists.

鼓励为 LAST 制订特定的"治疗箱"或"救援包"，以便快速获得正确处理 LAST 的药物和设备。内含 20% 的脂肪乳、注射器、针头、静脉给药装置和有关 LAST 管理的国家指南。

五、脂肪乳剂量

麻醉医师协会指南中脂肪乳的使用剂量须根据患者体重进行计算，但是在紧急情况下计算和管理是困难的。美国局部麻醉和疼痛医学协会（American Society of Regional Anesthesia and Pain Medicine，ASRA）对脂肪乳使用剂量进行了简化，根据患者体重大于或小于 70kg 来快速计算（图 67-4）。

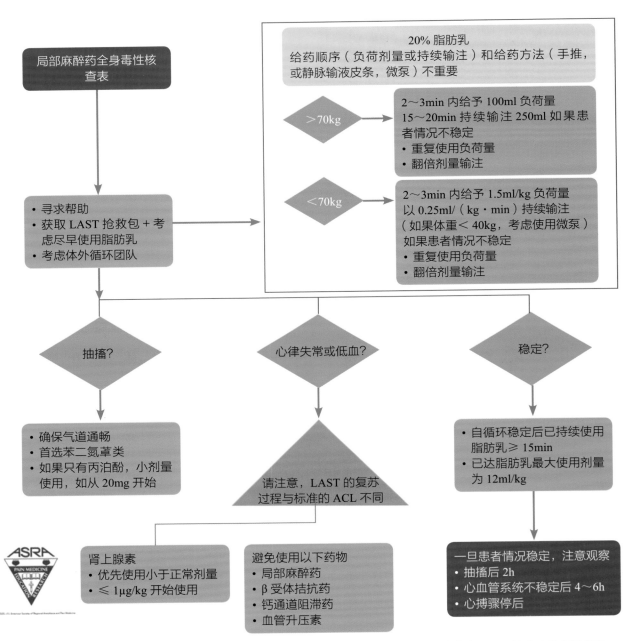

▲ 图 67-4 **American Society of Regional Anesthesia and Pain Medicine guidance** 关于脂肪乳在 **LAST** 治疗中的剂量指导

经许可转载，引自 the American Society of Regional Anaesthesia and Pain Medicine.

六、LAST 和心搏骤停

在 LAST 引发的心搏骤停情况中，须特别注意以下管理要点。

• 避免使用局部麻醉药、钙通道阻滞剂、β 受体拮抗药或血管升压素。

• 使用小剂量肾上腺素。最大剂量＜1μg/kg。这是美国局部麻醉和疼痛医学协会（ASRA）处理 LAST 指南中的核查表。

有 LAST 体征的患者应延长监测时间（2～6h）。因为有些局部麻醉药对心血管系统的抑制作用可能会再次发生[3]。

LAST 的所有发作均应向脂质救援网站报告：www.lipidrescue.org。

参考文献

[1] British National Formulary. https://bnf.nice.org.uk/drug/bupivacaine-hydrochloride.html . Accessed 16th October 2021.

[2] K El-Boghdadly, A Pawa, K Jinn Chinn. Local anaesthetic systemic toxicity: current perspectives. Local Reg Anesth. 2018;11:35-44.

[3] Neal JM, Neal EJ, Weinberg GL. American Society of Regional Anesthesia and Pain Medicine Local Anesthetic Systemic Toxicity checklist: 2020 version. Reg Anesth Pain Med. 2021;46:81-82.

第68章 过敏反应

Anaphylaxis

Sioned Phillips **著**

孔文靖 **译** 代少兵 **校**

过敏反应是一种罕见、危及生命、由 IgE 介导的超敏反应。当过敏源与肥大细胞上的 IgE 结合导致组胺和 5- 羟色胺释放时，就会发生这种情况，导致全身反应，其特征如下。

- 气道和（或）呼吸受损。
- 面部肿胀、气道水肿、喘鸣、支气管痉挛。
- 心血管损害。
- 心动过速、低血压、休克、心搏骤停。
- 皮肤和黏膜变化。
- 红斑、荨麻疹、血管性水肿。

英国皇家麻醉科医师学院第 6 届一项国家审计项目（NAP6）关注了围术期过敏反应。NAP6 在讨论过敏反应时使用以下分类表[1]（表 68-1）。

在大多数患者中，过敏反应发生在暴露于过敏源的几分钟内[1]，并可能导致孕妇胎儿的严重损害。有趣的是，NAP6 研究发现皮肤上的表征在严重的过敏反应中很少见，某些情况下仅在复苏后出现[1]。

根据 NAP6 的统计发现，最常见的诱因是抗生素、肌肉松弛药、氯己定（通常用于皮肤消毒）和蓝色染料（与放射性示踪剂联用时，用于标记淋巴管、动脉，最常用于标记前哨淋巴结）[1]。每 100 000 次给药中过敏反应发生率最高的药物包括：①替考拉宁；②蓝色染料；③琥珀胆碱；④复方阿莫西林克拉维酸（阿莫西林和克拉维酸）[1]。在产科人群中，NAP6 没有发现任何因抗生素引起的过敏性患者，但确实发现了由于神经肌肉阻滞药（琥珀胆碱和阿曲库铵）和氯己定引起的过敏反应[1]。

NAP6 报告称，产科人群中围术期发生严重过敏反应的发生率为 3.4/100 000 低于接受麻醉的非产科患者（9.92/100 000）。共收集到 8 例严重的围术期过敏反应，均为 3 级过敏反应，其中 6 例为神经阻滞麻醉，2 例为全身麻醉。每一例母婴结局良好。

一、过敏反应的管理

过敏反应的管理见图 68-1。

表 68-1	
分 级	**特 点**
1. 不危及生命的	皮疹、红斑和（或）肿胀
2. 不危及生命的	• 不严重不需要治疗的未预期的低血压 • 不严重不需要治疗不危及生命的支气管痉挛 ±1 级分类特点
3. 危及生命的	• 未预料的严重低血压 • 和（或）严重支气管痉挛 • 和（或）伴有已经发生的或潜在的气道损害和水肿 ±1 级分类特点
4. 危及生命的	需要心肺复苏
5. 致死性的	致人死亡

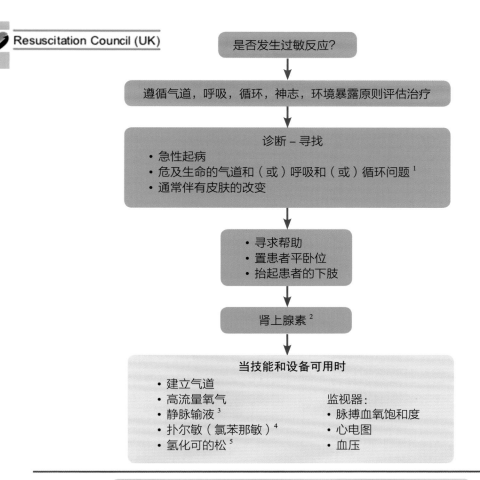

Resuscitation Council (UK)

是否发生过敏反应?

遵循气道，呼吸，循环，神志，环境暴露原则评估治疗

诊断 – 寻找
- 急性起病
- 危及生命的气道和（或）呼吸和（或）循环问题 [1]
- 通常伴有皮肤的改变

- 寻求帮助
- 置患者平卧位
- 抬起患者的下肢

肾上腺素 [2]

当技能和设备可用时
- 建立气道
- 高流量氧气
- 静脉输液 [3]
- 扑尔敏（氯苯那敏）[4]
- 氢化可的松 [5]

监视器：
- 脉搏血氧饱和度
- 心电图
- 血压

1. 威胁生命的问题如下
气道：肿胀、声音嘶哑、喘鸣
呼吸：呼吸急促，喘息，疲乏，发绀，SpO_2 低于 92%，意识模糊
循环：苍白，头晕，低血压，模糊昏昏欲睡 / 昏迷

2. 肾上腺素（除非有肾上腺素静脉注射经验，否则使用 IM）
静脉注射肾上腺素 1：1000（如无好转，5min 后重复）
- 成人 500μg，IM（0.5 ml）
- 12 岁以上儿童：500μg（0.5ml）
- 6—12 岁儿童：300μg，IM（0.3 ml）
- 6 岁以下儿童：150μg，IM（0.15ml）
肾上腺素静脉给药 IV 仅由有经验的专家给予：
成人 50μg，儿童 1μg/kg

3. 静脉输液
成人 500～1000ml
儿童晶体液 20ml/kg

停止静脉输注胶体
如果这可能是过敏反应的原因

	4. 扑尔敏（氯苯那敏）（IM 或慢速 IV）	5. 氢化可的松（IM 或慢速 IV）
成人或 12 岁以上儿童	10mg	200mg
6—12 岁儿童	5mg	100mg
孩子 6 个月至 6 岁	2.5mg	50mg
6 个月以下儿童	250μg/kg	25mg

▲ 图 68-1 过敏反应治疗流程
IV. 静脉注射；IM. 肌内注射
经许可转载，引自 the Resuscitation Council UK.

• 应遵循使用"ABCDE"原则（气道、呼吸、循环、神经评估和环境暴露）治疗患者。

• 寻求帮助。

• 去除任何明显引起过敏反的诱因（如停止抗生素输注）。

• 患者保持适当的体位 – 坐位适用于有明显的气道和呼吸问题，如果心血管衰竭是主要问题，则可以平躺并抬高下肢。

• 开始给予高流量吸氧，之后可根据需要进行调整。

• 监护 – 三导联心电图，脉搏血氧饱和度和无创血压（NIBP）监测。

• 应尽快使用肾上腺素。肾上腺素通过收缩子宫胎盘血管对胎儿的有害影响并没有得到证实。应优先维持母体血压，改善胎儿的健康状况。

• 静脉注射肾上腺素只能由熟悉掌握的人使用。可以根据反应每次给予 50μg，静脉注射的剂量（0.5ml 1∶10 000 = 50μg）。

• 有些患者可能需要持续输注肾上腺素。

• 如果临床医生不熟悉静脉推注肾上腺素，应每 5 分钟给予 500μg 肌内注射肾上腺素，直至病情好转（0.5ml 1∶1000 肾上腺素 =500μg）。

• 可能需要大量静脉输液。通常需要 500～1000ml 液体，应使用晶体液。

• 二线治疗包括抗组胺药和类固醇。

• 氯苯那敏 10mg，静脉注射 / 肌内注射。

• 氢化可的松 200mg，静脉注射 / 肌内注射。

• 有气道水肿体征的患者应考虑早期插管（如声音嘶哑、舌头口唇肿胀、口咽肿胀）。

二、过敏反应检查

在过敏症状发生的 2～24h，应立即检测肥大细胞胰蛋白酶水平[2]［通常需要乙二胺四乙酸钾管（EDTA）或血清分离管］。将患者尽早转诊给免疫学专家以得到进一步的检查和建议。免疫学家检测怀疑引起过敏反应的药物类别中的各种药物是有意义的。例如，如果认为阿曲库铵引起了过敏反应，那么对罗库溴铵、维库溴铵和琥珀胆碱的敏感性检测，可为将来安全使用神经肌肉阻滞药物提供参考。不建议孕妇进行过敏源测试，因为对胎儿可能有潜在伤害。应该推迟到分娩后，但在非妊娠患者中，皮肤试验的理想时间是在初始暴露后 6 周内。

参考文献

[1] NAP6 Report. Anaesthesia, Surgery and Life-Threatening Allergic Reactions. Report and Findings of the Royal College of Anaesthetists' 6th National Audit Project: Peri-operative anaphylaxis. Editors T Cook, N Harper. https://www.niaa.org.uk/NAP6Report?newsid= 1914#pt . Accessed 16th October 20121.

[2] Ewan PW, Dugué P, Mirakian R, Dixon TA, Harper JN, Nasser SM; BSACI. BSACI guidelines for the investigation of suspected anaphylaxis during general anaesthesia. Clin Exp Allergy. 2010;40:15-31.

第 69 章　恶性高热

Malignant Hyperthermia

Sioned Phillips　**著**

费艳霞　**译**　　张玥琪　**校**

恶性高热（MH）是一种罕见的骨骼肌代谢异常的遗传性疾病。因接触肌肉松弛药琥珀酰胆碱和挥发性麻醉药后导致骨骼肌兴奋 - 收缩耦合过程中的钙离子平衡异常而引发。大多数患者是由一种细胞内钙离子通道，兰尼碱受体突变引起的。据统计，麻醉中 MH 的发病率在 1/220 000～1/10 000[1, 2]。以往，MH 的死亡率高达 70%～80%，而现在随着术中监测和钙通道拮抗药丹曲林的使用，死亡率大幅下降到 5% 以下[3]。

对于怀疑 MH 易感的患者，应记录病史以确定任何既往的反应、麻醉不良事件的家族史以及全部的检查结果。

MH 易感患者包括如下患者[4]。

• 有恶性高热家族史的患者。

• 以往使用 MH 触发剂时，发生过全身麻醉不良反应（见下列 MH 症状列表）。

• 全身麻醉后出现横纹肌溶解（排除其他肌病）。

• 劳力性横纹肌溶解 / 复发性横纹肌溶解或不明原因肌酸激酶水平持续升高。

• 无其他诱发因素导致住院的劳力性热射病。

• 肌病和已证实的 *RYR1* 基因致病突变（在骨骼肌表达的兰尼碱受体）。

• 有全身麻醉后不明原因死亡的家族史。

可以直接联系国家 MH 诊断中心获取相关信息，该中心会保存国内所有患者的检测结果。将患有 MH 的孕妇转诊至高危产科麻醉诊所，制订多学科会诊计划，以确保分娩期间有需要时可以安全地进行麻醉。当任何已知或可疑 MH 家族史的产妇就诊时，应通知产科麻醉医师。若紧急情况下无法获得详细信息，应将患者视为 MH 易感者进行管理。

一、妊娠期 MH 易感性

妊娠期 MH 易感性可能会出现两种情况。

• 如果母亲是 MH 易感者，胎儿可能是 MH 易感者。

• 如果父亲是 MH 易感者，母亲正常，胎儿可能是 MH 易感者。

二、MH 患者安全的全身麻醉

欧洲恶性高热小组（The European Malignant Hyperthermia，EMHG）发布了对 MH 易感孕妇的麻醉管理指南。该指南建议，当母亲或胎儿对 MH 易感时，剖宫产麻醉首选椎管内麻醉[6]。若存在椎管内麻醉禁忌证，可行 MH 安全的全身麻醉，包括以下方面。

- 避免使用琥珀酰胆碱和挥发性麻醉药。
- 若椎管内麻醉禁忌，则采用丙泊酚（联合阿片类药物）的全凭静脉麻醉（TIVA）。
- 产妇行产科和非产科手术都可以安全的采用TIVA[5]。
- EMHG 建议行气管插管的罗库溴铵剂量为 1mg/kg（理想体重），使用舒更葡糖钠 16mg/kg 来拮抗肌松。

　　如果只有父亲对 MH 易感，则在分娩前应避免使用可穿过胎盘的 MH 触发药。琥珀酰胆碱是一种高电荷分子，不能穿过胎盘，理论上可以使用。然而，由于对琥珀酰胆碱穿过胎盘的程度缺乏了解，而且还有更安全的替代品，所以 EMHG 未能对琥珀酰胆碱的使用达成共识。

三、MH 的表现

　　临床症状表现如下。
- 咬肌痉挛。
- 呼气末二氧化碳（$ETCO_2$）升高。
- 氧饱和度降低。
- 心动过速。
- 心血管功能紊乱和心律失常。
- 全身僵硬。
- 发热。

四、MH 的管理

- MH 的管理应包括气道、呼吸、循环三个方面。
- 停用所有挥发性麻醉药，使用丙泊酚和阿片类药物维持麻醉。
- 用 100% 高流量氧气冲洗含触发剂的麻醉机，同时换用不含挥发性麻醉药的麻醉机，或者可以将活性炭过滤器连接到呼吸回路的吸气和呼气端。活性炭过滤器的作用是过滤掉挥发性麻醉药。

- 宣布抢救，告知手术团队患者情况，尽快停止手术。
- 获取丹曲林并使用。
- 立即降温。通过静脉注射或体腔冲洗（如膀胱）冷液体来降温。使用湿床单、冰袋（通常放置在腋下或腹股沟）或用于心搏骤停后的目标温度管理设备如 Artic Sun® 5000 进行外部降温。
- 每个手术区域都应提供麻醉医师协会的 MH 管理指南（图 69-1），以便早期识别和治疗 MH 导致的代谢和生理紊乱。

　　包括以下几个方面。
- 高钾血症。
- 心律失常。
- 代谢性酸中毒。
- 横纹肌溶解症。
- DIC（弥散性血管内凝血）。
- 所有对麻醉药产生不良反应的可疑 MH 患者，应转诊国家 MH 诊断中心。

五、诊断

　　确诊诊断，体外肌挛缩试验（in vitro muscle contracture test，IVCT）。

　　IVCT 对 MH 易感性的检测灵敏度最高。通过使用咖啡因和氟烷对新鲜切除的骨骼肌进行药理学检查，先对离体的骨骼肌进行电刺激以确认组织活力，然后将分离的肌肉组织暴露于浓度递增的咖啡因或氟烷中，研究的终点是肌肉挛缩的进展。

六、其他

　　分子遗传学，通过分子遗传学检测 RYR1 基因的突变。该试验可作为筛查试验（若已明确有家庭成员存在基因突变）或诊断试验。检测内容包括对已知 MH 突变的靶向分析或对 RYR1 基因的整个编码区进行筛选。

恶性高热危象

AAGBI 安全指南

恶性高热的成功管理依赖于早期诊断和治疗：可能在诱导后几分钟内发病，也可能隐性发病。下述标准操作流程旨在易化这种罕见但危及生命的紧急情况的处置

1 识别
- 无法解释的 $ETCO_2$ 升高
- 无法解释的心动过速
- 无法解释的需氧量增加（以往的麻醉过程平稳并不能排除 MH 的可能性）
- 体温变化出现在晚期

2 即刻处理
- 停用所有触发剂
- 呼叫帮助，分配具体任务（行动方案在 MH 工具包中）
- 安装清洁的呼吸回路，高流量氧气（100%）进行过度通气
- 用静脉麻醉药维持麻醉状态
- 尽快放弃 / 结束手术
- 用非去极化类肌松药松弛肌肉

3 监测和治疗
- 应用丹曲林
- 降温，避免血管收缩

- 治疗
  - 高钾血症：氯化钙，葡萄糖 / 胰岛素，氢氧化钠
  - 心律失常：镁 / 胺碘酮 / 美托洛尔 避免钙通道阻滞药和丹曲林的相互作用
  - 代谢性酸中毒：过度通气，$NaHCO_3^-$
  - 横纹肌溶解症：强碱性利尿药（甘露醇 / 呋塞米 +$NaHCO_3$）；后续可能需要肾脏替代治疗。
  - DIC：FFP，冷沉淀，血小板

- 尽快检查血浆 CK

丹曲林
2.5mg/kg 立即静脉滴注，根据需要重复注射 1mg/kg，最大剂量为 10mg/kg

70kg 成人
- 初始剂量：9 瓶丹曲林（每瓶 20mg，每瓶与 60ml 无菌水混合）
- 进一步追加 4 瓶丹曲林（每瓶 20mg），最多重复 7 次

连续监测
- 核心 & 体表温度
- $ETCO_2$
- 血氧饱和度
- 心电图
- 有创血压监测
- 中心静脉压

血液监测
- 动脉血气分析
- 尿 & 电解质（钾）
- 全血细胞计数（血细胞 / 血小板）
- 凝血功能

4 后续工作
- 继续在 ICU 监测生命体征。必要时重复使用丹曲林
- 监测是否出现急性肾损伤和筋膜间隙综合征
- 监测 CK
- 鉴别诊断（败血症、嗜铬细胞瘤、甲状腺风暴、肌病）
- 同患者家属谈话
- 转入 MH 病房（参阅下述联系方式）

The UK MH Investigation Unit, Academic Unit of Anaesthesia, Clinical Sciences Building, Leeds Teaching Hospitals NHS Trust, Leeds LS9 7TF. Direct line: 0113 206 5270. Fax: 0113 206 4140. Emergency Hotline: 07947 609601 (usually available outside office hours). Alternatively, contact Prof P Hopkins, Dr E Watkins or Dr P Gupta through hospital switchboard: 0113 243 3144.

Your nearest MH kit is stored _____

▲ 图 69-1 恶性高热治疗方案

MH. 恶性高热；DIC. 弥散性血管内凝血；FFP. 新鲜冰冻血浆；ICU. 加强监护病房；CK. 肌酸激酶；$ETCO_2$. 呼气末二氧化碳

经许可转载，引自 the Association of Anaesthetists（UK）

参考文献

[1] Ording H. Incidence of malignant hyperthermia in Denmark. Anesth Analg. 1985;64:700-4.

[2] Urwyler A, Hartung E. Malignant hyperthermia. Anaesthesist. 1994;43:557-69.

[3] Kim D-C. Malignant hyperthermia. Korean J Anesthesiol. 2012;63:391-401.

[4] Hopkins PM, Ruffert H, Snoeck MM, Girard T, Glahn KPE, Ellis FR, Muller CR, Urwyler A on behalf of The European Malignant Hyperthermia Group; European Malignant Hyperthermia Group guidelines for investigation of malignant hyperthermia susceptibility. Br J Anaesth. 2015;115:531-539.

[5] Macfarlane AJR, Moise S, Smith D. Caesarean section using total intravenous anaesthesia in a patient with Ebstein's anomaly complicated by supraventricular tachycardia. Int J Obstet Anaesth. 2007;16:155-9.

[6] https://www.emhg.org/recommendations-1/mh-during-pregnancy . Accessed 15th October 2021.

第70章 母体复苏
Maternal Resuscitation

Sioned Phillips 著

陆 燕 译 徐铭军 校

发达国家的孕产妇死亡率为每100 000名活产婴儿中从3.8人（芬兰）到26.4人（美国）不等[1]。2016—2018 MBRRACE-UK（母亲和婴儿通过英国各地的审计和机密查询降低风险）报告指出，英国和爱尔兰的孕产妇死亡率为每100 000例活产婴儿中有9.7人[2]。

孕产妇死亡可分为直接死亡和间接死亡。直接死亡由怀孕引起的产科因素导致，间接死亡与怀孕无关（即随时可能发生的死亡原因）。2016—2018 MBRRACE-UK报告将血栓栓塞列为导致孕产妇直接死亡的主要原因，大出血（和自杀）死亡是第二大原因。心脏病是导致孕产妇间接死亡的主要原因[2]。

妊娠期心搏骤停的主要原因与死亡的主要原因不同。一项基于人群的研究着眼于孕妇心搏骤停的发生率、管理和结果，发现麻醉是心搏骤停的最常见原因[3]。59例心搏骤停中有16例直接归因于麻醉，其中13例是由高位椎管内阻滞引起，3例是由于插管困难导致。所有患者都幸存下来，可能是因为麻醉医师启动了迅速有效的复苏技能。

妊娠期心搏骤停的常见原因如下[4]。

- 心脏病（先天性和后天性）。
- 肺栓塞。
- 精神疾病（自杀）。
- 妊娠高血压。
- 脓毒血症。
- 出血。
- 羊水栓塞（AFE）。
- 异位妊娠。

心搏骤停的孕妇应通过加强生命支持（ALS）流程进行管理（图70-1）。但是，需要进行一些修改[4]。

- 开始加强生命支持后，必须呼叫产科医师、麻醉医师和新生儿科医师（如果尚未在场）以促进母亲和胎儿的复苏。
- 胸外按压的标准手部位置（胸骨下半部的中间）在孕妇身上可能更高。
- 从妊娠20周开始，妊娠子宫有可能导致下腔静脉（inferior vena caval，IVC）受压，这可能导致静脉回流减少和心输出量减少。其含义如下。
  - 胸外按压的效果可能会受到限制。
  - 静脉/骨间（interosseous，IO）通路应插入到膈上静脉（例如，肘前窝的静脉或肱骨的IO通路）。
- 应手法左推子宫，比在手术台上左倾和使用子宫楔形垫更可取。如果患者允许有效胸部按压在体表面上，则可以进行左侧倾斜，倾斜15°～30°。
- 濒死剖宫产（peri-mortem caesarean delivery，

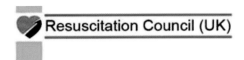

成人生命支持流程

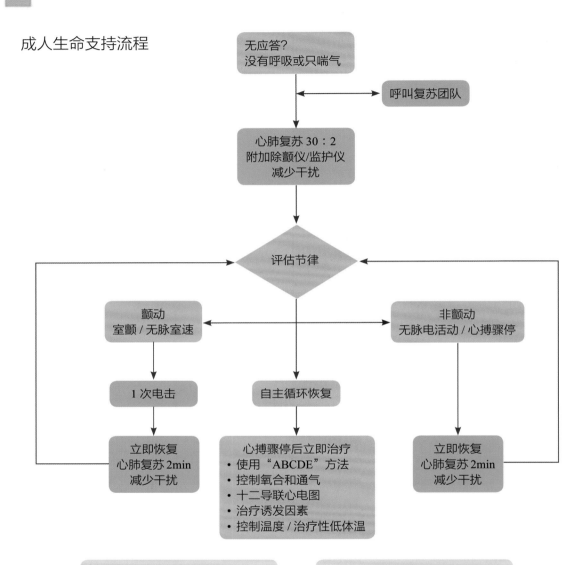

▲ 图 70-1 心搏骤停患者的成人生命支持流程

经许可转载，引自 the Resuscitation Council UK.

PMCD）的准备工作需要迅速进行，因为胎儿应在心搏骤停 5min 后分娩（如果最初的复苏尝试失败）。在 <20 周胎龄时，没有必要进行 PMCD，因为妊娠子宫的大小不太可能导致 IVC 受压并且胎儿无法存活。在胎龄 20—23 周时，应进行剖宫产以试图使母体复苏（减少胎儿压迫下腔静脉），胎儿在此胎龄不太可能存活。在妊娠 >24 周时，进行剖宫产以试图使母体和胎儿复苏。

- 由于孕妇发生肺误吸的风险很高，因此应尽早进行气管插管。对孕妇进行气管插管可能更困难（见第 64 章）。

应在复苏尝试期间评估和治疗妊娠期心搏骤停的特定可逆原因。其中包括如下几个方面[4]。

- 出血。
  - 这可能是产前或产后。应启动产科大量出血方案，并尝试止血。
- 药物。
  - 接受镁输注治疗的子痫产妇，如果出现少尿症，则存在镁中毒以及随后的呼吸抑制和缺氧的风险。10% 氯化钙，10ml，静脉注射用于治疗镁过量。
- 心血管疾病。
  - 妊娠期获得性心血管疾病包括围生期心肌病、主动脉瘤和夹层。急性冠状动脉综合征可能表现为非典型特征（呕吐和上腹痛）。经皮冠状动脉介入治疗是一线治疗。
- 羊水栓塞（AFE）。
  - 这可能会在分娩时出现突然的心力衰竭并迅速发展为弥散性血管内凝血（DIC）（见第 24 章）。治疗是支持性的。
- 肺栓塞（PE）。
  - 这是妊娠期心搏骤停的主要原因。需要仔细考虑是否进行溶栓治疗，尤其是在进行濒死期剖宫产的情况下。如果尽一切努力，自主循环仍未恢复，并且肺栓塞可能是导致心搏骤停的原因，则应进行溶栓治疗。

参考文献

[1] Global, regional, and national levels of maternal mortality, 1990-2015: a systematic analysis for the Global Burden of Disease Study 2015 GBD 2015 Maternal Mortality Collaborators. Lancet. 2016; 388: 1775-812.

[2] Saving Lives, Improving Mothers' Care. Lessons learned to inform maternity care from the UK and Ireland Confidential Enquiries into Maternal deaths and Morbidity 2016-2018. https:// www.npeu.ox.ac.uk/assets/downloads/mbrrace-uk/ reports/maternal-report-2020/MBRRACEUK_Maternal_ Report_Dec_2020_v10_ONLINE_VERSION_1404.pdf.

Accessed 16th October 2021.

[3] VA Beckett, M Knight, P Sharpe. The CAPS study: incidence, management and outcomes of cardiac arrest in pregnancy in the UK: a prospective, descriptive study. Br J Obstet Gynaecol. 2017;124:1374-81.

[4] Nolan J, Soar J, Hampshire et al. Resuscitation Council (UK). In: Advanced Life Support, 7th edn. UK. TT Litho Printers Limited; 2016. Chapter 12, Resuscitation in special circumstances, p 138-140.

第71章 宫内复苏
Intrauterine Resuscitation

Jason Van Schoor　Con Papageorgiou **著**

韩　斌 译　代少兵 校

胎儿窘迫表现为胎儿进行性缺氧、无氧代谢和由此导致的酸血症。宫内复苏（IUR）包括改善氧气输送至胎盘，然后转移至胎儿，逆转胎儿缺氧，并使胎儿 pH 趋于正常。这些干预可能会改善胎儿状况，允许产妇正常分娩，或者在紧急剖宫产前改善胎儿宫内健康状况，给予硬膜外麻醉或蛛网膜下腔麻醉的时间，从而避免全身麻醉。

一、胎儿宫内窘迫的识别

胎心监护（CTG）是通过持续的胎心率描记胎心率监测（FHR），评估胎儿状况。胎心监护记录可分为正常、可疑或病理性。通常晚期减速、可变减速和延长减速提示胎儿可能缺氧和受损（见第 28 章）。

胎儿头皮血液取样，测量胎儿 pH 和血氧饱和度乳酸水平。胎儿 pH＜7.2 或乳酸＞4.9mmol/L 被视为异常，通常需要 IUR，并且快速分娩。

二、胎儿缺氧的机制

胎儿缺氧可由多种因素引起（表 71-1）。应积极寻找潜在原因，因为每个原因往往需要特定的治疗。

三、主动脉腔静脉压迫

主动脉腔静脉压迫（aortocaval compression,

表 71-1 胎儿缺氧的机制	
母体的	缺氧、任何原因引起的低血压（包括腔静脉压迫和蛛网膜下腔麻醉）、心脏病、贫血、代谢性酸中毒
子宫的	子宫过度刺激或子宫破裂
胎盘	胎盘早剥、血管变性或梗死
脐带	脐带脱垂、脐带绕颈 [a]、脐带打结
胎儿	胎儿感染、畸形、贫血、出血

a. 当脐带缠绕在胎儿颈部时

ACC）通常是无症状的，原因是交感神经代偿兴奋，如外周血管收缩，这会促进静脉回流的侧支循环。然而，10% 的产妇可能无法代偿并发生"仰卧位低血压综合征"[1]。蛛网膜下腔麻醉可能会破坏这种正常的代偿，导致严重的低血压。

最近使用磁共振成像（MRI）的研究表明，足月产妇仰卧位主动脉通常不受压，但下腔静脉与未怀孕的对照组相比明显受压，侧倾 15% 在恢复下腔静脉容积方面无效 [2]。这挑战了共识，子宫左倾 15° 足以缓解下腔静脉压迫。结果表明实际上 30° 或更大的角度是必要的。最近的一项随机临床研究试验表明，如果在足够的液体负荷和血管收缩剂输注下，血压维持正常 [3]，健康产妇在接受手术时使用 15° 侧倾，蛛网膜下腔麻醉下选择性剖宫产不会改变新生儿的酸碱度状态。

总之，如果仔细注意蛛网膜下腔麻醉期间的母体血压，在大多数接受选择性剖宫产的女性患者中，似乎不需要左侧倾斜[4]。然而，在母体低血压或胎儿窘迫期间这一证据不是普遍的。在IUR期间母亲应处于完全侧卧位，以最大限度地提高血压以及子宫胎盘血流[4]。无论是为产妇进行全身麻醉预充氧，或者为手术分娩进行蛛网膜下腔麻醉，该位置应在IUR期间使用。

四、宫内复苏技术

IUR的类型和技术取决于胎儿缺氧的机制以及胎儿窘迫的原因。应寻找原因并适当处理。由于益处和严重并发症的风险尚未确定[6]，羊膜腔输注（将等渗液体注入羊膜腔以稀释胎粪或缓解脐带压迫）不应用于以下情况。

表71-2介绍了促进IUR的管理技术。

五、转到手术室和紧急剖宫产

• 至关重要的是，如果产科小组已决定紧急剖宫产，不得延迟产妇转移至手术室。

• 在转移和开始麻醉期间继续IUR。

• 在剖宫产之前，尽可能长时间地进行胎心监护（CTG）[4]。

• 到达手术室后，应迅速重新评估胎儿状况和产程进展，因为这些发现将决定麻醉方式的选择和分娩方法。

表 71-2 宫内复苏技术

干 预	评 论
呼救	确保高级麻醉科医师和产科医师在场
体位	完全左侧卧位，试图缓解腔静脉压迫。如果FHR没有改善，尝试其他位置，如右侧或膝胸位
保胎	停止缩宫素或移除阴道内的前列腺素栓子，宫缩抑制药常被推荐用于减少子宫收缩频率和子宫张力。特布他林250μg皮下注射是推荐的首选药物。注意β受体激动药可能导致母体和胎儿心动过速，可能会导致剖宫产后子宫张力差，应予以纠正。积极使用子宫收缩药进行管理，硝酸甘油（GTN）是一种替代品，其剂量为800μg，舌下喷雾（2次）。每分钟重复1次，最多3次。密切监测血压，如果患者血压过低，应密切监测血压并避免应用硝酸甘油酯
静脉输液	快速输入1000ml平衡晶体溶液[5]，如果患者液体受限或液体过量、患有心脏病或子痫前期，建议使用250ml液体
治疗低血压	应用血管升压药，如去氧肾上腺素50μg或麻黄碱3～6mg静脉推注治疗低血压，以维持静脉输液量扩张时的子宫胎盘血流
排除急性事件	胎盘早剥、脐带脱垂、败血症和出血应予以治疗、排除和（或）相应处理
氧气	对于IUR，通常不建议母亲给氧，因为有未经证实的益处和可能的胎儿高氧风险。以下为适应证，如母体缺氧或全身麻醉前预给氧的情况下才建议使用氧气[6]

FHR. 胎心率监测；IUR. 宫内复苏

参考文献

[1] Lee SWY, Khaw KS, Ngan Kee WD, Leung TY, Critchley LAH. Haemodynamic effects from aortocaval compression at different angles of lateral tilt in non-labouring term pregnant women. Br J Anaesth. 2012;109:950-6.

[2] Higuchi H, Takagi S, Zhang K, Furui I, Ozaki M. Effect of lateral tilt angle on the volume of the abdominal aorta and inferior vena cava in pregnant and nonpregnant women determined by Magnetic Resonance Imaging. Anesthesiology. 2015;122:286-93.

[3] Lee AJ, Landau R, Mattingly JL, et al. Left lateral table tilt for elective cesarean delivery under spinal anesthesia has no effect on neonatal acid-base status: a randomized controlled trial. Anesthesiology. 2017;127:241-9.

[4] Lee AJ, Landau R. Aortocaval compression syndrome: time to revisit certain dogmas. Anesth Analg. 2017;125:1975-85.

[5] Kither H, Monaghan S. Intrauterine fetal resuscitation. Anaesth Intensive Care Med. 2016;17:337-40.

[6] National Collaborating Centre for Women's and Children's Health. Intrapartum care: care of healthy women and their babies during childbirth. National Institute for Health and Care Excellence (UK). 2014 [cited 28 August 2019]. https://www.nice.org.uk/guidance/cg190/ resources/intrapartum-care-for-healthy-women-and-babies-pdf-35109866447557 .

第 72 章　新生儿复苏

Neonatal Resuscitation

Sioned Phillips **著**

孟瑶 **译**　代少兵 **校**

所有分娩后的新生儿都需要立即进行评估。大多数新生儿在出生后即可建立正常的呼吸和循环。健康新生儿第一次呼吸通常出现在生后60～90s，这将导致从通过胎盘进行呼吸交换的胎儿状态成功过渡到通过肺部进行呼吸交换的新生儿状态。

立即擦干和包裹新生儿，同时进行以下评估。

- 呼吸，正常，喘息，无。
- 心率，过快、过慢或无。
- 肌张力，良好，减低，松弛。

需要复苏的新生儿，大多数可能会成功[1]。新生儿复苏的顺序如下文（图 72-1）。

一、擦干并包裹婴儿

婴儿必须擦干并保暖，必须移去湿毛巾。

评估任何干预的必要性。

- 婴儿存在呼吸吗？如果在擦干和刺激之后没有规律的呼吸或只有喘息样呼吸需要干预。
- 心率是多少？最好使用听诊器来评估。正常的新生儿心率为120～150次/分。

二、如果需要请呼叫帮助

（一）开通气道

- 婴儿的头部应处于鼻吸气位。肩膀下可以放置折叠的毛巾，以帮助保持这种姿势（避免颈部的过度伸展）（图 72-2）。
- 上抬下颌可帮助打开气道。

（二）肺部扩张充气

- 如果经过 5 次正压通气后没有呼吸或只有喘息样呼吸，需要立即处理。
- 目的是使肺充气，从而取代肺泡中的液体。
- 初始复苏应该使用空气而不是氧气。
- 应使用一种合适型号的面罩，其压力限制装置设置为 $3cmH_2O$（或一个 500ml 储气袋，其减压阀设置为 $3cmH_2O$）（图 72-3）。
- 每次应持续 2～3s，并评估胸廓起伏情况。
- 最初的 5 次正压通气是空气取代肺泡内液体的过程，所以充分的胸壁运动可能看不到。
- 在 5 次正压通气结束时，应对婴儿进行重新评估呼吸、心率和肌张力。
- 如果没有改善，胸壁没有充分扩张，可能需要重复 5 次正压通气。
- 如果肺部没有充气，检查头部是否仍处于鼻吸气位置，考虑轻抬下颌使用口咽通气道，并考虑是否有口咽部或气管内的阻塞。
- 如果心率增加，这表明肺已经充气了。

如果婴儿在正压通气后尽管胸壁运动充足，但仍有呼吸暂停，则必须进行正压通气。通气频率30～40次/分。必须每隔30s进行1次重新评估。

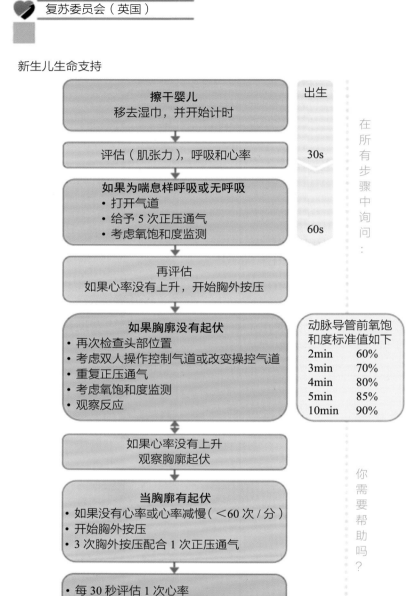

复苏委员会（英国）

新生儿生命支持

擦干婴儿
移去湿巾，并开始计时

出生

评估（肌张力），呼吸和心率

30s

如果为喘息样呼吸或无呼吸
- 打开气道
- 给予 5 次正压通气
- 考虑氧饱和度监测

60s

再评估
如果心率没有上升，开始胸外按压

如果胸廓没有起伏
- 再次检查头部位置
- 考虑双人操作控制气道或改变操控气道
- 重复正压通气
- 考虑氧饱和度监测
- 观察反应

动脉导管前氧饱和度标准值如下

2min	60%
3min	70%
4min	80%
5min	85%
10min	90%

如果心率没有上升
观察胸廓起伏

当胸廓有起伏
- 如果没有心率或心率减慢（<60 次 / 分）
- 开始胸外按压
- 3 次胸外按压配合 1 次正压通气

- 每 30 秒评估 1 次心率
- 如果心率没有上升或减慢（<60 次 / 分），考虑开通静脉通路和应用药品

在所有步骤中询问：

你需要帮助吗？

▲ 图 72-1 新生儿生命支持流程
经许可转载，引自 the Resuscitation Council UK.

（三）胸外按压

- 只有在充分的正压通气后才应该开始胸外按压（图 72-4）。必须继续正压通气，直到看到胸部起伏。

- 如果充分正压通气后心率仍缓慢，<60 次 / 分或消失，必须开始进行胸外按压。

- 双手应环绕胸壁，拇指按压胸骨体下 1/3 处。

- 胸部应被压缩到其前后直径的 1/3 后应全胸壁反弹。

- 胸外按压与正压通气的比值是 3∶1。

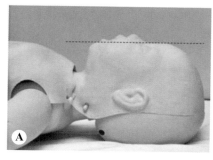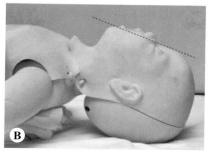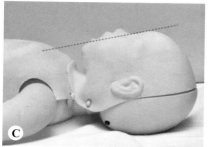

▲ 图 72-2　位置（A）表示鼻吸气位（B）过度延伸（C）过度弯曲，并有可能导致气道阻塞

经许可转载，引自 Images reproduced from Oxford Textbook of Obstetric Anaesthesia, V Clark, M Van de Velde, R Fernando, Editors. Oxford Press. Reproduced with permission of the licensor through PLSClear.

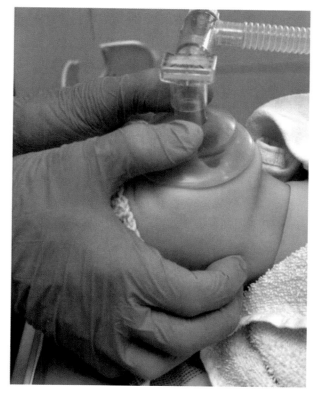

▲ 图 72-3　面罩的型号及位置正确，通过轻抬下颌打开和维持气道

经许可转载，引自 Images reproduced from Oxford Textbook of Obstetric Anaesthesia, V Clark, M Van de Velde, R Fernando, Editors. Oxford Press. Reproduced with permission of the licensor through PLSClear.

（四）药物（很少使用）

• 新生儿复苏很少使用药物，一般由新生儿学专业人士指导使用，这些可能包括肾上腺素，碳酸氢钠和 10% 葡萄糖。

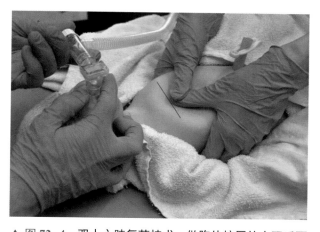

▲ 图 72-4　双人心肺复苏技术。做胸外按压的人双手环抱胸廓支撑背部，并将两个拇指放在胸骨的下 **1/3** 之上

经许可转载，引自 Images reproduced from Oxford Textbook of Obstetric Anaesthesia, V Clark, M Van de Velde, R Fernando, Editors. Oxford Press. Reproduced with permission of the licensor through PLSClear.

• 新生儿复苏中肾上腺素的剂量为 10μg/kg（0.1ml/kg 的 1：10 000 肾上腺素溶液）。

三、监测

（一）脉搏血氧饱和度测定

• 复苏时应放置脉搏血氧饱和度仪。探测器需要放置在右手或手腕上，以获得动脉导管前血氧饱和度。

• 动脉导管前（后）氧饱和度是指血液在离开主动脉弓前和后的动脉血氧饱和度。

• 动脉导管是连接主动脉和肺动脉之间的导管，胎儿在子宫内允许血液在左右心之间流动，从而不经过尚未发挥功能的胎儿肺。一旦出生，动脉导管将迅速关闭。

- 如果导管不关闭，将会有右到左分流，从而导致动脉导管前（后）氧饱和度出现差异。
- 当新生儿开始呼吸，肺开始充气时，动脉导管前的氧饱和度会随之增加。从 2min 开始到 10min，动脉导管前氧饱和度标准值如图 72-1 所示。
- 与使用听诊器相比，脉搏血氧饱和度仪提供了一个连续的心率，准确性是要强于听诊器的。
- 在复苏后应继续进行脉搏血氧饱和度测定，并可进行指导用氧浓度。

（二）心电图

- 心电监测可提供一个连续的心率，应该是用于复苏全流程期间（和复苏后的护理）。

四、复苏后护理

- 血糖监测适用于任何经历了复苏的早产儿或新生儿，血糖应维持于正常水平。
- 对于近足月或足月的有中重度缺氧缺血性脑病（HIE）迹象的新生儿，应考虑进行低温治疗。

五、阿普加评分

阿普加评分是为了快速评估出生后 1min 时的新生儿，并帮助指导所需的呼吸支持。它现在常被用于记录新生儿 1min、5min 和 10min 的临床状态。阿普加评分由 5 个部分组成，每个部分得分为 0～2 分。

阿普加评分作为一种标准化的方法来记录新生儿的（主观的）生理状态，不能作为神经系统预后或死亡率的预测指标。

表 72-1　阿普加评分

	0 分	1 分	2 分
肌张力	无	四肢弯曲	活动自如
心率	无	<100 次 / 分	>100 次 / 分
反应	刺激无反应	对刺激有微弱反应	刺激反应好
肤色	发绀 / 苍白	躯干粉红，四肢发绀	粉红色
呼吸	无	缓慢且不规则	哭声响亮

参考文献

[1] Johnston ED, Becher J. Neonatal assessment and therapy. In: Clarke V, Van de Velde M, Fernando R, editors. Oxford Textbook of Obstetric Anaesthesia. Oxford University Press. 2016. p.117-146.

[2] Newborn Life support—Resuscitation at Birth, 4th Edition. Resuscitation Council UK.

第 73 章　合并 COVID-19 产妇的麻醉管理

Anesthetic Management of Pregnant Patients with Novel Coronavirus

Maria Sheikh　Gillian Abir　Pervez Sultan　著

张玥琪　译　　徐铭军　校

一、背景

由新型冠状病毒（命名为严重急性呼吸系统综合征冠状病毒 2 型，SARS-CoV-2）引起的 COVID-19 给产科医疗工作者，尤其是麻醉医师带来了独特的挑战。感染者咳嗽或打喷嚏时产生的呼吸道飞沫是主要的传染源。人际间密切接触（2 米以内）时传播可能性加大。也有可能通过接触被 SARS-CoV-2 污染的物体表面后触摸口、鼻或眼睛而感染，尽管该传播风险较低。

二、临床表现

可能与妊娠相关的常见症状重合，如鼻塞、头痛、恶心和呕吐，或者可能是无症状的 [1]。因此，所有到产科就诊的女性都应该进行 COVID-19 的鉴别诊断。表 73-1 总结了 COVID-19 的临床表现。COVID-19 患者的胸片表现可以显示出双侧斑片状浸润（图 73-1）。高达 13% 感染 SARS-CoV-2 的女性可能无症状，可能直至分娩或产后也不会表现出任何症状或体征，这增加了医疗工作者和家庭成员的暴露风险 [2]。

表 73-1　COVID-19 的症状和体征 [12, 13]

• 发热	• 恶心
• 疲劳	• 呕吐
• 咳嗽	• 头痛
• 肌痛	• 胸痛
• 气促	• 嗅觉丧失或味觉丧失
• 咽痛	• 淋巴细胞减少症
• 腹泻	• LDH 升高

LDH. 乳酸脱氢酶

三、检测

产妇在产房接受检测的比例因各机构政策不同而异（如普遍检测或非普遍检测）。可以经鼻咽（nasopharyngeal，NP）拭子采样进行严重急性呼吸系统综合征冠状病毒 2 型核糖核酸（SARS-CoV-2RNA）的反转录 - 聚合酶链式反应（RT-PCR）检测，结果可在数小时内报告（取决于实验室）。RT-PCR 检测的准确性取决于采样部位（如鼻咽 vs. 中鼻甲）和采样质量。PCR 测试的敏感性为 71%～98%，假阴性率为 2%～29%，因此应谨慎对待有症状的 PCR 阴性受试者（person

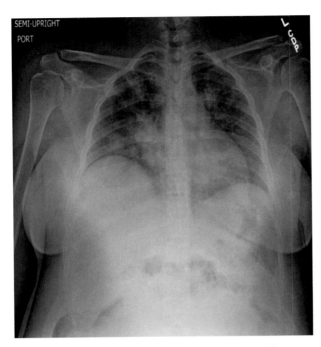

▲ 图 73-1 一名 COVID-19 孕妇的胸片。在胸片上可见其出现症状后第 10 天双侧斑片状肺实变表现
经患者书面知情同意后使用图像

under investigation，PUI）[3]，和（或）接触 SARS-CoV-2 阳性的人（有或没有 COVID-19），因为它可能使照护这些患者的医护人员产生虚假的安全感，并导致疾病在社区传播的风险。

四、个人防护装备

个人防护装备（personal protective equipment，PPE）政策因机构和国家的不同而异。图 73-2 总结了英国产科麻醉医师协会关于适当的个人防护装备的指南。

• 口罩：世界卫生组织（WHO）建议过滤面罩（filtering facepieces，FFP$_2$）和非油性颗粒物适用（Non-Oil proof，N95）口罩用于气溶胶产生操作（aerosol generating procedures，AGP），它们在其他国家也被广泛使用（分别可过滤至少 94% 和 95% 的空气颗粒）。佩戴口罩时，需要进行贴合测试或检查（根据制造商的指导意见），以确保足够的密闭效果。

• 手术服和外科防护服：防水长袖手术服可提供足够的防护，但加强型长袖手术服并非常规需要。在专属划定区域遇到患者后，所有的长袍都必须脱下。工作人员不得穿着可能受到污染的手术服、外科防护服或个人防护装备（PPE）在普通分娩区域走动。实施手术 / 操作且存在体液飞溅风险如身处 AGP 高风险区域或手术过程中时，若一次性塑料防护服无法充分遮盖员工的制服或衣物，则必须穿戴一次性长袖防水服。若穿戴非防水长袍，应加穿一次性塑料防护服。若预计会产生大量（体液）飞溅，则可以使用额外的防水装备。

• 一次性手套：根据个人在临床操作时对无菌原则的要求，可选择使用无菌外科手套。

• 无菌外科手套：长袖手术服袖口末端与手套袖口之间不可有裸露的皮肤（常规无菌外科手套足矣）。在实施如人工剥离胎盘等临床操作时，也适合佩戴袖口加长的手套。

• 根据标准的感染控制预防措施，每次接触患者后需处理或消毒可重复使用的物品。

• 风险评估是指当存在预期 / 可能被飞沫、血液或体液污染的风险时，以及个人正在实施的操作为污染性质时，使用个人防护装备。由提供护理的工作人员自行决定。

在美国，最常用的口罩是非油性颗粒物适用（N95）口罩，而在欧洲，医疗工作者通常使用过滤面罩（FFP）口罩。不同口罩的比较见表 73-2。

新型冠状病毒的直径估计为 60～140nm（0.1μm）。能高效过滤 0.3μm 颗粒已足够，< 0.3μm 的颗粒由于呈布朗运动而易于被滤过。

许多医院已经为医疗工作者、患者和访客实施了一种通用的口罩佩戴政策。当与 SARS-CoV-2 阳性或 PUI 患者进行临床沟通时的距离 < 2m（如会诊或留置静脉导管），应采取与实施椎管内分娩镇痛时相同的 PPE 预防措施[4]。一些医生可能会因为个人因素（如免疫功能低下，服用免疫抑制药物，已有呼吸系统疾病或年龄 > 60 岁）选择佩戴 N95 口罩而不是外科口罩。对于剖宫产（CD），首选经贴合测试（图 73-2）的

产科个人防护装备

场景	FFP3 口罩（1）	防水外科口罩（IIR 型）	一次性长袖防水服（2）	一次性塑料防护服（2）	一次性手套（3）	无菌检查/外科手套（4）	眼睛/面部防护－护目镜/面罩（5,6）
接触任何确诊/疑似新型冠状病毒感染的产科患者或处于第一产程（无 AGP）							
确诊/疑似新型冠状病毒感染的产科患者在产房内处于第二/三产程（无 AGP）			DEPENDING ON RISK ASSESSMENT (8)		OR DEPENDING ON RISK ASSESSMENT (8)		
确诊/疑似新型冠状病毒感染的产科患者在产科手术室内接受区域麻醉下的手术（无 AGP）			DEPENDING ON RISK ASSESSMENT (8)		OR DEPENDING ON RISK ASSESSMENT (8)		
确诊/疑似新型冠状病毒感染的产科患者在产科手术室内接受全身麻醉下的手术							
接触任何未疑似/确诊新型冠状病毒感染的产科患者或处于第一产程（无 AGP）							
非疑似/确诊新型冠状病毒感染的产科患者在产房内处于第二/三产程（无 AGP）			DEPENDING ON RISK ASSESSMENT (8)		OR DEPENDING ON RISK ASSESSMENT (8)		
非疑似/确诊新型冠状病毒感染的产科患者在产科手术室内接受区域麻醉下的手术			DEPENDING ON RISK ASSESSMENT (8)		OR DEPENDING ON RISK ASSESSMENT (8)		
非疑似/确诊新型冠状病毒感染的产科患者在产科手术室内接受全身麻醉下的手术或其他 AGP							

▲ 图 73-2 英国产科麻醉医师协会（OAA）指南：产科个人防护装备（**https://www.oaa**-anaes.ac.uk/assets/_managed/cms/files/Covid**19%20Resources%20Page/Obstetric%20PPE%20-%20Hartopp%20-%20Darent%20Valley%20Hospital.pdf**）

AGP. 气溶胶产生操作（经许可转载，引自 the Obstetric Anaesthetists' Association.）

表 73-2　口罩比较	
口罩标准	过滤能力（%）
FFP1&P1	≥80
FFP2&P2	≥94
N95	≥95
N99&FFP3	≥99
P3	≥99.95
N100	≥99.7

（数据以每种防护面具/口罩滤过的直径为≥0.3μm 颗粒的百分比表示）

FFP. 过滤面罩；P. 油性颗粒物适用；N. 非油性颗粒物适用

N95 口罩，因为存在椎管内麻醉中转为全身麻醉（GA）的风险，而全身麻醉过程中又包含了气溶胶产生操作（AGP），如面罩通气、插管和拔管。如果医疗工作者在不知情的情况下接触了 SARS-CoV-2 阳性患者而未穿戴适当的 PPE 时，建议进行自我隔离和症状监测，并根据当地机构规定进行检测。

五、SARS-CoV-2 阳性（有症状和无症状）或 PUI（接受调查的）患者的围产期一般考虑

• 如果同一医疗系统中有多个产科单位，可考

虑指定其中一家来收治 SARS-CoV-2 患者[5]。

- 将 PUI 或阳性患者安置于负压隔离病房[6]。

- 成立一个诊治 SARS-CoV-2 患者的后备团队，因为穿脱 PPE、转运患者、提供麻醉服务及实施手术都需耗费时间，对于单一团队而言时间过于紧迫。

- 指定有专用托盘和（或）推车的一间手术室（operating room，OR），配备包含椎管内镇痛和 GA 的所需设备，以尽量减少其他麻醉设备受到污染。

- 尽早组建多学科团队参与以确定护理等级、监护等级和分娩计划。

- 强调产科医师、麻醉医师、新生儿科医师和护士之间的有效沟通，因为（患者）非计划转运至 OR 和在 GA 下行紧急 CD 可能导致不必要的医疗工作者暴露[7]。

六、SARS-CoV-2 阳性或 PUI 患者的产前考虑

- 由一名医疗人员进行全面的麻醉评估，包括生命体征、体格检查、实验室检查［全血细胞计数、综合性代谢生化指标和动脉血气（arterial blood gas，ABG）］，以限制不必要的接触。

- 如果患者系早产，讨论使用类固醇促胎儿肺成熟、镁剂用于胎儿神经保护、吲哚美辛（消炎痛）保胎的风险和收益，因为存在上述药物可能会恶化 COVID-19 的顾虑[6]。

七、SARS-CoV-2 阳性或 PUI 患者的产时考虑

- 根据患者的临床情况给予密切的生命体征监测［心率、血压、呼吸频率、氧饱和度（氧饱和度目标≥95%）和体温］，辅以严格的出入量监测，以确保针对有症状患者的液体限制治疗[7]。

- 有呼吸功能损伤（如需要补充氧气）的有症状患者应进行 ABG 分析，以确定适时升级护理，以及必要时行（无创或有创）通气治疗。

- 可以考虑高流量经鼻氧疗或无创通气，但一些观点认为其存在气溶胶化病毒的潜在可能性而并不鼓励使用这种方法。

- 建议尽早在气溶胶预防措施下行气管插管（控制通气方式），以避免医疗工作者非必要性气溶胶化暴露的紧急情况。

八、SARS-CoV-2 阳性或 PUI 患者的阴道分娩

- 患者应始终佩戴手术面罩，以限制飞沫传播。

- 所有医疗工作者都应遵循飞沫传播、接触传播和潜在气溶胶传播的防护措施，穿戴防渗透服、手套、N95 口罩和护目镜。

- 建议早期放置椎管内分娩镇痛。
  - 避免因分娩疼痛导致呼吸道症状加重（如适用）。
  - 降低产时 CD 时实施 GA 和气溶胶产生操作（AGP）的可能性。

- COVID-19 患者可能发生血小板减少症（<150 000×10^6/L）[8]。

- 鉴于血小板计数在（70～100）×10^9/L 时脊髓硬膜外血肿的发生率低（0.2%）[9]，且全身麻醉（GA）的呼吸系统损伤风险更高，可考虑在较低的血小板计数范围内实施椎管内操作。

- 暂停使用笑气进行分娩镇痛（表 73-3）[6]。

- 胎儿窘迫时高流量氧疗并不能改善胎儿预后（无论 SARS-CoV-2 情况如何），故应暂停[6]。

九、SARS-CoV-2 阳性或 PUI 患者的剖宫产术

- 持续沟通对允许患者安全转移至 OR 和留有足够的时间实施椎管内麻醉（如果患者没有为分娩留置可供使用的硬膜外导管）是至关重要的，采用腰硬联合麻醉可避免单次蛛网膜下腔麻醉技术中转为全身麻醉的潜在可能。

- 如果患者是 PUI，建议手术室所有医护人员使用 N95 口罩进行气溶胶防护，以防紧急中转为

表 73-3　SARS-CoV-2 阳性和 PUI 患者的围产期药物使用

药　物	注意事项
笑气 [6]	有关笑气输送设备的清洁、过滤的信息不足；笑气的潜在气溶胶化作用
瑞芬太尼 / 芬太尼 [14]	因担忧呼吸抑制和启用紧急气道工具的风险增加，应避免静脉注射阿片类药物进行分娩镇痛
酮咯酸 / 布洛芬 [6]	非甾体抗炎药是否加重 COVID-19 尚有争议，若疼痛控制不佳，可继续用于产后或轻度症状女性（避免静脉注射阿片类药物）
地塞米松 [6]	长期大剂量使用类固醇已在普通人群中显示出恶化 COVID-19 症状的迹象
卡前列素氨丁三醇 [14]	前列腺素 F2 会引起支气管收缩和肺血管收缩，可考虑更高剂量的缩宫素和甲基麦角新碱作为二线子宫收缩药
硫酸镁 [6]	如果有症状，需评估风险与收益，因镁中毒可能产生中枢神经系统抑制和肺水肿风险

PUI. 阴性受试者

涉及气溶胶产生操作（AGP）的全身麻醉（GA）。

• 推荐预防性静脉输注（或单次推注）去氧肾上腺素作为预防椎管内麻醉后低血压的常规诊疗标准，从而维持母体血压和胎盘灌注，而对于 SARS-CoV-2 阳性患者还有额外的好处，即减少可引起（病毒）气溶胶化的呕吐的发生率。

• 避免使用地塞米松，因为大剂量类固醇可能会加重 COVID-19[6]。

• 表 72-3 总结了常用药物的特殊注意事项。

十、SARS-CoV-2 阳性或 PUI 患者合并产后出血的产后考虑

• 卡前列素氨丁三醇治疗宫缩乏力可引起支气管收缩，以及后续伴随着处理支气管痉挛时的病毒气溶胶化。

• 考虑更高剂量的缩宫素和（或）甲基麦角新碱作为二线子宫收缩药。

• 平衡输血与液体过负荷及肺部状况恶化间的收益与风险。

（一）术后镇痛

• 非甾体抗炎药是否会恶化 COVID-19 的临床进程还存在争议，但仍推荐用于无症状或轻度症状的患者[6]。

（二）硬脊膜穿破后头痛（PDPH）

• 迄今为止尚无硬脊膜意外穿破导致 PDPH 的报道。

• 遵循常规的治疗指南，评估硬膜外血补丁的禁忌证（如发热、凝血功能障碍）。

• 因恐病毒在硬膜外腔种植，推迟对急症女性进行硬膜外血补丁治疗[6]。

• 避免蝶腭神经阻滞，因为它们可能导致病毒气溶胶化。

十一、垂直传播

早期的报道并不支持 SARS-CoV-2 会由母亲经胎盘传播给胎儿，这仍然存在争议且研究也有限[10]。

十二、母乳喂养

为了减少出生后 SARS-CoV-2 的传播风险，母亲应与婴儿保持至少 2m 的距离。如果选择母乳喂养或用吸奶器挤出乳汁，母亲应该进行手卫生并佩戴口罩和手套[11]。

十三、总结

我们建议练习穿脱个人防护装备（PPE），并进行模拟场景演练，以熟悉护理 SARS-CoV-2 阳

性或 PUI 孕妇和产后患者的流程。产科单位的谨慎做法是适时检测和隔离 SARS-CoV-2 阳性和 PUI 患者，以尽量减少病毒的传播，并减少医疗工作者不必要的暴露风险。

免责声明　应该注意的是，本章所提供的信息更新至 2021 年 6 月。随着新证据的出现，这些建议可能会有所改变。在管理疑似或已知为新型冠状病毒阳性的孕妇时应遵循机构的规定。

参考文献

[1] Chen H, Guo J, Wang C, et al. Clinical characteristics and intrauterine vertical transmission potential of COVID-19 infection in nine pregnant women: a retrospective review of medical records. Lancet. 2020;395:809-15.

[2] Sutton D, Fuchs K, D'Alton M, Goffman D. Universal screening for SARS-CoV-2 in women admitted for delivery. N Eng J Med. 2020;382:2163-64.

[3] Watson J, Whiting PF, Brush JE. Interpreting a COVID-19 test result. BMJ. 2020;369: m1808.

[4] Lucas N, Bamber J, Donald F, Platt F. Updated advice regarding PPE to be worn when managing pregnant women with known or suspected COVID-19. 11th April 2020. https://static1.squarespace.com/static/5e6613a1dc75b87df82b78e1/t/5e96d79ef01cf06d99c34920/1586943905918/OAA-PPE-infographic_11.04.20.pdf. Last accessed 23rd October 2021.

[5] Zhang HF, Bo LL, Lin Y, et al. Response of Chinese anesthesiologists to the COVID-19 outbreak. Anesthesiology. 2020;132:1333-38.

[6] Society for Maternal-Fetal Medicine, Society for Obstetric and Anesthesia and Perinatology. Labor and Delivery COVID-19 Considerations. 2020. https://s3.amazonaws.com/cdn.smfm. org/media/2327/SMFM-SOAP_COVID_LD_Considerations_-_revision_4-14-20_-_ changes_highlighted. pdf. Last accessed 23rd October 2021.

[7] Bauer ME, Bernstein K, Dinges E, Delgado C, El-Sharawi N, Sultan P, Mhyre JM, Landau R. Obstetric anesthesia during the COVID-19 pandemic. Anesth Analg. 2020;131:7-15.

[8] Guan WJ, Ni ZY, Hu Y et al. Clinical characteristics of coronavirus disease 2019 in China. New Engl J Med. 2020;382:1708-20.

[9] Lee LO, Bateman BT, Kheterpal S, et al. Risk of epidural hematoma after neuraxial techniques in thrombocytopenic parturients: a report from the multicenter perioperative outcomes group. Anesthesiology. 2017;126:1053-63.

[10] Lamouroux A, Attie-Bitach T, Martinovic J, Leruez-Ville M, Ville Y. Evidence for and against vertical transmission for SARS-CoV-2 (COVID-19). Am J Obstet Gynecol. 2020;223:91.e1-91.e4.

[11] Hosono S, Isayama T, Sugiura T, Kusakawa I, Kamei Y, Ibara S, Tamura M; Neonatal Resuscitation Committee, Japan Society of Perinatal, Neonatal Medicine. Management of infants born to mothers with suspected or confirmed SARS-CoV-2 infection in the delivery room: A tentative proposal 2020. Pediatr Int. 2021;63:260-263.

[12] Wang D, Hu B, Hu C, et al. Clinical characteristics of 138 hospitalized patients with 2019 novel coronavirus-infected pneumonia in Wuhan, China. JAMA. 2020;323:1061-9.

[13] Breslin N, Baptiste C, Gyamfi-Bannerman C et al. COVID-19 infection among asymptomatic and symptomatic pregnant women: two weeks of confirmed presentations to an affiliated pair of New York City hospitals. Am J Obstet Gynecol MFM. 2020;2:100118.

[14] Society for Obstetric and Anesthesia and Perinatology. Interim considerations for obstetric anesthesia care related to COVID19. 2020. https://wfsahq.org/wp-content/uploads/SOAP_COVID-19_Obstetric_Anesthesia_Care_031620-2_.pdf. Last accessed 23rd April 2021.